中等职业教育数字化课程建设规划教材
供护理、助产及其他医学相关类专业使用

病理学基础

BINGLIXUE JICHU

主　编　周士珍　卢桂霞
副主编　霍春玲　樊　欣　汪　鹏　黄嫦斌
编　者　（按姓氏汉语拼音排序）

崔晓囡（营口市卫生学校）
樊　欣（梧州市卫生学校）
侯树慧（包头市卫生学校）
黄嫦斌（南宁市卫生学校）
霍春玲（邯郸市卫生学校）
李红燕（四川护理职业学院）
李　萌（西安市卫生学校）
李研科（北京市昌平卫生学校）
卢桂霞（首都医科大学附属卫生学校）
沈卫锋（桐乡市卫生学校）
石燕云（广西融水民族卫生学校）
汪　鹏（南昌市卫生学校）
徐传磊（淮南卫生学校）
周　璐（重庆市医药卫生学校）
周士珍（淮南卫生学校）

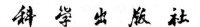

科学出版社
北京

内 容 简 介

本书紧扣护理专业人才培养目标，突出护理专业特点，注重对学生科学思维能力和创新精神的培养，在坚持基本理论、基本知识、基本技能的基础上，体现病理学专业发展的新知识、新技术、新方法，对接专业标准和岗位需求，培养学生良好的职业素质和理论联系实际的科学态度。本书中还配有部分数字化教学资源，可借助手机轻松观看，以期达到宜教易学的目的。本书共分15章，第1章疾病概论介绍了疾病与健康、病因学、疾病发展经过等；第2~9章是病理学总论部分，主要阐述疾病发展过程中各组织器官病理变化的共性；第10~15章是病理学各论部分，主要阐述不同器官疾病的病理组织变化规律。

本书可供护理、助产及其他医学相关类专业使用。

图书在版编目（CIP）数据

病理学基础 / 周士珍，卢桂霞主编. —北京：科学出版社，2018.1
中等职业教育数字化课程建设规划教材
 ISBN 978-7-03-055395-9

Ⅰ．病… Ⅱ．①周… ②卢… Ⅲ．病理学－中等专业学校－教材
Ⅳ．R36

中国版本图书馆CIP数据核字（2017）第281920号

责任编辑：池 静 / 责任校对：张凤琴
责任印制：李 彤 / 封面设计：铭轩堂

科 学 出 版 社 出版
北京东黄城根北街16号
邮政编码：100717
http://www.sciencep.com
北京捷迅佳彩印刷有限公司 印刷
科学出版社发行 各地新华书店经销
*
2018 年 1 月第 一 版 开本：787×1092 1/16
2023 年 8 月第八次印刷 印张：11 1/2
字数：273 000
定价：49.80 元
（如有印装质量问题，我社负责调换）

中等职业教育数字化课程建设规划教材

编审委员会

中等职业教育数字化课程建设规划教材

教材目录

书 名	主 编	书 号
1. 语文	孙敬华 李经春	978-7-03-055597-7
2. 英语	方 莉	978-7-03-055594-6
3. 医护英语	曹 岚	978-7-03-055598-4
4. 计算机应用基础	张全丽	978-7-03-055596-0
5. 职业生涯规划	宋晨升	978-7-03-055723-0
6. 护理礼仪	李 蕾	978-7-03-055595-3
7. 人际沟通	王艳华	978-7-03-055397-3
8. 解剖学基础	万爱军	978-7-03-055390-4
9. 生物化学	钟楠楠 丁金娥	978-7-03-055482-6
10. 化学（第3版）	丁宏伟	978-7-03-055914-2
11. 医用物理（第2版）	李长驰	978-7-03-055913-5
12. 生理学基础	柳海滨	978-7-03-055393-5
13. 病理学基础	周士珍 卢桂霞	978-7-03-055395-9
14. 药物学基础	符秀华	978-7-03-055387-4
15. 医学遗传学基础	王 懿	978-7-03-055349-2
16. 病原生物与免疫学基础	郑小波 王有刚	978-7-03-055449-9
17. 护理学基础	郭 蔚	978-7-03-055480-2
18. 内科护理	张晓萍	978-7-03-055354-6
19. 外科护理	王 萌 郝 强	978-7-03-055388-1
20. 妇产科护理	李民华	978-7-03-055355-3
21. 儿科护理	李砚池	978-7-03-055394-2
22. 健康评估	袁亚红 程 颖	978-7-03-055391-1
23. 社区护理	马 英	978-7-03-055389-8
24. 老年护理	杨建芬 张 玲	978-7-03-055350-8
25. 传染病护理	曾志励	978-7-03-055720-9
26. 中医护理基础	韩新荣	978-7-03-055558-8
27. 急救护理技术	程忠义	978-7-03-055396-6

党的二十大报告指出："人民健康是民族昌盛和国家强盛的重要标志。把保障人民健康放在优先发展的战略位置，完善人民健康促进政策。"贯彻落实党的二十大决策部署，积极推动健康事业发展，离不开人才队伍建设。党的二十大报告指出："培养造就大批德才兼备的高素质人才，是国家和民族长远发展大计。"教材是教学内容的重要载体，是教学的重要依据、培养人才的重要保障。本次教材修订旨在贯彻党的二十大报告精神和党的教育方针，落实立德树人根本任务，坚持为党育人、为国育才。

本套教材具有以下特点。

1. 新形态教材　本套教材是以纸质教材为核心，通过互联网尤其是移动互联网，将各类教学资源与纸质教材相融合的一种教材建设的新形态。读者可通过"爱一课"互动教学平台，用手机扫描书页，快速实现图片、音频、视频、3D模型、课件等多种形式教学资源的共享，并可在线浏览重点、考点及对应习题，促进教学活动的高效开展。

2. 对接岗位需求　本套教材中依据科目的需要，增设了大量的案例和实训、实验及护理操作视频，以期让学生尽早了解护理工作内容，培养学生学习兴趣和岗位适应能力。教材中知识链接的设置，旨在扩大学生知识面，鼓励学生探索钻研专业知识，不断进步，更好地对接岗位需求。

3. 切合护考大纲　本套教材紧扣最新《护士执业资格考试大纲（试行）》的相关标准，清晰标注考点，并针对每个考点配以试题及相应解析，便于学生巩固所学知识，及早与护考接轨，适应护理职业岗位需求。

《病理学基础》是本套教材中的一本，按照本套教材统一要求编写。在此基础上，注重对学生科学思维能力和创新精神的培养，对接专业标准和岗位需求，培养学生良好的职业素质和理论联系实践的能力。本教材共分15章，第1章疾病概论介绍了疾病与健康、病因学、疾病发展经过等；第2～9章是病理学总论部分，主要阐述了疾病发展过程中各组织、器官病理变化的共性；第10～15章是病理学的各论部分，阐述了不同器官疾病的病理组织变化规律。本书还结合病理学最新进展，将病理学新知识、新技术和新方法融入其中。

本书在编写过程中，得到了全国多家医药院校专家的鼎力支持，在此表示诚挚的谢意。由于水平所限，教材中若有不当之处，敬请同行批评指正！

编　者
2023 年 8 月

目 录 MU LU

绪　论

一、病理学的任务和内容

病理学是研究疾病发生、发展规律的科学。具体地讲，病理学是研究疾病的病因、发病机制、经过和转归及在疾病过程中机体的形态结构、功能和代谢的变化，为临床诊断和治疗疾病提供科学的理论依据。学习病理学的目的是认识和掌握疾病本质和发生、发展规律，为后续临床课的学习打好基础。

（考点：病理学的任务和内容）

病理学包括病理解剖学和病理生理学两部分。病理解剖学是从形态结构变化的角度研究疾病的发生发展规律；而病理生理学则是从功能和代谢变化的角度研究疾病的本质。两者密切联系，不可分割。

本书由两部分构成：总论和各论。总论部分主要揭示疾病发生发展过程中的共性规律；各论部分主要研究的是各个系统常见疾病的特殊规律。学好总论是学习各论的必要基础，学习各论也必须联系运用总论知识，同时加深对总论的理解，两者互相联系，密切相关，学习时不可偏废。

二、病理学在医学中的地位

病理学除侧重从形态学角度研究疾病外，也研究疾病的病因学、发病学及形态改变与功能变化及临床表现的关系。因此，病理学学习要以基础医学中的解剖学、组织胚胎学、生理学、生物化学、微生物学与免疫学等学科为基础，同时病理学也是学习临床医学的重要基础，是基础医学与临床医学之间的一门桥梁课程。病理学在临床诊断工作中具有权威性，许多疾病（尤其是肿瘤）最终仍需通过病理组织学检查才能确诊。

三、病理学的研究方法

（一）尸体解剖

对死者的遗体进行病理解剖，全面检查各器官、组织的病理变化，简称尸检，是病理学的基本研究方法之一。通过尸体解剖，可明确诊断，查明死因，帮助临床探讨、验证诊断和治疗的正确性，积累临床经验，提高临床工作的质量；还能及时发现和确诊某些传染病、地方病、流行病、为防治措施提供依据；也为医学教育和科研积累大量病理材料。

（二）活体组织检查

采用局部切除、钳取、穿刺、针吸等方法，采集病变组织进行病理检查，以确定诊断，称为活体组织检查，简称活检，是目前临床上广泛采用的检查诊断方法。这种检查方法有助于及时、准确地对疾病做出诊断和进行疗效判断，特别是对于诸如性质不明的肿瘤等疾病，准确而及时的诊断，对治疗和预后都具有十分重要的意义。

（三）细胞学检查

通过采集病变处的细胞，经涂片、染色后进行观察，明确诊断的过程。细胞的来源可以用各种方式在病变部位直接采集的脱落细胞，也可以是分泌物、排泄物及体液中的细胞。细胞学检查设备简单、操作简便、病人痛苦少，除用于病人检查外，还可用于健康普查，如宫颈刮片检查用于子宫颈癌的普查等。

（四）动物实验

运用动物实验的方法，在适宜动物身上复制某些人类疾病的模型，研究疾病的病因、发病机制及药物或其他因素对疾病的疗效和影响等。动物实验在一定程度上弥补了医学研究中对患病机体观察的局限和不足，但动物与人体之间毕竟存在较大差异，不能简单地将动物实验的结果直接用于人体。

（五）组织与细胞培养

将某种组织或单细胞用适宜的培养基在体外加以培养，以观察细胞、组织病变的发生发展，如肿瘤的生长、细胞的癌变、病毒的复制、染色体的变异等。这种方法可以较方便地在体外观察、研究各种疾病或病理变化过程，并对其施加外部影响。特点是周期短、见效快，可以节省研究时间，是常用的研究方法之一。

（考点：病理学的研究方法）

知识链接

病理学的观察方法

肉眼观察：主要运用肉眼或借助放大镜、量尺、各种衡器等辅助工具，对检材及其病变性状进行细致的观察和检测。这种方法简便易行，有经验的病理及临床工作者往往能借大体观察而确定或大致确定诊断或病变性质。

镜下观察：将病变组织制成厚约数微米的切片，经不同方法染色后用显微镜观察其细微病变，是最常用的观察、研究疾病的手段之一。

自测题

一、名词解释

病理学

二、填空题

1. 病理学是研究 _____ 的科学，即研究疾病的 _____、_____ 经过和转归及在疾病过程中机体的 _____ 的变化，为临床诊断和治疗疾病提供科学的理论依据。

2. 病理学的研究方法包括 _____、_____、_____、_____、_____。

三．选择题

1. 临床上最常用的病理学研究方法是（　　）

A. 尸体解剖　　B. 细胞学检查

C. 活体组织检查　　D. 动物实验

E. 组织和细胞培养

2. 下列哪一项不是病理学的研究范围（　　）

A. 疾病的病因　　B. 疾病的发病机制

C. 疾病的经过和转　　D. 疾病的诊断和治疗

E. 疾病的病理变化

3. 关于细胞学检查方法下列描述错误的是（　　）

A. 简便易行　　B. 病人损伤小

C. 设备简单　　D. 结果准确度高

E. 多用于普查

四、简答题

1. 简述病理学的研究方法。

2. 简述活体组织检查的特点及临床意义。

（卢桂霞）

第 1 章

疾 病 概 论

第 1 节 健康与疾病

一、健康的概念

世界卫生组织（WHO）关于健康的定义是"健康不仅仅是没有疾病和病痛，而且是一种躯体上、心理上和社会适应能力上的完好状态。"即健康有三个方面的含义：一是身体上无疾病；二是心理状态良好；三是具有较强的社会适应能力，能在所处的环境中有效地工作和生活。健康的标准不是绝对的，不同个体、不同年龄阶段，健康标准是有差异的。随着社会的发展和进步，人的健康水平和内涵也会不断地发生变化。

（考点：健康的概念）

二、疾病的概念

疾病是机体在一定病因的作用下，因自稳调节紊乱而发生的异常生命活动过程。在疾病过程中，机体对致病因素的损伤发生一系列抗损伤反应，表现为机体的组织、细胞发生一系列形态结构、功能和代谢的异常变化，从而引起相应的症状、体征和社会行为异常。

症状是指病人主观上的异常感觉，如头痛、肌肉酸痛、畏寒、恶心等。体征是指疾病的客观表现，必须通过客观检查才可查出，如肝脾大、压痛、反跳痛、肌紧张等。社会行为指的是作为社会成员的一切活动，如劳动能力、人际交往等，不同程度的劳动能力丧失是患病机体的重要表现。病理过程指的是存在于不同疾病中具有共性的形态结构、功能和代谢的异常变化，如发热、炎症、休克等都是病理过程。

（考点：疾病的概念）

知识链接

亚健康状态

亚健康状态，国外称为"第三状态"或"灰色状态"，中医称为"未病"世界。世界卫生组织的一项调查表明：在人群中，完全健康的人占15%，真正被医生确诊患病并接受治疗者占15%，另外70%的人处于健康与疾病之间的亚健康状态，可见亚健康状态人群占很大部分，他们既可以发展为疾病状态，也可以恢复到健康状态。医学工作者的一项重要任务是要对亚健康人群进行全方位干预，为更多的人提供健康服务。

第 2 节 病因学概论

任何疾病都是有原因的。疾病发生的原因是指能够引起某种疾病并决定此疾病特异性的因素，称为致病因素，简称病因，如肝炎病毒引起病毒性肝炎、结核杆菌引起结核病等。病因作用于机体后，机体是否发病还要取决于机体状态、环境等因素。我们把能够影响疾病发生、发展的因素称为疾病发生的条件，如人体过度疲劳后易发生上呼吸道感染，那么过度疲劳就是患上呼吸道感染的条件。

致病因素有很多种，归纳起来有以下几个方面。

1. 生物因素　最常见。包括各种病原微生物（如细菌、病毒、支原体、立克次体、螺旋体、真菌等）和寄生虫（如原虫、蠕虫等）等。生物因素是否致病，除了与其入侵机体的数量、侵袭力和毒力有关外，还与机体的免疫状态等有关。

2. 理化因素　物理因素包括机械力、高温、低温、电流、激光、大气压的改变、电离辐射等；化学因素包括某些无机或有机化学毒物（强酸、强碱、氰化物、有机磷农药、一氧化碳等）。物理因素对机体的影响取决于作用时间和作用强度；化学因素对机体的影响取决于浓度和机体的排泄速度，但某些毒素可引起蓄积中毒。

3. 营养因素　营养过多和营养不足都可引起疾病。长期摄入热量过多可以引起肥胖病；蛋白质缺乏可引起营养不良；缺碘可以引起地方性甲状腺肿等。

4. 遗传因素　遗传因素对机体致病作用有两个方面：一是遗传物质的改变可以直接引起遗传性疾病，例如某种染色体畸变可以引起先天愚型；某种基因突变可以引起血友病等。二是遗传易感性，如某些家族具有易患某些疾病的倾向，在一定的环境因素的作用下可能使机体发病，如原发性高血压、糖尿病等。

5. 先天因素　与遗传因素不同，先天性因素不是遗传物质的改变，而是指那些能够损害正在发育的胎儿的有害因素，如孕妇感染风疹病毒，可能对发育中的胎儿发生损害而引起先天性心脏病；孕妇服用某些药物对胎儿发生损害等。

6. 免疫因素　某些机体的免疫系统对一些抗原的刺激常发生异常强烈的反应，从而导致组织、细胞的损害和生理功能的障碍，引起机体发生三种改变。①变态反应性疾病：如某些花粉或食物引起的荨麻疹、支气管哮喘；某些药物（如青霉素等）在某些个体也可引起过敏性休克等。②自身免疫性疾病：有些个体对自身抗原发生免疫反应并引起自身组织损害，称为自身免疫性疾病，如系统性红斑狼疮、类风湿关节炎等。③免疫缺陷病：因体液免疫或细胞免疫缺陷所引起的疾病，如获得性免疫缺陷综合征（AIDS）等。

7. 精神、心理和社会因素　随着社会的发展，这些因素所引起的疾病越来越受到人们的关注，如长期的紧张、焦虑、忧郁、恐惧等不良情绪和精神压力可引起神经、内分泌紊乱和免疫功能异常，易引起原发性高血压、消化性溃疡等疾病的发生；社会环境、经济状况、教育水平、生活习惯等，对人的健康状态也有着重要的影响。通过心理健康干预，摒弃不良生活习惯可以有效减少疾病的发生。

（考点：疾病的原因）

知识链接

疾病发展过程中的共同规律（发病学）

　　每一种疾病发展过程都有自己的规律，但不同的疾病也有着一些普遍的共同规律，一般表现在以下三个方面：①损伤与抗损伤过程贯穿于疾病发展过程的始终，这一对矛盾斗争决定着疾病的发展和转归；②疾病过程中的因果转化，在原始病因作用下，机体发生某种变化，这种变化又称为新的病因，引起新的变化，疾病过程就是因果交替，相互转化的过程；③疾病发展过程中局部与整体密切相关，局部病变可以影响到全身，全身性疾病也可在局部表现出来。

第 3 节　疾病的经过与转归

通常将疾病的发展过程分为四期，即潜伏期、前驱期、症状明显期及转归期。

一、潜 伏 期

从致病因素开始作用于机体至机体最初症状出现之前的一段时期。传染病潜伏期明显，烫伤、动物咬伤等无潜伏期。不同疾病的潜伏期长短不同，正确认识疾病的潜伏期对某些传染病的早期隔离、预防和治疗具有重要意义。

二、前 驱 期

从出现最初症状至典型症状出现之前的一段时期。此时病人可出现一些非特异性症状，如疲乏无力、头痛、畏寒、发热、食欲缺乏等。前驱期症状的出现是提醒病人就诊的信号，及时就诊、早期治疗，有利于减轻症状和疾病的康复。

三、症状明显期

疾病典型的临床症状和体征出现的一段时间。临床上可根据疾病的典型表现诊断和治疗疾病。

四、转 归 期

转归期是疾病的最后阶段，取决于病因、发病条件、机体状况及治疗的效果等因素。表现为康复和死亡两种形式。

1. 康复　包括完全康复和不完全康复。

（1）完全康复：病人的症状和体征完全消失，病变的器官和组织的功能、代谢和结构完全恢复正常，机体自稳调节恢复，心理和环境适应能力、劳动能力恢复正常。

（2）不完全康复：指疾病的主要症状和体征消失，但病变组织、器官的功能、代谢和结构没有完全恢复正常，只有通过代偿来维持生命活动，有时可留下后遗症。

2. 死亡　是机体生命活动的终止，也是生命的必然规律。传统的死亡概念是把呼吸、心跳停止，反射消失作为死亡的标志，包括三个阶段。

（1）濒死期（临终状态）：病人处于垂死阶段。此阶段脑干以上神经中枢处于深度抑制状态，机体的各种功能严重障碍，主要表现为意识模糊或丧失，各种神经反射迟钝或微弱，呼吸不规则，血压下降等。慢性消耗性疾病病人此期比较明显，而猝死的病人此期不明显。

（2）临床死亡期：是死亡的可逆阶段，主要标志是呼吸、心跳停止，各种反射消失。此期延髓以上的中枢处于深度抑制状态，但组织细胞内仍有微弱的代谢活动，生命未完全停止，如采取有效措施仍可挽回生命。

（3）生物学死亡期：是死亡的不可逆阶段。机体各器官的代谢和功能相继停止，逐渐出现尸冷、尸僵、尸斑、尸体腐败等死后变化。

传统的死亡观点不利于准确认定死亡时间，1968 年美国哈佛大学死亡定义审查特别委员会提出将脑死亡作为人类个体死亡的判断标准。脑死亡是指全脑功能（包括大脑、间脑及脑干）不可逆地永久性丧失，机体作为一个整体功能的永久性停止。

判断脑死亡的指标包括：①不可逆的昏迷和对外界刺激完全失去反应；②脑神经反射消失（如瞳孔对光反射、角膜反射、咳嗽反射、吞咽反射等）；③无自主呼吸；④瞳孔散大固定；⑤脑电波消失；⑥脑血管造影显示脑内血液循环停止。临床上宣布病人脑死亡要十分慎重，需要将脑死亡与植物状态相鉴别。

脑死亡概念的提出在理论上和临床上都有重要意义：①有利于准确判断死亡时间和确定终止复苏抢救的界线，节约医药资源；②为器官移植提供更多、更好的供者。

（考点：脑死亡）

自测题

一、名词解释

1. 健康　2. 疾病

二、填空题

1. 康复可分为 ＿＿＿＿＿ 和 ＿＿＿＿＿。

2. 机体作为一个整体功能的永久性停止的标志是 ＿＿＿＿＿，它是指 ＿＿＿＿＿ 的永久性丧失。

3. 疾病的发生发展可分为 ＿＿＿＿＿、＿＿＿＿＿、＿＿＿＿＿ 和 ＿＿＿＿＿ 四个阶段。

三、选择题

1. 血友病的致病因素是（　　　）

　A. 生物因素　　　　B. 免疫因素

　C. 先天因素　　　　D. 营养因素

　E. 遗传因素

2. 死亡是指（　　　）

　A. 有机体解体的过程

　B. 各组织和细胞全部坏死

　C. 呼吸、心跳停止，反射消失

　D. 机体作为一个整体功能的永久性停止

　E. 各器官、组织和细胞代谢全部停止

3. 对胎儿生长发育有损伤的因素是（　　　）

　A. 生物因素　　　　B. 先天因素

　C. 遗传因素　　　　D. 营养因素

　E. 免疫因素

4. 进行人工复苏的关键时期是（　　　）

　A. 濒死期　　　　　B. 临床死亡期

　C. 生物学死亡期　　D. 转归期

　E. 脑死亡期

四、简答题

1. 简述疾病发生的原因。

2. 脑死亡的判断标准是什么？

（卢桂霞）

第2章 细胞和组织的适应、损伤与修复

正常细胞和组织可以对内外环境变化等刺激，做出不同的形态结构、功能和代谢的改变。当遇到轻度持续刺激时，细胞、组织和器官可表现为适应性反应。如果刺激超过了细胞、组织和器官的耐受和适应能力，则会出现形态结构、功能和代谢的损伤性变化。细胞的轻度损伤大部分是可逆的，但严重者可导致细胞死亡。损伤造成部分细胞和组织丧失而形成缺损，机体对缺损进行修补和恢复的过程即修复。

第1节 细胞和组织的适应

机体的细胞、组织和器官对于内、外环境中各种有害因素的刺激所做出的非损伤性应答反应，称为适应。适应在形态学上一般表现为萎缩、肥大、增生和化生。

> **案例 2-1** 患者，男性，66岁。工人，有近40年吸烟史，患慢性支气管炎20多年。近10年来心肺功能明显下降，常发生气急、发绀、全身水肿，1个月前因肺部感染和心力衰竭治疗无效死亡。尸检：①右心室增大，室壁增厚；②支气管黏膜上皮为复层鳞状上皮；③脑回变窄，脑沟增宽，镜下神经细胞体积变小。
>
> **问题：**
> 1. 该患者右心室心肌细胞发生了什么变化？
> 2. 该患者支气管黏膜上皮发生了什么变化？
> 3. 该患者神经细胞发生了什么变化？

一、萎缩

发育正常的细胞、组织或器官的体积缩小称为萎缩。器官和组织的萎缩主要由实质细胞体积缩小引起，常伴有实质细胞的数目减少。组织、器官没有发育或发育不全不属于萎缩。

（考点：萎缩的概念）

（一）原因和分类

萎缩分为生理性萎缩及病理性萎缩两类。

1. 生理性萎缩 指组织、器官随年龄增长而自然发生的萎缩，如青春期后胸腺萎缩，女性更年期后卵巢、子宫的萎缩，老年人各器官和组织均不同程度地出现萎缩等。

2. 病理性萎缩 按其发生的原因不同分为以下几种。

（1）营养不良性萎缩：全身营养不良性萎缩主要见于长期饥饿、恶性肿瘤晚期、结核病等慢性消耗性疾病患者。萎缩首先发生于脂肪，其次是肌肉、肝、肾、脾等，最后心、脑也可发生。局部营养不良性萎缩常见于局部缺血，如脑动脉粥样硬化引起脑萎缩。

（2）压迫性萎缩：组织和器官长期受压而导致的萎缩，如尿路结石时，肾盂积水压迫肾实质引起的肾萎缩。

（3）失用性萎缩：见于肢体长期不活动，功能代谢减退而引起的萎缩，如肢体骨折石膏固定后，由于长期不活动而引起的肌肉萎缩。

（4）去神经性萎缩：运动神经元或神经干损伤引起效应器官的萎缩，如脊髓灰质炎患者下肢肌肉的萎缩。

（5）内分泌性萎缩：由于内分泌腺功能下降引起靶器官的萎缩，如垂体功能低下引起的肾上腺、甲状腺及性腺萎缩。

（考点：病理性萎缩的类型）

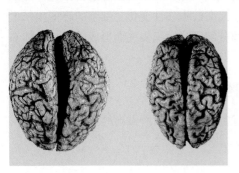

图 2-1　脑萎缩
左侧为正常脑；右侧为 80 岁老人脑，与正常脑相比，体积缩小，脑回变窄，脑沟加深

（二）病理变化

肉眼观察：萎缩的组织、器官体积缩小，重量减轻，质地变硬，颜色变深，一般保持原有形状（图 2-1）。镜下观察：实质细胞体积变小，数目减少，胞质浓染，可出现脂褐素颗粒，间质出现纤维组织或脂肪组织增生。

（三）影响及结局

萎缩的细胞、组织和器官功能下降。萎缩是一种可逆性的变化，去除病因后，轻度病理性萎缩的细胞有可能恢复正常，但若病因持续存在，萎缩的细胞最终可死亡。

二、肥　　大

细胞、组织或器官体积的增大称为肥大。组织、器官的肥大通常是由于其实质细胞的体积增大所致，但也可伴有实质细胞数目的增加。肥大的组织、器官代谢和功能均增强，具有代偿意义。

（考点：肥大的概念）

肥大可分为生理性肥大和病理性肥大两种。

1. 生理性肥大　妊娠期子宫的肥大，哺乳期乳腺的肥大均属于生理性肥大。

2. 病理性肥大　病理性肥大可分为代偿性肥大和内分泌性肥大。

（1）代偿性肥大：是由于器官的功能负荷加重所致。如高血压引起左心室肥大；一侧肾脏摘除后，另一侧肾脏发生代偿性肥大等。

（2）内分泌性肥大：由于内分泌激素增多而使靶细胞肥大，如甲状腺素分泌增多引起甲状腺滤泡上皮细胞肥大等。

三、增　　生

组织或器官内实质细胞数量增多称为增生。增生是细胞有丝分裂活跃的结果，常导致组织或器官的体积增大。增生可分为生理性增生与病理性增生两种。

（考点：增生的概念）

1. 生理性增生　适应生理需要所发生的增生，如青春期女性乳腺的发育、月经周期子宫内膜的增生等。

2．病理性增生

（1）再生性增生：组织或细胞损伤后的增生，如肝细胞坏死后肝细胞增生等。

（2）代偿性增生：多伴随代偿性肥大而出现。如肾代偿性肥大时肾小管上皮细胞的增生。

（3）内分泌性增生：常见于过多激素刺激引起的增生，如雌激素过高引起的子宫内膜过度增生等。

四、化　　生

一种分化成熟的细胞类型转化为另一种分化成熟的细胞类型的过程称为化生。

知识链接

化生的特点

1．化生仅见于再生能力较强的组织，如上皮组织、结缔组织。

2．化生并不是由已分化的细胞直接转变为另一种细胞，而是由具有多分化潜能的细胞向另一方向分化而成。

3．化生一般只能在同源细胞间进行。

常见的类型有以下几种。

1．鳞状上皮化生　常见于气管和支气管黏膜，在长期吸烟或慢性炎症损害时，假复层纤毛柱状上皮可转化为鳞状上皮。慢性宫颈炎时，宫颈黏膜单层柱状上皮被鳞状上皮取代（图 2-2）。

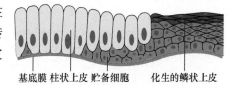

基底膜　柱状上皮　贮备细胞　　化生的鳞状上皮

图 2-2　柱状上皮的鳞状上皮化生

柱状上皮细胞中的储备细胞分裂增殖，分化形成复层鳞状上皮细胞

2．肠上皮化生　主要见于慢性萎缩性胃炎，由于慢性炎症的刺激，使胃黏膜上皮转化为含有潘氏细胞和杯状细胞的肠黏膜上皮。

3．间叶组织化生　间叶组织中幼稚的成纤维细胞在损伤后，可转变为成骨细胞或成软骨细胞，称为骨或软骨化生。

化生的生物学意义有利有弊。化生可增强局部的抵抗力，但同时也失去了原有上皮的功能。若其持续存在，则有可能恶变。

（考点：化生的概念及类型）

第 2 节　细胞和组织的损伤

当机体内、外环境变化超过组织和细胞的适应能力后，可引起细胞和细胞间质发生物质代谢障碍而导致形态结构和功能的改变，称为损伤。根据损伤轻重程度不同，分为可逆性损伤（变性）和不可逆性损伤（细胞死亡）两大类。

一、可逆性损伤——变性

变性是指由于物质代谢障碍，细胞或细胞间质内出现异常物质或正常物质的数量显著增多的一类可逆性的形态变化。常见的变性有以下几种。

（一）细胞水肿

细胞水肿是指细胞内钠和水的过多积聚，又称水变性。多见于肝、心、肾等器官的实质细胞。

细胞水肿的原因与发生机制

感染、缺氧、中毒、高热等原因使线粒体受损，ATP 生成减少，细胞膜上的钠泵功能降低，或因细胞受伤，使细胞膜通透性增高，导致细胞内钠、水增多，形成细胞水肿。

1. 病理变化　肉眼观察：病变器官体积增大，重量增加，包膜紧张，切面隆起，边缘外翻，颜色变淡，似开水烫过一样。镜下观察：病变初期，细胞线粒体和内质网肿胀，形成光镜下细胞质中出现的红染细颗粒状物。若水、钠进一步积聚，则细胞肿大明显，胞质疏松、淡染，严重时胞核也可淡染，整个细胞膨大如气球，圆而透亮，称为气球样变。

2. 影响和后果　病变的组织或器官功能降低。引起细胞水肿的病因去除后，多可恢复正常形态；若病因持续存在，则可发展为细胞坏死。

（二）脂肪变性

脂肪变性是指非脂肪细胞内出现脂滴或脂滴明显增多。多见于肝细胞、心肌细胞、肾小管上皮细胞等，其中以肝细胞最常见。

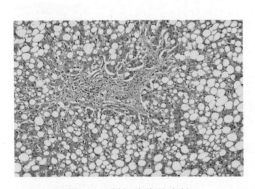

图 2-3　肝细胞脂肪变性

1. 病理变化　肉眼观察：脂肪变性的器官体积增大，包膜紧张，边缘变钝，质软，淡黄色，触之有油腻感。镜下观察：脂肪变性的细胞体积增大，胞质内有大小不等的脂滴。在石蜡切片中，脂滴被乙醇、二甲苯等有机溶剂溶解而呈空泡状（图 2-3），严重者细胞核被挤压而偏向一侧。在冰冻切片中，细胞中的脂滴可被苏丹Ⅲ染成橘红色。显著而弥漫性肝脂肪变性，称为脂肪肝。心肌的脂肪变性常累及左心室心内膜下和乳头肌部位，形成平行的黄色条纹与正常的暗红色心肌相间，状似虎皮，称为"虎斑心"。

脂 肪 肝

正常情况下，肝只含少量的脂肪，占肝重量的 4%～7%。在某些异常情况下，肝内脂肪含量超过 10% 时被界定为脂肪肝，超过 25% 为重度脂肪肝。脂肪肝的病因有：①营养过度，如肥胖；②代谢异常，如糖尿病；③化学物质，如药物及乙醇对肝的损害；④内分泌功能障碍，如甲状腺功能障碍等；⑤其他，如营养失调、感染等。

2. 影响和后果　轻、中度的脂肪变性属于可逆性病变，当病因消除后可恢复正常。严重的脂肪变性可导致器官功能障碍，如严重的肝脂肪变性，可使肝细胞逐渐坏死，纤维组织增生，发展为肝硬化。

（三）玻璃样变性

玻璃样变性又称透明变性，系指在细胞内或间质中，出现均质、红染、半透明状蛋白质蓄积。它可以发生在血管壁、结缔组织，有时也可见于细胞内。

1. 血管壁的玻璃样变性 多发生于缓进型高血压病患者的肾、脑、脾及视网膜的细动脉。高血压病时，全身细动脉持续痉挛，导致血管内膜缺血受损，通透性增高，血浆蛋白渗入内膜，在内膜下凝固，呈均匀、红染、无结构的物质，使细动脉管壁增厚、变硬，管腔狭窄，甚至闭塞，血流阻力增加，使血压升高，可引起受累脏器局部缺血（图 2-4）。玻璃样变性的细动脉弹性减弱，脆性增加，易发生破裂出血。

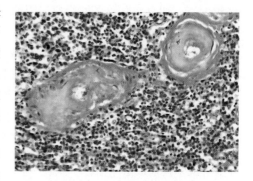

图 2-4 脾中央动脉玻璃样变性

2. 结缔组织玻璃样变性 常见于瘢痕组织、纤维化的肾小球、动脉粥样硬化的纤维斑块等。肉眼观察：灰白、半透明状，质地坚韧，缺乏弹性。镜下观察：纤维细胞明显变少，陈旧的胶原纤维增粗并相互融合成为均质无结构红染的梁状、带状或片状，失去纤维性结构。

3. 细胞内玻璃样变性 表现为细胞内出现大小不等的均质红染圆形小体。常见于肾小管上皮细胞、肝细胞及浆细胞的胞质中。

二、不可逆性损伤——细胞死亡

当细胞发生不可逆损伤，呈现代谢停止、结构破坏和功能丧失，称细胞死亡。细胞死亡可表现为坏死和凋亡两种类型。

（一）坏死

活体内局部组织、细胞的死亡称为坏死。坏死可因致病因素较强直接导致，但大多由变性发展而来。

（考点：坏死的概念）

1. 坏死的基本改变

（1）细胞核的改变：是细胞坏死的主要形态学标志。表现为：①核固缩。细胞核染色质浓缩，使核体积缩小，染色变深。②核碎裂。核膜破裂，核染色质崩解为小碎片，分散在细胞质中。③核溶解。在 DNA 酶的作用下，染色质的 DNA 分解，核染色变淡，继而核完全消失（图 2-5）。

  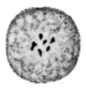

正常细胞核　　　　核固缩　　　　核碎裂　　　　核溶解

图 2-5 坏死时细胞核的变化

（2）间质的改变：间质的基质崩解，胶原纤维肿胀、崩解、断裂或液化。

（考点：细胞坏死的形态学标志）

2. 坏死的类型

（1）凝固性坏死：蛋白质变性凝固，坏死区呈灰白或灰黄色、干燥、质实的凝固体，故称为凝固性坏死。常见于心、肾、脾等器官的缺血性坏死。坏死灶与健康组织分界明显。

干酪样坏死是凝固性坏死的特殊类型，主要见于结核病灶的坏死。病变区坏死组织分解比较彻底，加上含有较多的脂质，因而坏死组织呈淡黄色，质软，状似干酪，故称为干酪样坏死。

（2）液化性坏死：组织坏死后，酶的消化、水解占优势，则坏死组织溶解、液化，形成坏死腔，称为液化性坏死。脑组织因含蛋白少、水和脂质多，坏死后常形成囊状软化灶，故脑组织的液化性坏死又称为脑软化。化脓性炎症时形成的脓液、急性胰腺炎引起的脂肪坏死也属于液化性坏死。

（3）纤维素样坏死：是结缔组织和小血管壁常见的坏死形式。光镜下，病变部位的组织呈强嗜酸性、颗粒状、小块状或细丝状无结构物质，状似纤维素，故称为纤维素样坏死。多发生于某些变态反应性疾病，如风湿病、新月体性肾小球肾炎及急进型高血压等。

（4）坏疽：是指较大范围的组织坏死继发不同程度的腐败菌感染，细菌分解坏死组织产生硫化氢，与红细胞破坏释放的铁相结合形成硫化亚铁，使坏死组织呈黑色。坏疽可分为以下三种类型。

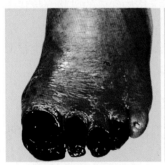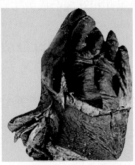

图 2-6　足干性坏疽

① 干性坏疽：多见于四肢末端。由于动脉受阻而静脉回流通畅，故坏死组织含水分少，病变部位干燥、皱缩，呈黑褐色，与周围健康组织之间有明显的界线。由于坏死组织比较干燥，不利于腐败菌生长，病情进展缓慢，全身中毒症状轻（图 2-6）。

② 湿性坏疽：多发生于与外界相通的内脏（肺、肠、子宫、阑尾等），也可发生于动脉阻塞及静脉回流受阻的肢体。坏死组织含水分较多，适合腐败菌的生长繁殖，故感染较重，局部明显肿胀，呈暗绿色或污黑色，伴有恶臭，与健康组织间无明显界线。病变进展快，全身中毒症状重。

③ 气性坏疽：主要见于深达肌肉的开放性创伤，合并产气荚膜杆菌等厌氧菌感染时。细菌分解坏死组织产生大量气体，使坏死组织内含气泡而呈蜂窝状，按之有捻发音，有恶臭。病变发展迅速，中毒症状明显，后果严重。

三种坏疽的比较，见表 2-1。

表 2-1　三种坏疽的比较

类型	干性坏疽	湿性坏疽	气性坏疽
发生条件及部位	动脉阻塞、静脉回流通畅的四肢末端	与外界相通的内脏器官，动、静脉均阻塞的肢体	深达肌肉的开放性创伤，合并厌氧菌感染
病理变化	黑褐色、干涸、皱缩，与周围组织分界清	明显肿胀，暗绿、污黑色伴有恶臭，界线不清。	含大量气体，呈蜂窝状，有捻发音，恶臭
感染中毒	腐败菌感染轻，全身中毒症状轻	腐败菌感染重，全身中毒症状明显	发展迅速，全身中毒症状严重

（考点：坏死的类型及病变特点）

3．坏死的结局

（1）溶解吸收：小范围的坏死组织可被坏死细胞本身及周围浸润的中性粒细胞所释放的蛋白水解酶溶解液化，由淋巴管或血管吸收，不能吸收的碎片则由巨噬细胞吞噬清除。

（2）分离排出：坏死灶范围较大难易吸收时，其周围发生炎症反应，中性粒细胞释放蛋白水解酶，将局部坏死组织溶解液化，使其与健康组织分离，脱落或排出。发生于皮肤、黏膜的坏死组织脱落后留下的浅表缺损，称为糜烂；较深的缺损称为溃疡。肾、肺等内脏器官坏死组织液化后可经自然管道（输尿管、气管）排出，留下的空腔称为空洞。

（3）机化：坏死组织不能完全溶解吸收或分离排出，则由新生肉芽组织长入并逐步取代坏死组织的过程称为机化。

（4）包裹、钙化：较大范围的坏死组织，难以溶解吸收，或不能完全机化，则由周围新生肉芽组织加以包绕，称为包裹。包裹的坏死组织中大量钙盐沉积称为钙化。

（二）细胞凋亡

凋亡是活体内单个细胞通过基因及其产物的调控而发生的一种程序性死亡。死亡细胞的质膜不破裂，不引发死亡细胞自溶，且不伴有炎症反应，最后形成凋亡小体。凋亡可出现在生理或病理过程中。生理性凋亡与保持成年个体器官的大小和功能、参与器官的发育和改建有关。病理性凋亡可见于肿瘤中的细胞死亡及某些病毒感染等。

第 3 节　损伤的修复

修复是指局部组织和细胞损伤后，机体对所形成的缺损进行修补恢复的过程。修复有再生和纤维性修复两种方式。

一、再　　生

再生是指组织损伤后由周围健康的同种细胞分裂增生完成修复的过程。

（一）类型

再生可分为生理性再生和病理性再生。

1．生理性再生　在生理过程中，有些细胞和组织不断老化、凋亡，由新生的同种细胞不断补充，以保持原有的结构和功能，称生理性再生。如表皮细胞角化脱落后不断更新；子宫内膜周期性脱落，又有新生的内膜再生；消化道黏膜上皮细胞每 1～2 天再生更新一次等。

2．病理性再生　指组织损伤后所发生的再生。可分为完全性再生和不完全性再生。

（1）完全性再生：指受损的组织和细胞再生后，完全恢复原有组织的结构和功能。常发生于损伤范围小、再生能力强的组织。

（2）不完全性再生：是指缺损的组织不能通过原组织的再生修复，而由肉芽组织增生进行修补，最后形成瘢痕组织，故也称为瘢痕修复或纤维性修复。发生于损伤较重、再生能力较弱或缺乏再生能力的组织。

（二）各种组织的再生能力

按再生能力的强弱，可将人体细胞分为三类。

1．不稳定细胞　是指再生能力强的细胞。这类细胞在生理情况下不断增殖，以代替衰亡或破坏的细胞。属于此类细胞的有表皮细胞、呼吸道、消化道和泌尿生殖器官黏膜的被覆细胞、淋巴及造血细胞等。

2. **稳定细胞**　是指有较强潜在再生能力的细胞。这类细胞在生理情况下增殖现象不明显，一旦受到损伤刺激后，表现出较强的再生能力，如肝、胰、内分泌腺、汗腺、皮脂腺实质细胞，肾小管上皮细胞，还有原始间叶组织及其衍生细胞，如成纤维细胞、血管内皮细胞、骨及软骨细胞等。

3. **永久性细胞**　是指不具有再生能力的细胞，属于此类的有神经细胞、心肌细胞和骨骼肌细胞，一旦损伤破坏则永久性缺失，代之以瘢痕性修复。

知识链接

血管和神经组织的再生特点

毛细血管以生芽的方式可完全再生。大血管离断后需手术吻合。脑和脊髓内的神经细胞坏死后不能再生，但外周神经受损时，如果与其相连的神经细胞仍然存活，则可完全再生。

二、纤维性修复

组织损伤范围较大或损伤组织再生能力弱，则须通过纤维组织增生完成修复，即纤维性修复。纤维性修复由肉芽组织增生开始，最终形成瘢痕组织。

（一）肉芽组织的概念

肉芽组织是由新生的毛细血管、增生的成纤维细胞及炎细胞组成的幼稚的结缔组织。

（考点：肉芽组织的概念）

（二）肉芽组织的形态结构

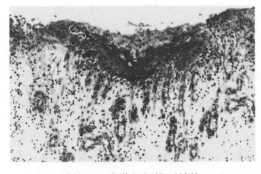

图 2-7　肉芽组织镜下结构

1. **肉眼观察**　生长良好的肉芽组织呈鲜红色，柔软湿润，表面呈细颗粒状，触之易出血，但无神经纤维而无痛感，形似鲜嫩的肉芽，故称为肉芽组织。

2. **镜下观察**　大量新生的毛细血管，平行排列，均与创面垂直，并在近表面处互相吻合形成弓状突起；在新生的毛细血管之间有大量增生的成纤维细胞及浸润的炎细胞，炎细胞以巨噬细胞、中性白细胞为主（图 2-7）。

（考点：肉芽组织的形态特点）

（三）肉芽组织的功能

肉芽组织在组织损伤修复过程中有以下重要作用：①抗感染、保护创面；②填补创口及其他组织缺损；③机化坏死组织、血栓、炎性渗出物及其他异物等。

（考点：肉芽组织的功能）

（四）肉芽组织的结局

随着修复过程的发展，肉芽组织按其生长的先后顺序逐渐成熟。其主要形态标志为：间质的水分逐渐吸收减少；中性粒细胞、巨噬细胞等炎细胞先后崩解、消失；毛细血管闭塞、数目减少；成纤维细胞产生大量胶原纤维后转变为纤维细胞。这样，肉芽组织就转变为由胶原纤维组成的灰白色、质地坚韧、半透明、缺乏弹性的瘢痕组织。

三、创 伤 愈 合

创伤愈合是指机体遭受外力作用，皮肤等组织出现离断或缺损后的愈合过程，包括各种组织的再生和肉芽组织增生、瘢痕形成的复杂组合。

（一）创伤愈合的类型

根据组织损伤程度及有无感染，创伤愈合可分为以下三种类型。

1. 一期愈合　见于组织缺损少、创缘整齐、对合严密、无感染的伤口，如无菌手术切口的愈合，就是典型的一期愈合。这种伤口中只有少量血凝块，炎症反应轻微，24～48小时再生的表皮便可将伤口覆盖，肉芽组织在第 3 天就可从伤口边缘长出并很快将伤口填满，第 5～6 天胶原纤维形成，1 周左右伤口达临床愈合标准，可拆除缝线，留下一条线状瘢痕。一期愈合时间短，形成的瘢痕小，一般对机体无大的影响（图 2-8）。

2. 二期愈合　见于组织缺损较大、创缘不整齐、无法对合，或伴有感染的伤口。这种伤口的愈合与一期愈合比较有以下不同：①由于坏死组织多或伴有感染，故炎症反应明显。只有在坏死组织被清除，感染被控制后，再生才能开始。②从伤口底部及边缘长出大量的肉芽组织将伤口填平，表皮在肉芽组织填平后，才自边缘开始增生，将伤口覆盖。因此，这种伤口愈合时间长，形成的瘢痕大（图 2-9）。

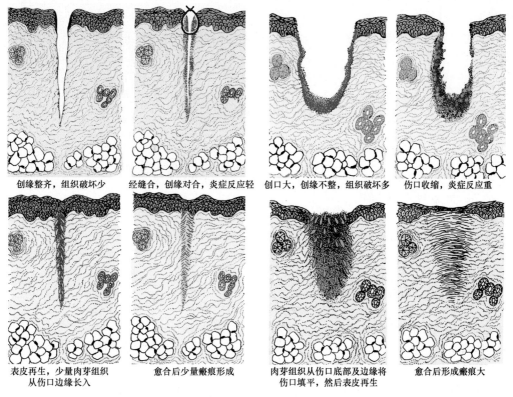

创缘整齐，组织破坏少　　经缝合，创缘对合，炎症反应轻　　创口大，创缘不整，组织破坏多　　伤口收缩，炎症反应重

表皮再生，少量肉芽组织　　愈合后少量瘢痕形成　　肉芽组织从伤口底部及边缘将　　愈合后形成瘢痕大
从伤口边缘长入　　　　　　　　　　　　　　　　伤口填平，然后表皮再生

图 2-8　一期愈合　　　　　　　　　　　　　　图 2-9　二期愈合

3. 痂下愈合　见于浅表皮肤擦伤。伤口表面的血液、渗出液及坏死组织干燥后形成黑褐色硬痂，愈合在此痂下进行。上皮再生完成后，痂皮即脱落，称为痂下愈合。

（二）影响创伤愈合的因素

1. 全身因素

（1）年龄：儿童和青少年的组织再生能力较强，创伤愈合快。老年人则相反，组织再生能力差，愈合慢，这与老年人血管硬化、血液供应减少有关。

（2）营养状况：严重的蛋白质缺乏，尤其是含硫氨基酸缺乏时，肉芽组织形成减少及胶原纤维形成不良，伤口愈合延缓。维生素C缺乏时胶原纤维难以形成，微量元素锌缺乏也会影响伤口愈合。

（3）其他因素：某些药物如糖皮质激素、抗肿瘤药物等可延缓创伤愈合；某些疾病如尿毒症、糖尿病等，均可对创伤愈合产生不利影响。

2. 局部因素

（1）感染与异物：细菌感染产生的毒素和酶等能引起组织坏死，使基质和胶原纤维溶解，加重组织损伤；感染时局部渗出物增多可增加伤口的张力；异物（如死骨片、丝线、纱布等）既是一种刺激物，同时也加重炎症反应，不利于愈合。

（2）局部血液循环：良好的局部血液循环有利于坏死物质的吸收及抗感染，并提供组织再生所需的氧和营养，促进伤口愈合。反之，则影响愈合。

（3）神经支配：正常的神经支配对损伤的修复有一定的作用。麻风病引起的溃疡不易愈合，是因为神经受累致使局部神经性营养不良的缘故。自主神经的损伤，使局部血液循供应减少，也不利于再生修复。

（4）电离辐射：能破坏细胞、损伤血管、抑制组织再生，也能阻止瘢痕形成，影响创伤的愈合。

自 测 题

一、名词解释

1. 萎缩 2. 肥大 3. 增生 4. 化生
5. 坏死 6. 机化 7. 肉芽组织

二、填空题

1. 细胞、组织的适应性反应在形态学上的表现为_____、_____、_____和_____。

2. 根据其发生原因，病理性萎缩分为_____、_____、_____、_____、_____。

3. 细胞坏死的主要形态学标志是_____的变化，表现为_____、_____。

4. 创伤愈合的类型有_____、_____、_____。

三、选择题

A₁/A₂型题

1. 四肢骨折石膏固定后引起的骨骼肌萎缩，主要属于（   ）

A. 去神经性萎缩
B. 失用性萎缩
C. 压迫性萎缩
D. 营养不良性萎缩
E. 内分泌性萎缩

2. 支气管黏膜上皮转化为鳞状上皮的过程称为（   ）

A. 机化   B. 增生
C. 再生   D. 化生
E. 变性

3. 细胞内或间质中出现异常物质或正常物质显著增多，称为（   ）

A. 代偿   B. 适应
C. 变性   D. 坏死
E. 肥大

4. 易发生液化性坏死的器官是（   ）

A. 脑   B. 肺

C. 肾　　　　　　D. 脾

E. 心

5. 干性坏疽多发生于（　　）

　　A. 四肢末端　　　B. 肠

　　C. 肝　　　　　　D. 肺

　　E. 脑

6. 坏死组织逐渐被肉芽组织取代的过程，称为（　　）

　　A. 纤维化　　　　B. 化生

　　C. 钙化　　　　　D. 分化

　　E. 机化

7. 干酪样坏死属于（　　）

　　A. 液化性坏死

　　B. 干性坏疽

　　C. 湿性坏疽

　　D. 纤维素样坏死

　　E. 凝固性坏死

8. 虎斑心见于（　　）

　　A. 心肌梗死

　　B. 心肌细胞水肿

　　C. 心肌脂肪变性

　　D. 心肌玻璃样变性

　　E. 心肌纤维化

9. 下列哪种细胞损伤后不能再生（　　）

　　A. 骨细胞

　　B. 肝细胞

　　C. 表皮细胞

　　D. 神经细胞

　　E. 内皮细胞

10. 下列肉芽组织的正确描述不包括（　　）

　　A. 鲜红色

　　B. 颗粒状

　　C. 易出血

　　D. 痛觉敏感

　　E. 柔软湿润

11. 一期愈合应具备的条件是（　　）

　　A. 组织缺损少、创缘整齐、无感染

　　B. 组织缺损少、创缘不整齐、无感染

　　C. 组织缺损少、创缘不整齐、有感染

　　D. 创缘整齐、组织缺损大、无感染

　　E. 创缘不整齐、创面对合不紧密、有感染

12. 一女性患者，50 岁，左输尿管结石，B 超发现左肾体积增大，肾盂有积水，肾实质萎缩。此为何种萎缩（　　）

　　A. 营养不良性萎缩

　　B. 去神经性萎缩

　　C. 压迫性萎缩

　　D. 失用性萎缩

　　E. 内分泌性萎缩

13. 有一老年患者，诊断动脉粥样硬化十几年，曾出现跛行，左下肢第一足趾逐渐变黑而疼痛，此足趾病变可能为（　　）

　　A. 贫血性梗死

　　B. 出血性梗死

　　C. 干性坏疽

　　D. 湿性坏疽

　　E. 黑色素瘤

A_3/A_4 型题

（14～16 题共用题干）

　　A. 凝固性坏死

　　B. 液化性坏死

　　C. 坏疽

　　D. 纤维素样坏死

14. 脑梗死（　　）

15. 心肌梗死（　　）

16. 风湿病（　　）

四、简答题

1. 简述坏死的类型及其病变特点。

2. 简述肉芽组织的形态特点及其功能。

（周士珍）

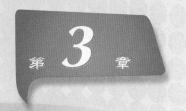

局部血液循环障碍

正常的血液循环向组织器官输送氧和营养物质，同时又不断从组织中运走二氧化碳和代谢产物，以保证机体内环境稳定和各器官功能、代谢正常运行。一旦血液循环发生障碍，就会引起相应组织器官代谢、功能和形态结构的改变，甚至危及生命。

血液循环障碍分为全身性血液循环障碍和局部血液循环障碍两类。本章主要叙述局部血液循环障碍，表现为：①局部组织血管内血液含量异常，如充血、缺血；②血管内成分逸出，如水肿、出血；③血液内出现异常物质，如血栓形成、栓塞及由其造成的梗死。

第1节 充血和淤血

案例 3-1 　　篮球比赛中某同学不慎脚踝扭伤，且伤处有活动性出血。其同学迅速帮助其抬高患肢并限制活动，及时进行冷敷以控制伤势发展。

问题：
1. 请判断其同学帮助其处理的方式是否得当？
2. 作为护士，你该如何指导患者进行正确的现场处理和后续处理？

充血和淤血都是指机体局部组织或器官血管内血液含量增多。

一、充　　血

局部组织或器官由于动脉血输入增多而发生的充血，称为动脉性充血，简称充血。

（一）原因及类型

动脉性充血多为主动过程。各种原因通过神经、体液调节，使细小动脉扩张，都可引起充血。常见的充血可分为生理性充血和病理性充血。

1. 生理性充血　组织器官为适应正常生理需要和代谢增强而发生的充血。例如争吵时的面红耳赤、运动时的骨骼肌充血和妊娠时子宫充血等。

2. 病理性充血　病理状态下的充血，常见以下三种类型。

（1）炎症性充血：见于炎症早期，在致炎因子和炎症介质作用下引起局部细小动脉扩张充血。

（2）减压后充血：是局部组织或器官长期受压，当压力突然解除时，受压的小动脉发生反射性扩张引起的充血。例如绷带包扎过紧突然松开、摘除腹腔内巨大肿瘤或一次迅速抽放大量腹水后，受压组织内的细小动脉发生反射性扩张，致使过多的血液流入扩张的血管内，引起脑缺血而致病人一过性晕厥。

（3）侧支性充血：指局部组织缺血，其周围的动脉吻合支开放引起的充血，称为侧支性充血。

（二）病理变化

　　1. 肉眼观察　充血的组织器官体积肿大、重量增加。若发生在体表，可因动脉血内氧合血红蛋白增多，导致局部呈鲜红色；因代谢增强，产热增多，局部温度升高。

　　2. 镜下观察　局部细小动脉和毛细血管扩张、充满血液。

（三）结局

　　充血多为暂时性的，原因消除后即可恢复正常。充血通常对机体是有益的，临床上常用热敷、拔火罐及各种理疗仪器等，使局部发生动脉性充血，改善局部营养状况，促进局部组织的代谢活动，增强器官功能。但在高血压或动脉粥样硬化等疾病的基础上，因情绪激动等造成脑血管充血、破裂，可引起严重后果。

二、淤　　血

　　局部组织或器官由于静脉血液回流受阻，血液淤积在毛细血管和小静脉内而发生的充血，称为静脉性充血，简称淤血。

（一）原因

　　淤血是一被动过程，可发生于局部或全身。凡能引起静脉血液回流受阻的原因均可引起淤血。

　　1. 静脉受压　静脉管壁薄，受压后管腔容易狭窄或闭塞，血液回流受阻导致组织器官淤血。常见有妊娠后期增大的子宫压迫髂静脉引起下肢淤血；肿瘤、炎性肿块或过紧的绷带、止血带使局部静脉受压引起相应器官或组织淤血等。

　　2. 静脉管腔阻塞　静脉内血栓形成、栓塞、静脉炎等导致管腔狭窄、阻塞，且不能建立有效侧支循环可引起淤血。

　　3. 心力衰竭　心力衰竭时，心脏不能排出正常容量的血液进入动脉，心腔内血液滞留，压力增高，阻碍静脉回流，造成淤血。如左侧心力衰竭可引起肺淤血，右侧心力衰竭可引起肝淤血。

（考点：淤血的原因）

（二）病理变化

　　1. 肉眼观察　淤血的组织或器官体积肿大，重量增加，质地变实。由于静脉血中氧合血红蛋白减少而还原血红蛋白增加，局部呈暗红色。若淤血发生在皮肤、黏膜，则呈紫蓝色，称为发绀。由于血流缓慢，代谢降低，产热减少，局部温度降低。

　　2. 镜下观察　组织内小静脉和毛细血管扩张、充满红细胞，有时可伴有水肿或出血。

（三）结局

　　淤血后果取决于淤血发生的部位、程度、持续时间及侧支循环建立的情况等。轻度短时间的淤血，原因去除后可自行恢复。若长期淤血可引起以下改变。

　　1. 淤血性水肿　淤血可使毛细血管内流体静压升高，淤血缺氧可使毛细血管壁通透性增高，血管内液体漏出，导致局部水肿或浆膜腔积液。

　　2. 淤血性出血　严重淤血缺氧使毛细血管壁通透性明显增高，除液体漏出外，红细胞也可漏出到血管外，从而引起淤血性出血。

　　3. 实质细胞损伤　局部因缺氧和营养供应不足及代谢产物堆积，导致实质细胞萎缩、变性，甚至坏死。

　　4. 淤血性硬化　长期慢性淤血，间质纤维组织增生，并出现网状纤维胶原化，使器官质地变硬，称为淤血性硬化。

（考点：淤血的后果）

（四）重要器官的淤血

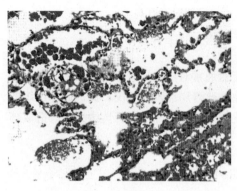

图 3-1　肺淤血

1. 肺淤血　左侧心力衰竭时，左心室、左心房淤血导致压力增高，使肺静脉血液回流受阻，引起肺淤血。肉眼观察：两肺体积增大，呈暗红色，质地变实；切面有淡红色泡沫状液体流出。镜下观察：肺泡壁毛细血管和小静脉扩张充血；肺泡腔内有水肿液，严重时可见红细胞；当肺泡腔内的红细胞被巨噬细胞吞噬后，血红蛋白转变为含铁血黄素颗粒。这种含有含铁血黄素的巨噬细胞称为心衰细胞（图 3-1）。

长期严重肺淤血，肺泡壁结缔组织增生，网状纤维胶原化，伴有大量含铁血黄素沉积，肺质地变硬，呈棕褐色，称为肺褐色硬化。

（考点：肺淤血的病变特点）

2. 肝淤血　右侧心力衰竭时，肝静脉回流受阻引起。

肉眼观察：肝体积增大，重量增加，包膜紧张，质地变实，切面呈红（淤血区）黄（脂肪变性区）相间的花纹状结构，形似槟榔的切面，故称"槟榔肝"（图 3-2）。

镜下观察：小叶中央静脉及附近肝窦扩张淤血，肝细胞萎缩、消失；而小叶周边肝细胞因缺氧而脂肪变性（图 3-3）。长期严重肝淤血，肝小叶内网状纤维支架塌陷、胶原化，纤维结缔组织增生，使肝质地变硬，引起淤血性肝硬化。

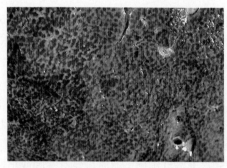

图 3-2　肝淤血（肉眼）

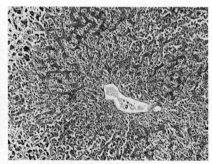

图 3-3　肝淤血（镜下）

知识链接

出　血

血液从血管或心腔溢出，称为出血。根据发生部位不同，出血可分为内出血（指血液溢入体腔或组织间隙内）和外出血（指血液流出体外）。按血液溢出的机制，出血分为破裂性出血和漏出性出血。

出血对机体的影响取决于出血类型、出血量、出血速度和出血部位。漏出性出血比较缓慢，出血量较少，一般不会引起严重后果。破裂性出血若出血过程迅速，在短时间内丧失循环血量20%～25%时，可发生失血性休克。发生在重要器官的出血，即使出血量不多，亦可引起严重的后果。

第 2 节　血栓形成

在活体的心脏、血管内血液凝固或血液中某些有形成分析出、凝集形成固体质块的过程，称血栓形成。所形成的固体质块称为血栓。

（考点：血栓形成的概念）

正常情况下，血液中存在凝血系统和抗凝血系统（纤维蛋白溶解系统），两者保持动态平衡，既维持血管内血液的流动状态，又可在局部血管破裂时迅速凝固血液，起到止血作用。若在某些因素的作用下，上述动态平衡被打破，凝血系统被激活，就会导致血栓形成。

一、血栓形成的条件和机制

（一）心、血管内皮细胞损伤

心、血管内皮细胞损伤是血栓形成的最重要因素。由于损伤的内皮细胞发生变性、坏死、脱落，内皮下胶原纤维暴露，血小板被活化并黏附、聚集，聚集的血小板不断释放 ADP 和血栓素 A_2，使更多的血小板黏附在粗糙的内膜上；同时裸露的胶原纤维可激活凝血因子Ⅻ，从而激活内源性凝血系统；损伤的内皮细胞释出组织因子，启动外源性凝血系统。

引起心、血管内皮细胞损伤的原因很多，如心肌梗死区的心内膜、风湿性和细菌性心内膜炎的瓣膜，动脉粥样硬化斑块溃疡面等。

（二）血流缓慢或涡流形成

正常情况下，血液在血管内流动时红细胞和白细胞在血管中间流动，称为轴流，血小板在其外围；血浆在血管周边流动，称为边流。血小板借血浆与血管壁相隔。当血流缓慢或涡流形成时，血小板从轴流流向边流，增加了与血管壁黏附的机会，有利于血栓的形成；血流缓慢，局部被激活的凝血因子浓度增高，加剧了血栓的形成。

临床上静脉血栓常见，是动脉血栓的 4 倍，下肢静脉血栓是上肢静脉血栓的 3 倍。静脉内易发生血栓的原因是：①静脉血流速度缓慢；②较大的静脉有静脉瓣，易形成涡流；③静脉壁薄，易受压；④静脉血黏稠度大等。

（三）血液凝固性增高

血液凝固性增高是指血液中血小板和凝血因子增多，或血液黏稠度增加导致血液处于高凝状态。临床上常见于大面积烧伤、大手术或产后大出血等，由于大量失血，血液中补充了大量幼稚的血小板，其黏性增加；血中凝血因子含量增多，致血液凝固性增高而易于血栓形成。此外，胎盘早剥、高血脂及长期大量吸烟者等也可致血液黏稠度增大，凝血因子增多而导致血栓形成。

上述血栓形成的三个条件往往是同时存在、共同作用的。在不同情况下，某一因素起主导作用，其中心血管内皮细胞损伤最为重要。

（考点：血栓形成的条件）

二、血栓形成过程和类型

（一）血栓形成的过程

血栓形成的过程分为三个阶段：①血小板黏附、凝集形成血小板血栓。血小板血栓构成延续性血栓的头部。②血液凝固。血栓头部形成后，其下游的血流变慢和出现涡流，导致另一个新的血小板凝集堆形成。这一过程反复进行，血小板黏集形成梁状或珊瑚状血小板小

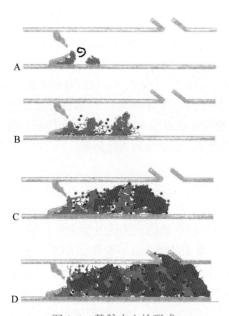

图 3-4　静脉内血栓形成

A. 血管内膜粗糙，静脉内血流形成旋涡，血小板沉积；B. 血小板继续沉积形成小梁，周围有白细胞黏附；C. 血小板小梁间形成纤维蛋白网，网眼内充满红细胞；D. 血管腔阻塞，局部血流停滞致血液凝固

梁，小梁间纤维蛋白交织成网，网罗大量红细胞，形成血栓的体部。③最后血栓体积不断增大，致使血管腔阻塞，局部血流停滞而使血液凝固，最终构成延续性血栓的尾部（图 3-4）。

（二）血栓的类型

血栓可分为以下四种类型。

1. 白色血栓　常见于血流速度较快的心室、心房和动脉内。血小板在内膜损伤处大量黏附、聚集形成白色血栓。如风湿性心内膜炎心瓣膜上疣状赘生物，延续性血栓的起始部（头部）。

2. 混合血栓　常见于静脉内延续性血栓的体部，呈灰白与红色交替。灰白色是由大量黏集的血小板与少量纤维蛋白构成；红色部位为纤维蛋白网罗的大量红细胞。

3. 红色血栓　常见于静脉内，位于延续性血栓的尾部。呈暗红色，湿润，表面光滑，有弹性。陈旧性血栓因水分蒸发变得干燥、易碎。镜下观察：在纤维蛋白网眼内有大量红细胞和少量白细胞。

4. 微血栓　又名透明血栓或纤维素性血栓，发生于微循环的小血管内，只能在显微镜下见。主要由纤维蛋白构成，呈均质透明状，多见于弥散性血管内凝血（DIC）。

（考点：血栓的类型）

三、血栓的结局

（一）软化、溶解、吸收

血栓中的纤溶酶、中性粒细胞崩解释放的蛋白溶解酶和血小板释放的组织蛋白酶等作用于血栓中的纤维蛋白，使之溶解软化，被血流冲走或被吸收。

（二）机化、再通

1. 机化　是指从血栓形成后 1～2 天开始，血管壁的成纤维细胞和血管内皮细胞新生，形成肉芽组织，并伸入血栓中，逐渐取代血栓的过程。

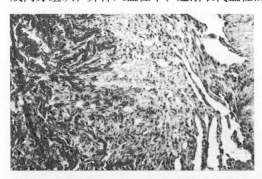

图 3-5　血栓的机化和再通

2. 再通　是指血栓在机化过程中逐渐干燥、收缩，在血栓内或血栓与血管壁间出现裂隙，随后由增生的血管内皮细胞覆盖，形成新生的血管，并相互吻合沟通，使阻塞的血管部分重新恢复血流的现象（图 3-5）。

（三）钙化

若血栓长时间未被溶解吸收又未能完全机化，可发生钙盐沉积。静脉内血栓的钙化形成静脉石，动脉内血栓的钙化形成动脉石。

四、血栓对机体的影响

（一）有利方面

在某些情况下，血栓形成对机体是有利的：①在血管损伤破裂处形成血栓可阻塞血管，防止出血；②炎症病灶周围血管内形成血栓可防止细菌扩散，控制炎症蔓延。

（二）不利方面

1. 阻塞血管　动脉内血栓形成造成管腔狭小或完全阻塞，若侧支循环没有及时建立，可致器官缺血、缺氧而萎缩或坏死。静脉内血栓形成后血液回流受阻，致局部组织淤血、水肿、出血，严重者可发生坏死。

2. 血栓栓塞　血栓未能及时机化或较大血栓在血栓软化、碎裂过程中，部分或全部脱落形成栓子，随血流运行引起血栓栓塞。

3. 心脏瓣膜病变　风湿性心内膜炎时，在瓣膜上反复形成白色血栓，血栓发生机化，久之可致瓣膜增厚、扭曲、缩短、粘连，导致瓣膜口狭窄或关闭不全，形成心脏瓣膜病。

4. 广泛出血及休克　由于严重创伤、大面积烧伤、严重感染等引起弥散性血管内凝血（DIC）时，微循环内形成广泛的微血栓，消耗了大量的血小板和凝血因子，导致血液处于低凝状态而引起全身广泛出血和休克，对机体产生严重的后果。

（考点：血栓对机体的影响）

第3节　栓　塞

在循环血液中出现不溶于血液的异常物质，随血流运行阻塞血管腔的现象称为栓塞。阻塞血管的异常物质称为栓子。栓子可以是固体、液体或气体。最常见的是血栓栓子，其他有脂肪栓子、空气栓子和羊水栓子等。

（考点：栓塞的概念）

一、栓子的运行途径

栓子的运行途径一般与血流方向一致（图3-6）。

1. 来自右心和体循环静脉系统的栓子　来自右心和上、下腔静脉系统的栓子，随着血流进入肺动脉主干及其分支，引起肺动脉栓塞。

2. 来自左心和动脉系统的栓子　左心和动脉系统的栓子随血流运行，阻塞于口径与其相当的动脉分支，常见于脑、脾、肾及下肢等部位。

3. 来自门静脉系统的栓子　来自脾静脉、肠系膜上、下静脉的栓子，随着血流运行栓塞于肝内门静脉分支。

（考点：栓子的运行途径）

二、栓塞的类型及其对机体的影响

（一）血栓栓塞

由血栓脱落引起的栓塞，称为血栓栓塞。临床上最常见，占99%以上。由于栓子来源、大

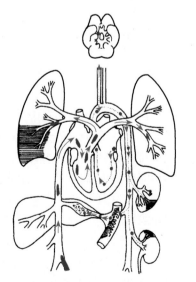

图3-6　栓子的运行途径与栓塞

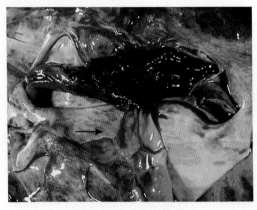

图 3-7　肺动脉血栓栓塞

小和栓塞部位不同，对机体影响也有所不同。

1. 肺动脉栓塞　栓子多来自下肢深静脉，尤其是腘静脉、股静脉、髂静脉。其影响程度视栓子大小、数量和心肺功能的状况而定。①少数小栓子阻塞肺动脉小分支，一般不会引起严重后果。因为肺是双重血供，肺动脉和支气管动脉间有丰富的吻合支，肺组织仍可由支气管动脉获得血液供应。如已有严重肺淤血，支气管动脉不能充分发挥代偿作用时，可致肺出血性梗死。②如栓子大，阻塞肺动脉主干或其大分支（图 3-7），或栓子较小，但数量较多，阻塞较多的肺动脉分支时，可反射性引起肺动脉、支气管动脉和冠状动脉广泛痉挛和支气管痉挛，造成急性肺动脉高压和右侧心力衰竭，同时肺缺血、缺氧和左心排血量下降，患者出现呼吸急促、发绀、休克等症状，大多因呼吸循环衰竭而死亡。

（考点：肺动脉栓塞的特点）

2. 体循环动脉系统栓塞　栓子主要来自左心及动脉系统脱落的血栓，常引起脾、肾、脑、心和下肢动脉栓塞。栓塞的后果视栓子大小、栓塞部位及侧支循环建立情况而异。较大的动脉栓塞，侧支循环又不充分，则会发生梗死，如栓塞冠状动脉、脑底动脉则可导致严重后果。若发生于较小动脉分支，又有丰富的侧支循环，常无严重后果。

（二）脂肪栓塞

循环血液中出现脂肪滴阻塞小血管，称为脂肪栓塞。脂肪栓塞的栓子常来自长骨骨折或严重脂肪组织挫伤。脂肪组织裂解，释放出脂滴进入破裂的血管可致栓塞。脂肪栓塞对机体的影响取决于栓塞的部位和脂滴的多少。少量脂滴可被单核细胞吞噬或被血中脂酶分解而吸收，对机体无明显危害。但若在短时间内进入肺循环的脂肪达 9～20g 时，肺部毛细血管 70% 被栓塞，患者可表现呼吸困难、发绀、咳嗽、痰内有脂滴，甚至导致急性右侧心力衰竭而死亡。

（三）气体栓塞

大量空气迅速进入血液循环或原溶解在血液中的气体迅速游离出来，形成气泡阻塞血管称为气体栓塞。

1. 空气栓塞　多见于头颈部手术或胸壁外伤损伤锁骨下静脉、颈静脉或胸腔大静脉时，由于此处静脉压为负压，空气由破裂口入血；也可发生在分娩、流产时，由于子宫强烈收缩，空气被挤入破裂的子宫壁静脉窦。少量空气入血，可溶解于血液中，一般不会引起严重后果。若在短时间内大量空气（超过 100ml）进入血液循环到达右心，心脏不断搏动可使空气与血液混合形成大量泡沫，由于泡沫有可压缩性，当心脏收缩时阻塞肺动脉出口，心脏舒张时气泡变大阻止腔静脉血入右心，可导致循环中断而猝死。

2. 氮气栓塞　人体从高压环境迅速进入低压环境时，由于气压骤减，原来溶解在血液中的气体（主要是氮气，氧和二氧化碳很快被溶解吸收）迅速游离出来，形成气泡引起栓塞，称为氮气栓塞，又称为减压病。这种情况多见于潜水员由深水区迅速升到水面时，由于气压突然降低，溶解于血液中氮气游离出来形成气泡，阻塞血管腔引起氮气栓塞。

（考点：氮气栓塞的特点）

（四）羊水栓塞

羊水栓塞是分娩过程中一种少见而严重的并发症。在分娩过程中，子宫强烈收缩，当羊膜破裂而胎儿头部阻塞宫颈口时，可将羊水压入破裂的子宫壁静脉窦内，经母体子宫静脉进入肺循环，在肺动脉分支和毛细血管内引起羊水栓塞。镜下观察，在肺的小动脉和毛细血管内可见角化上皮、胎毛、胎脂、胎粪和黏液等羊水成分。临床上，患者突然出现呼吸困难、发绀、抽搐和休克等临床症状，甚至猝死。羊水栓塞引起猝死的机制可能是羊水内某些成分引起产妇肺循环机械性阻塞、过敏性休克及弥散性血管内凝血等。

（五）其他栓塞

其他栓塞有：①肿瘤细胞栓塞。由恶性肿瘤细胞侵入血管并随血流运行引起的栓塞。②细菌栓塞。大量细菌存于血液中引起的栓塞。③寄生虫栓塞。是寄生虫及其虫卵寄生引起的栓塞，多见于寄生在门静脉的血吸虫及其虫卵栓塞于肝内门静脉小分支。

第 4 节　梗　　死

局部组织或器官因动脉血液供应中断，侧支循环不能及时建立而引起的缺血性坏死，称为梗死。

（考点：梗死的概念）

一、梗死的原因

凡能引起动脉血管阻塞导致组织缺血的原因均可引起梗死。常见原因如下。

1. 血栓形成　是梗死最常见的原因，常见于冠状动脉粥样硬化和脑动脉粥样硬化合并血栓形成时引起的心肌梗死和脑梗死。

2. 动脉栓塞　多为血栓栓塞，常引起肺、脑、脾、肾等器官的梗死。

3. 动脉受压　肠套叠、肠扭转、嵌顿性疝、肿瘤蒂扭转等均可使静脉受压致局部组织淤血水肿，进而动脉亦受压致血流中断，组织发生缺血坏死。

4. 动脉痉挛　单纯由动脉痉挛引起的梗死很少见。在动脉管壁已有病变（如动脉粥样硬化）引起管腔狭窄的基础上，发生动脉痉挛（情绪激动、疲劳过度、寒冷等因素刺激），可致组织梗死。

二、梗死的类型及病理变化

根据梗死区含血量多少，将梗死分为贫血性梗死和出血性梗死两种。

（一）贫血性梗死

1. 发生条件及好发部位　发生条件：①组织结构致密；②侧支循环不丰富的实质器官。好发部位：心、脑、脾、肾等。

2. 病理变化　肉眼观察有如下变化。①颜色：梗死灶呈灰白色或灰黄色。②形状：梗死灶的形状与组织器官的血管分布有关，如脾、肾的动脉呈锥形分布，故其梗死灶呈锥体形，切面呈扇形、楔形或三角形，其尖端朝向血管阻塞部位，底部靠近该器官的表面（图3-8）；心冠状动脉

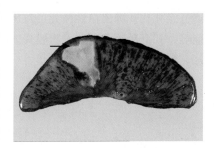

图 3-8　脾梗死

的分支分布不规则，心肌梗死灶则呈不规则形或地图状。③质地：心、脾、肾的梗死为凝固性坏死，质实，在梗死灶周围有明显的充血出血带，与周围组织分界清楚；脑梗死灶为液化性坏死，日久逐渐液化成囊状。

（考点：梗死的类型）

（二）出血性梗死

1. 发生条件及好发部位　发生条件：①梗死前组织已发生了严重的淤血；②组织结构疏松；③有双重血液循环或吻合支丰富的器官。好发部位：肺和肠。

2. 病理变化　肉眼观察有如下变化。①颜色：梗死灶呈暗红色。②形状：肺梗死灶呈锥体形，切面呈扇形或三角形，尖端指向肺门或血管阻塞处，底部位于胸膜面（图 3-9）；肠梗死灶呈节段形（图 3-10）。③梗死灶较湿润，在梗死灶周围无明显的充血出血带，与周围组织分界不清。

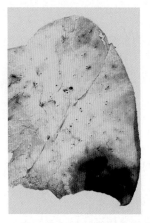

图 3-9　肺出血性梗死

肺组织下方见一楔形梗死灶，灶内肺组织出血坏死

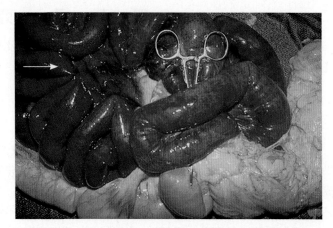

图 3-10　肠出血性梗死

梗死的肠壁呈暗红色

（考点：出血性梗死的特点）

三、梗死对机体的影响

梗死对机体的影响取决于梗死发生的部位、梗死灶大小、有无感染等。肾、脾梗死由于梗死区一般较小，对机体影响不大，仅有局部症状。心肌梗死可致心前区剧痛及心功能障碍，重者可致死。脑梗死出现相应部位的神经功能障碍，如偏瘫、失语等，梗死灶范围大者可导致昏迷甚至死亡。肺出血性梗死可致胸部疼痛、咯血。肠出血性梗死可出现恶心、呕吐、腹泻、腹痛等，如有肠穿孔可并发腹膜炎。肺、肠和四肢的梗死若继发细菌感染时，可引起坏疽和败血症，后果严重。

自　测　题

一、名词解释

1. 充血　2. 淤血　3. 血栓形成　4. 栓塞
5. 梗死

二、填空题

1. 血栓形成的条件有 _____ 、_____
   和 _____。
2. 最常见的栓子是 _____。
3. 梗死的类型有 _____ 和 _____。

三、选择题

A_1/A_2 型题

1. 下列哪项不属于病理性充血（　　）
   - A. 炎性充血
   - B. 饭后胃肠道黏膜的充血
   - C. 侧支性充血
   - D. 减压后充血
   - E. 二尖瓣狭窄时的肺充血

2. 右侧心力衰竭可使以下哪些器官发生淤血（　　）
   - A. 肺、肝及胃肠道　B. 肝、脾及胃肠道
   - C. 肺、脑及胃肠道　D. 肾、肺及胃肠道
   - E. 脾、肺及胃肠道

3. 慢性肺淤血的特点不包括（　　）
   - A. 切面流出淡红色泡沫状液体
   - B. 肺泡腔内有心衰细胞
   - C. 肺泡壁毛细血管扩张充血
   - D. 肺内支气管扩张
   - E. 肺泡间隔增宽

4. 下述哪项不是淤血的原因（　　）
   - A. 致炎因子刺激　B. 心力衰竭
   - C. 肿瘤压迫　D. 静脉压升高
   - E. 静脉阻塞

5. 左侧心力衰竭可引起（　　）
   - A. 慢性脾淤血　B. 慢性肝淤血
   - C. 胃肠淤血　D. 下肢淤血
   - E. 慢性肺淤血

6. 肺淤血时痰液中出现胞质中含有含铁血黄素颗粒的巨噬细胞称为（　　）
   - A. 心衰细胞　B. 异物巨细胞
   - C. 肺泡上皮细胞　D. 尘细胞
   - E. 支气管黏膜上皮细胞

7. 左心房内的附壁血栓是（　　）

   - A. 白色血栓　　　B. 红色血栓
   - C. 透明血栓　　　D. 混合血栓
   - E. 血凝块

8. 透明血栓最常见于（　　）
   - A. 小动脉　　　　B. 小静脉
   - C. 毛细血管　　　D. 中静脉
   - E. 中动脉

9. 肺静脉血栓脱落致脑动脉阻塞的现象称为（　　）
   - A. 血栓再通　　　B. 血栓机化
   - C. 血栓软化　　　D. 血栓钙化
   - E. 血栓栓塞

10. 静脉血栓的尾部是（　　）
    - A. 白色血栓　　　B. 混合血栓
    - C. 红色血栓　　　D. 透明血栓
    - E. 层状血栓

11. 在机化的血栓中形成与原血管管腔相通的毛细血管，使部分血流得以恢复，这种现象称为（　　）
    - A. 血栓脱落　　　B. 侧支循环形成
    - C. 血栓机化　　　D. 血栓硬化
    - E. 再通

12. 最常见的栓子是（　　）
    - A. 脱落的肿瘤细胞团
    - B. 空气　　　C. 血栓
    - D. 羊水　　　E. 寄生虫

13. 骨折后脂肪栓塞的部位通常是（　　）
    - A. 肺　　　　　B. 脑
    - C. 心　　　　　D. 肝
    - E. 肾

14. 弥漫性血管内凝血发生广泛出血的主要原因是（　　）
    - A. 肝凝血酶原合成减少
    - B. 血管壁广泛损伤
    - C. 大量血小板及纤维蛋白消耗
    - D. 单核巨噬细胞系统功能下降
    - E. 血浆中缓激肽浓度增高

15. 单纯动脉栓塞不易引起（　　）
    - A. 肾梗死　　　B. 脑梗死
    - C. 肺梗死　　　D. 脾梗死
    - E. 心肌梗死

16. 肠扭转可引起肠（　　）
    A．贫血性梗死　　B．白色梗死
    C．出血性梗死　　D．凝固性坏死
    E．液化性坏死

四、简答题

1．简述淤血的后果。
2．简述栓子的运行途径。
3．比较贫血性梗死和出血性梗死的区别。
4．试述淤血、血栓形成、栓塞和梗死的相互关系。

（汪　鹏）

第4章 炎症

第1节 炎症概述

案例 4-1　患者，男性，20岁，10天前颈部出现红、肿、热、痛，1天前病变部位疼痛加剧，伴畏寒、发热。今日自觉症状加重遂入院检查。查体：左颌下弥漫性红肿，局部皮温升高、压痛明显。体温39.5℃。血常规示白细胞$19×10^9/L$，中性粒细胞0.86。临床诊断：左颌下急性蜂窝织炎。

问题：
1. 患病部位为何会出现红、肿、热、痛？
2. 血液中性粒细胞为什么会增多？

一、炎症的概念

炎症是具有血管系统的活体组织对致炎因子造成的损伤所发生的以防御为主的反应。炎症局部的基本病理变化包括变质、渗出、增生。临床局部表现为红、肿、热、痛、功能障碍，并伴有不同程度的全身反应，如发热、白细胞计数变化、单核-巨噬细胞系统增生等。

炎症在临床上很常见，如疖、痈、肺炎、肝炎、阑尾炎、各种传染病、外伤感染等都属于炎症。

二、炎症的原因

凡能引起组织和细胞损伤的因素都可作为致炎因子，归纳如下。

1. 生物因子　最常见，包括细菌、病毒、支原体、立克次体、真菌、螺旋体、寄生虫等。由生物性因子引起的炎症称为感染。

2. 物理因子　高温、低温、电击伤、机械性损伤、紫外线、放射线、电离辐射等。

3. 化学因子　包括内源性和外源性化学物质。内源性化学物质如组织坏死的分解产物、病理情况下蓄积在体内堆积的代谢产物如尿素、尿酸等。外源性化学物质如强酸、强碱等。

4. 免疫反应异常　机体免疫反应异常引起变态反应性疾病或自身免疫性疾病，如肾小球肾炎、类风湿关节炎、变应性鼻炎等。

第2节　炎症局部基本病理变化

炎症局部基本病理变化均包括变质、渗出和增生。一般炎症的早期和急性炎症以变质和渗出为主，炎症后期和慢性炎症以增生为主。一般来说，变质属于损伤过程，而渗出和增生是对损伤的防御反应和修复过程。三者相互联系，有时可互相转变。

（考点：炎症局部的基本病理变化）

一、变　　质

炎症局部组织细胞发生的变性和坏死称为变质。变质主要是致炎因子或炎症反应物等作用于组织细胞而引起。

（一）形态变化

实质细胞的变质常表现为细胞水肿、脂肪变性及凝固性坏死和液化性坏死等。间质的变质常表现为玻璃样变性、黏液样变性和纤维素样坏死等。

（二）代谢变化

炎症局部组织可发生一系列代谢变化。分解代谢增强是炎症组织的代谢特点，可表现为以下两个方面。

1. 分解代谢增强　糖类、脂肪和蛋白质的分解代谢均增强，耗氧量增加，导致各种氧化不全的代谢产物在局部堆积，使炎症区氢离子浓度升高，出现局部酸中毒。

2. 组织内渗透压升高　炎症局部组织分解代谢增强和坏死组织的崩解，导致蛋白质等大分子物质分解为许多小分子物质，加之局部氢离子浓度升高使盐类解离增强，炎症区内离子浓度增加，胶体渗透压和晶体渗透压均升高。局部渗透压升高促使炎性渗出的发生。

（三）炎症介质

炎症过程中参与或引起炎症反应的具有生物活性的化学物质称为炎症介质。炎症介质一般分为外源性（细菌及代谢产物）及内源性（来源于细胞和血浆）两大类，以内源性介质为主。细胞源性炎症介质主要有血管活性胺（组胺与5-羟色胺）、花生四烯酸代谢产物（前列腺素、白细胞三烯）、细胞因子等；血浆源性炎症介质多以前体形式存在，须经蛋白酶水解才能被激活，主要有激肽系统、补体系统、凝血系统和纤溶系统等。炎症介质在炎症过程中的主要作用是使血管扩张、血管壁通透性增加及对炎细胞的趋化作用，促使炎症渗出的发生。有的炎症介质还可引起发热、疼痛及组织损伤等。炎症介质发挥作用后很快会被酶降解灭活，或被拮抗分子抑制或清除。

二、渗　　出

炎症局部组织血管中的液体和细胞成分，通过血管壁进入组织间隙、体腔、体表、黏膜表面的过程，称为渗出。渗出的液体和细胞成分统称为渗出物。渗出过程是急性炎症的重要标志，在局部具有重要的防御作用，是消除病原因子和有害物质的重要环节。渗出过程包括血流动力学改变、血管壁通透性升高、液体渗出和白细胞渗出四个部分。

（一）血流动力学改变

血流动力学的变化一般按下列顺序发生（图4-1）。

1. 细动脉短暂收缩　当组织受到致炎因子刺激时，通过神经反射发生短暂的细动脉收缩，仅持续几秒钟。

2. 动脉性充血　短暂细动脉收缩后，细动脉和毛细血管迅速扩张，血流加速，局部血流量增加，发生动脉性充血，即炎症充血。血管扩张与轴突反射和炎症介质的作用有关。

3. 静脉性充血　毛细血管扩张之后，在炎症介质和局部酸中毒的作用下，血管壁通透性升

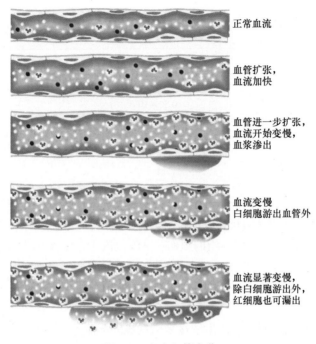

正常血流

血管扩张，
血流加快

血管进一步扩张，
血流开始变慢，
血浆渗出

血流变慢
白细胞游出血管外

血流显著变慢，
除白细胞游出外，
红细胞也可漏出

图 4-1 炎症血管变化

高，使血液中富含蛋白质的液体渗出，导致血液浓缩和黏稠度增加，血流变慢，形成静脉性充血（淤血）。最后在扩张的小血管内挤满红细胞，称为血流停滞。血流停滞有利于白细胞黏附于血管内皮细胞并渗出到血管外。

（二）血管壁通透性增加

毛细血管和细动脉的内皮细胞是一种半透膜，正常情况下，水和小分子物质可自由通过血管壁，而血浆蛋白等大分子物质则不易通过。血管壁通透性的高低取决于血管内皮细胞的完整性。炎症时在致炎因子和炎症介质作用下，血管内皮细胞收缩、损伤，内皮细胞穿胞作用增强，新生毛细血管高通透性等均可导致血管壁通透性增加。

（三）液体渗出

由于血管壁通透性升高，血管内的液体成分通过血管壁渗出血管外的过程，称为液体渗出。渗出的液体为渗出液。液体渗出到组织间隙引起炎性水肿；聚集于浆膜腔或关节腔则形成积液。

1. 液体渗出的机制

（1）微血管壁通透性升高：是导致炎性渗出的最重要的原因。

（2）血管内流体静压升高：由于炎症区的细动脉和毛细血管扩张，细静脉淤血、血流缓慢，使毛细血管内流体静压升高，血管内液体渗出增多。

（3）组织渗透压升高：变质引起炎区组织渗透压升高，促进了液体的渗出。

2. 渗出液的特点 渗出液中主要为水、盐类和蛋白质。渗出液中蛋白质的含量和主要类型与血管壁通透性增加程度有关。血管壁损伤轻微时，主要为小分子的白蛋白渗出；血管壁损伤较重时，大分子的球蛋白、纤维蛋白也可以渗出。临床上所见的炎症性疾病引起的渗出液与心力衰竭、低蛋白血症或其他原因引起的漏出液是不同的。

3. 渗出液与漏出液的鉴别 见表 4-1。

表 4-1　渗出液与漏出液的鉴别

比较项目	渗出液	漏出液
原因	炎症	非炎症
蛋白量	>30g/L	<30g/L
细胞数	>0.50×10^9/L	<0.10×10^9/L
比重	>1.018	<1.018
黏蛋白试验	阳性	阴性
凝固性	能自凝	不能自凝
透明度	浑浊	澄清

4.渗出液的作用　渗出液对机体有重要的防御作用：①渗出液可以稀释炎症灶内的毒素和有害物质、带走代谢产物，减轻对组织的损伤；②渗出液中有抗体、补体等物质，有利于杀灭病原体、中和毒素，增强局部的防御能力；③渗出物中的纤维蛋白原所形成的纤维蛋白能交织成网，可限制病原微生物的扩散，有利于吞噬细胞的吞噬，纤维蛋白网还可作为炎症后期组织修复的支架。

渗出液对机体不利的方面：①渗出液过多会造成局部压迫和阻塞，如心包积液压迫心脏，喉头水肿可导致窒息；②当纤维蛋白渗出过多，又吸收不良时可发生机化粘连，影响器官的功能，如心包粘连影响心脏的舒缩功能。

（考点：渗出液的特点）

（四）白细胞渗出

炎症时，白细胞通过血管壁游出到血管外的过程，称为白细胞渗出。渗出的白细胞称为炎细胞。炎细胞由于趋化作用进入炎症组织内称为炎细胞浸润。白细胞的渗出是炎症反应最重要的特征，在炎症病灶发挥重要的防御作用。

1.白细胞的渗出过程　白细胞渗出过程连续而复杂，包括白细胞边集、附壁、黏着、游出、趋化和吞噬等步骤（图4-2）。炎症发生时随着血管扩张，血管壁通透性增加，血流逐渐缓慢，白细胞由轴流进入边流，靠近血管壁的现象称为白细胞边集。边集的白细胞沿血管内皮细胞表面滚动，附着在管壁上称为白细胞附壁。附壁的白细胞在黏附分子的作用下，与血管内皮细胞牢固黏附称为白细胞黏着。黏着在血管内皮细胞表面上的白细胞伸出伪足，以阿米巴样运动方式从血管内皮细胞连接处的间隙中游出血管外称为白细胞游出。白细胞游出血管后，就不能再游回血管内，

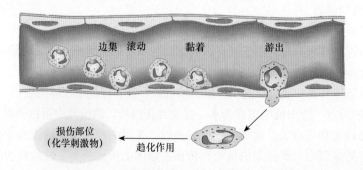

图 4-2　白细胞渗出过程

各种白细胞都能游出，但其游走能力差别较大。

白细胞游出后沿着组织间隙向炎症灶集中，这种定向游走是受某些化学物质的影响和吸引，称为趋化作用。能使白细胞定向运动的物质称为趋化因子。趋化因子具有特异性，不同的趋化因子可以吸引不同的白细胞。因此，在不同病原体感染浸润白细胞不同。

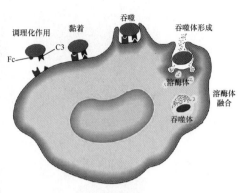

图 4-3 吞噬作用的三个阶段

2. 吞噬作用　是指炎症病灶内的白细胞吞噬和消化病原体及组织碎片的过程，这是炎症防御作用的重要组成部分。人体的吞噬细胞主要有中性粒细胞和单核巨噬细胞两种。吞噬过程包括识别和附着、包围和吞入、杀伤和降解三个阶段（图 4-3）。

吞噬细胞首先借其表面 Fc 受体和 C3b 受体，识别被调理素（抗体或补体）包围的异物（如细菌），通过抗体或补体与相应受体结合，异物就被黏附在吞噬细胞表面，此时吞噬细胞膜凹陷或外翻形成伪足将其包围，并吞入胞质内形成吞噬体。吞噬体与细胞质内的溶酶体融合形成吞噬溶酶体，病原体和异物在溶酶体酶的作用下被杀伤和降解。

通过吞噬细胞的吞噬作用，大多数病原体被杀灭，但有些病原体（如结核杆菌）可在白细胞内处于静止状态，一旦机体抵抗力低下，这些病原体又能生长繁殖，并随吞噬细胞游走，在体内播撒。

3. 炎细胞的种类和功能　炎症区的中性粒细胞、嗜酸性粒细胞、单核细胞、淋巴细胞主要来自血液，少数来自组织的细胞如巨噬细胞等（表 4-2，图 4-4）。

表 4-2 常见炎细胞的种类、功能及临床意义

名称	来源	作用	临床意义
中性粒细胞	血液	具有活跃的运动和吞噬功能，能吞噬细菌、组织崩解碎片、抗原 - 抗体复合物；崩解后释放蛋白溶解酶	多见于急性炎症、炎症早期和化脓性炎症
淋巴细胞和浆细胞	血液、组织	T 淋巴细胞产生各种淋巴因子，杀伤靶细胞；B 淋巴细胞在抗原刺激下转变成浆细胞，产生抗体，参与体液免疫	多见于慢性炎症、病毒感染
单核细胞巨噬细胞	血液、组织	吞噬较大的病原体、异物、坏死组织碎片甚至整个细胞；参与特异性免疫反应	常见于急性炎症后期、慢性炎症、某些非化脓性炎症、病毒感染等
嗜酸粒细胞	血液	能吞噬抗原 - 抗体复合物，嗜酸性颗粒内含多种水解酶，如蛋白酶、过氧化物酶等	常见于变态反应性炎症、寄生虫感染
嗜碱粒细胞	血液	释放肝素、组胺、5- 羟色胺	见于变态反应性炎症等

三、增 生

在致炎因子、组织崩解产物等刺激下，炎症局部组织的实质和间质增殖，细胞数目的增多，称为增生。增生的细胞主要包括实质细胞、成纤维细胞、上皮细胞、巨噬细胞和血管内皮细胞等。炎症早期增生一般轻微，主要见于炎症后期和慢性炎症。炎症增生是一种防御反应，增生的巨噬细胞具有吞噬病原体和清除组织崩解产物的作用，增强防御反应；增生的成纤维细胞和血管内皮细胞形成肉芽组织，用于修复。过度增生，尤其是纤维组织过度增生可破坏器官结构

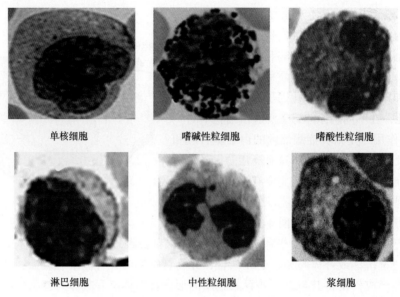

单核细胞　　　　　　　嗜碱性粒细胞　　　　　　嗜酸性粒细胞

淋巴细胞　　　　　　　中性粒细胞　　　　　　　浆细胞

图 4-4　各种炎细胞

和功能。

综上所述，任何炎症的局部都有变质、渗出、增生三种基本病变，这三者互相联系，互相影响，构成了复杂的炎症过程。在不同的炎症性疾病或疾病的不同阶段，其表现各有侧重。

第 3 节　炎症的局部表现和全身反应

一、局 部 表 现

（一）红

炎症最初由于动脉性充血，局部氧合血红蛋白增多，故呈鲜红色；后期因静脉性充血，血流缓慢，还原血红蛋白增多，局部组织变为暗红色。

（二）肿

急性炎症由于局部充血、炎性水肿使局部明显肿胀；慢性炎症主要是局部组织的增生而导致组织肿大。

（三）热

炎症局部组织温度增高是由于动脉性充血，血流量增多和血流速度加快，分解代谢增强，产热增多引起。

（四）痛

炎症局部疼痛与多种因素有关：①由于分解代谢增强，钾离子、氢离子积聚，刺激神经末梢引起疼痛；②炎症导致局部肿胀，组织张力增高，压迫或牵拉神经末梢引起疼痛；③炎症介质如缓激肽、前列腺素刺激神经末梢引起疼痛。

（五）功能障碍

引起炎症组织器官功能障碍的原因：①炎症区实质细胞变性、坏死、代谢障碍；②渗出物压迫和阻塞；③局部疼痛导致组织器官的功能障碍。

（考点：炎症的局部表现）

二、全 身 反 应

（一）发热

多见于病原微生物引起的炎症。一定程度的发热使机体代谢增强、抗体形成增多、增强白细胞的吞噬作用和肝的解毒功能，利于炎症的修复。但高热或长期发热，可引起多系统尤其是中枢神经系统功能紊乱。如果炎症病变严重，体温反而不升高，提示机体反应能力差，抵抗力低下，是预后不良的征兆。

（二）血中白细胞的变化

炎症时，病原微生物、毒素、代谢产物等刺激造血系统，使白细胞增生，外周血白细胞数量可达（15～20）×10^9/L。若血中白细胞计数达到（40～100）×10^9/L，则称为类白血病反应。一般急性化脓性炎症以中性粒细胞增多为主；慢性肉芽肿性炎症以单核细胞增多为主；寄生虫感染或某些变态反应性炎症以嗜酸性粒细胞增多为主；病毒感染及某些慢性炎症以淋巴细胞增多为主。但在伤寒杆菌和流感病毒感染时，血中的白细胞常减少。如果病人抵抗力差，而感染严重时，白细胞增多不明显，预后则较差。

（三）单核 - 巨噬细胞系统增生

有些炎症，由于细菌或毒素、组织崩解产物进入血液，刺激全身单核 - 巨噬细胞系统增生，主要表现为肝、脾、淋巴结肿大。单核 - 巨噬细胞系统增生是机体防御反应的表现。

（四）实质器官的改变

严重炎症，由于病原微生物及其毒素入血，其他炎症反应导致心、脑、肾等器官的实质细胞发生变性、坏死，引起相应临床表现。如白喉外毒素引起心肌细胞变性、坏死导致急性心力衰竭。

（考点：炎症的临床表现）

第 4 节　炎症的类型

一、炎症的临床类型

根据炎症的病程长短和发病急缓，一般将炎症分为急性炎症、亚急性炎症及慢性炎症，以急性和慢性炎症常见。

（一）急性炎症

起病急骤，症状明显，病程短，一般需几天到 1 个月。局部病变以变质、渗出为主。炎症灶内浸润的炎细胞以中性粒细胞为主。

（二）慢性炎症

起病缓慢，病程较长，一般从几个月到几年。慢性炎症可由急性炎症发展而来，或者一开始即为慢性过程。其临床症状较轻。局部病变以增生为主，变质、渗出较轻。有时由于机体抵抗力低下，或感染的病原体大量生长繁殖，慢性炎症可发生急性发作。

超急性炎症

呈暴发性经过，病程为数小时至数天。炎症反应急剧，短期引起严重的组织器官损伤，甚至导致机体死亡。如器官移植的超急性排斥反应，可在移植器官血管接通后数分钟，即可引起移植组织和器官的严重破坏，功能丧失。

二、炎症的病理类型

根据炎症局部组织的基本病变将炎症分为变质性炎、渗出性炎和增生性炎三大类型。

（一）变质性炎

变质性炎的病变特征是以组织细胞的变性与坏死为主，而渗出、增生性改变较轻。主要发生在肝、肾、脑、心等实质器官。临床上常见重型病毒性肝炎，肝细胞广泛变性、坏死引起严重的肝功能障碍；流行性乙型脑炎，神经细胞变性、坏死及脑软化灶形成，引起严重的中枢神经功能障碍。

（二）渗出性炎

渗出性炎症的病变特征以渗出为主，伴有不同程度的变质和增生。根据渗出物主要成分不同，分为以下几类。

1. 浆液性炎　以浆液渗出为主，渗出物主要是血清，有少量的中性粒细胞和纤维素等。好发生于皮肤、黏膜、浆膜、滑膜和疏松结缔组织等处。如皮肤Ⅱ度烫伤形成的水疱；感冒早期的鼻黏膜的浆液性卡他性炎；浆膜的浆液性炎如结核性渗出性胸膜炎，可引起胸膜腔积液；滑膜的浆液性炎如风湿性关节炎可引起关节腔积液；疏松结缔组织的浆液性炎如炎性水肿。浆液性炎一般较轻，易于消退，若浆液渗出过多，如有大量积液压迫胸腔和心包腔则可影响呼吸和心功能。

卡 他 性 炎

卡他性炎是黏膜组织发生的一种较轻的渗出性炎症。卡他是向下流的意思，渗出液沿黏膜表面向外排出，故称卡他性炎。根据渗出物不同，卡他性炎又可分为浆液性卡他性炎、黏液性卡他性炎及脓性卡他性炎等类型。在卡他性炎的发展过程中，可由一种类型转变为另一种类型，亦可两种类型同时混合发生。

2. 纤维素性炎　以大量的纤维蛋白原渗出为特征的炎症。纤维蛋白原渗出后转化为纤维蛋白，即纤维素。常发生在黏膜、浆膜和肺。发生在黏膜的纤维素性炎，由渗出的纤维素、白细胞、坏死脱落的黏膜上皮在黏膜表面形成一层灰白色的膜状物，称为假膜。有假膜形成的纤维素性炎又称假膜性炎。如白喉、细菌性痢疾等。发生在气管白喉，假膜因黏膜与其下组织较疏松易脱落，可阻塞支气管引起窒息（图4-5）；急性细菌性痢疾，假膜脱落引起黏膜的溃疡。发生在心包膜的纤维素性炎，由于心脏的跳动，渗出在心包脏层表面的纤维素形成无数绒毛状物称为"绒毛心"（图4-6）。大叶性肺炎的红色和灰色肝样变期，肺泡腔均有大量的纤维素渗出使肺实变。

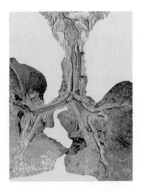
图 4-5 白喉

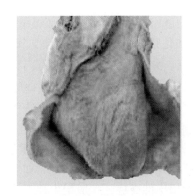
图 4-6 绒毛心

　　纤维素性炎一般呈急性经过,少量渗出的纤维素可被中性粒细胞释放的蛋白溶解酶溶解吸收。若纤维素渗出过多,不能完全溶解而发生机化,可引起浆膜粘连,影响器官的功能。

（考点：纤维素性炎的病变特点）

　　3. 化脓性炎　以大量中性粒细胞渗出为主,伴有不同程度的组织坏死和脓液形成为特征的炎症。致病菌多为金黄色葡萄球菌、溶血性链球菌,脑膜炎奈瑟菌等。炎症区内大量中性粒细胞破坏崩解后,释放的蛋白溶解酶将坏死组织溶解液化的过程称为化脓,所形成的液状物称为脓液。脓液有大量变性坏死的中性粒细胞（脓细胞）、细菌、坏死组织和少量浆液等构成。根据化脓性炎症的原因和部位不同可分以下几种。

　　（1）蜂窝织炎:发生于疏松结缔组织的弥漫性化脓性炎。常发生在皮下、肌肉和阑尾等部位,主要由溶血性链球菌感染引起。溶血性链球菌能产生大量的透明质酸酶及链激酶,降解结缔组织基质中的透明质酸和渗出的纤维素,故脓液稀薄呈乳状液体,细菌易通过结缔组织间隙和淋巴管扩散,使炎症波及范围广,不易局限。

（考点：蜂窝织炎的病变特点）

　　（2）脓肿:指器官或组织内的局限性化脓性炎症,主要特征是组织发生溶解坏死,并有充满脓液的腔形成,称为脓肿。好发于皮肤、肺、脑、肝等处,主要由金黄色葡萄球菌引起,该菌产生的血浆凝固酶使渗出的纤维蛋白原转变为纤维蛋白,可阻止病原菌的扩散,因而病变较局限。

　　小脓肿可被完全吸收,较大的脓肿不易吸收,常需切开排脓或穿刺抽吸,促进愈合。发生在毛囊、皮脂腺及其周围的脓肿称为疖。疖多发生在颈、头、背、腹部。多个疖的融合可形成痈,痈必须切开引流排脓后,局部才能修复愈合。

　　发生于皮肤、黏膜的脓肿向表面破溃形成溃疡;深部组织的脓肿,一端向体表和自然管道穿破形成一个开口病理性管道,称为窦道;深部脓肿向体表、体腔、自然管道穿破,形成两个或两个以上开口通道称为瘘管。如肛门周围脓肿可形成窦道和瘘管（图 4-7）。

（考点：脓肿的病变特点）

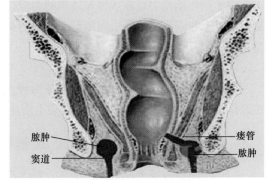
图 4-7 窦道和瘘管

　　（3）表面化脓和积脓:指发生在黏膜、浆膜、脑膜等部位的化脓性炎症,其表面有大量的中性粒细胞渗出并形成脓液，深部组织没有明显的炎细胞浸润。渗出的脓液可通过自然管道排出体外，如化脓性尿道炎、化脓性支气管炎。发生在浆膜、输卵管、胆囊等处的化脓性炎，脓液在浆膜腔、输卵管腔、胆囊内积存，称为积脓。

4. 出血性炎　由于炎症过程中血管壁损伤严重红细胞漏出，渗出物中含有大量的红细胞，形成出血性炎。常见于流行性出血热、钩端螺旋体病和鼠疫等急性传染病。

（三）增生性炎

增生性炎是炎症局部以组织、细胞增生为主的特征，而变质、渗出较轻。增生性炎多属于慢性炎症。但也有少数属于急性炎症，如急性肾小球肾炎、伤寒等。

1. 一般增生性炎症　一般增生性炎症的病变特点是成纤维细胞、血管内皮细胞和被覆上皮、腺上皮、实质细胞增生，并伴有巨噬细胞、淋巴细胞和浆细胞浸润。发生于黏膜的慢性炎症由于致炎因子的长期刺激，局部黏膜上皮、腺体和肉芽组织增生向黏膜表面突出形成根部带蒂的肿物，称为炎性息肉，常见于子宫颈息肉、鼻息肉、结肠息肉等。局部组织炎性增生形成边界清楚的肿瘤样团块，肉眼及 X 线观察与肿瘤外形相似，称为炎性假瘤，常见于眼眶和肺，临床上需与肿瘤相鉴别。

2. 肉芽肿性炎症　炎症局部以巨噬细胞增生为主，形成界线清楚的结节状病灶，称为炎性肉芽肿。根据致炎因子不同，炎性肉芽肿可分为感染性肉芽肿和异物性肉芽肿两种。

（1）感染性肉芽肿：由生物病原体如结核杆菌、伤寒杆菌、梅毒螺旋体、寄生虫等感染引起，形成具有特殊结构的细胞结节，对疾病的确诊具有重要意义，如结核性肉芽肿、伤寒肉芽肿等。

（2）异物性肉芽肿：由粉尘、木刺、外科缝线、滑石粉等异物引起。病变以异物为中心，周围有数量不等的巨噬细胞、异物巨细胞、成纤维细胞和淋巴细胞等包围形成结节状病灶。

第 5 节　炎症的结局

受致炎因子引起损伤和机体抗损伤反应不同，以及防治措施是否及时有效等多方面影响，炎症可有以下三种结局。

一、痊　愈

（一）完全痊愈

由于机体抵抗力较强或经过适当的治疗，病原微生物被消灭，炎症区坏死组织及炎性渗出物被溶解吸收或排出，通过周围健康细胞的再生修复，最后完全恢复其正常的结构和功能，称为完全痊愈。

（二）不完全痊愈

由于机体抵抗力较弱，炎区坏死范围较大或渗出物较多，不容易完全溶解吸收，则由肉芽组织修复，形成瘢痕或粘连，而不能完全恢复其正常的结构和功能，称为不完全痊愈。

二、迁延不愈转为慢性

当机体抵抗力低下或治疗不彻底，致炎因子持续或反复作用于机体，则炎症迁延不愈，急性炎症转化为慢性炎症，如急性肝炎转变为慢性肝炎。

三、蔓 延 扩 散

当机体抵抗力低下，病原微生物数量大、毒力强，以致不能有效控制感染时，病原微生物即可在局部大量繁殖，向周围组织蔓延扩散或经淋巴道、血道扩散而引起严重后果。

（一）局部蔓延

炎区内病原微生物沿组织间隙或自然管道向周围组织蔓延扩散。如肺结核，由于机体抵抗力降低，结核杆菌可沿组织间隙向周围组织蔓延，使病灶扩大；也可沿支气管播散，在肺内形成新的结核病灶。

（二）淋巴道扩散

炎症灶内的病原微生物经组织间隙侵入淋巴管，随淋巴液扩散，引起淋巴管炎和局部淋巴结炎。如口腔内炎症可引起颌下淋巴结炎；足癣或足外伤感染可引起下肢淋巴管炎及腹股沟淋巴结炎。急性淋巴结炎，淋巴结肿大可有不同程度的疼痛。

（三）血道扩散

炎区的病原微生物侵入血液循环或其毒素被吸收入血，可引起菌血症、毒血症、败血症或脓毒血症。

自 测 题

一、名词解释

1. 变质　2. 绒毛心　3. 蜂窝织炎　4. 脓肿
5. 窦道　6. 瘘管　7. 炎性肉芽肿

二、填空题

1. 炎症局部的基本病理变化包括 ＿＿＿＿、＿＿＿＿、＿＿＿＿。

2. 炎症的局部表现包括 ＿＿＿＿、＿＿＿＿、＿＿＿＿、＿＿＿＿、＿＿＿＿。

3. 化脓性炎症分为 ＿＿＿＿、＿＿＿＿ 和 ＿＿＿＿ 三种。

4. 根据炎症病程长短和发病急缓，一般将炎症分为 ＿＿＿＿、＿＿＿＿、＿＿＿＿ 三种类型。

5. 根据渗出物主要成分不同将渗出性炎症分为 ＿＿＿＿、＿＿＿＿、＿＿＿＿、＿＿＿＿。

6. 蜂窝织炎多由 ＿＿＿＿ 感染引起，脓肿主要有 ＿＿＿＿ 感染引起。

三、选择题

1. 最常见的致炎因子是（　　）
   A. 物理因子　　　B. 化学因子
   C. 生物因子　　　D. 组织因子
   E. 免疫反应异常

2. 在急性炎症早期下列哪种细胞多见（　　）
   A. 淋巴细胞　　　B. 嗜酸性粒细胞
   C. 单核细胞　　　D. 中性粒白细胞
   E. 嗜碱性粒细胞

3. 炎症最具有防御意义的是（　　）
   A. 肉芽组织增生　B. 炎性充血
   C. 血流动力学改变 D. 液体渗出
   E. 白细胞渗出

4. 细菌性痢疾属于下列哪种炎症（　　）
   A. 浆液性炎　　　B. 纤维素性炎
   C. 化脓性炎　　　D. 出血性炎
   E. 卡他性炎

5. 下列哪种疾病是以变质为主的炎症（　　）
   A. 病毒性肝炎　　B. 流行性脑脊髓膜炎
   C. 肾小球肾炎　　D. 大叶性肺炎
   E. 伤寒

6. 患儿，男，2 岁。因感冒入院，怀疑为病毒感染，血常规检查哪种白细胞会增多（　　）
   A. 中性粒细胞　　B. 淋巴细胞
   C. 嗜酸性粒细胞　D. 巨噬细胞
   E. 嗜碱性粒细胞

7. 患儿，男，3 岁。两天前出现咳嗽、发热。去医院检查，血中可查到细菌。体温 39.4℃。血中白细胞明显增高，全身中毒症状明显，全身

各组织器官内无转移性脓肿形成。该患儿应诊断为（　　）

A. 菌血症　　　　B. 毒血症

C. 败血症　　　　D. 脓毒血症

E. 恶病质

8. 有一儿童左前臂Ⅱ度烫伤，局部出现水疱，属于哪种炎症（　　）

A. 出血性炎　　　B. 纤维素性炎

C. 化脓性炎　　　D. 浆液性炎

E. 卡他性炎

9. 患者，男性，25岁。因肛旁脓肿，左肛周形成伤口，局部流脓不断，入院后检查，肛旁伤口为外口，内与直肠相通。此病理管道为（　　）

A. 空洞　　　　　B. 瘘管

C. 窦道　　　　　D. 溃疡

E. 糜烂

10. 患者，女性，18岁。2小时前出现转移性右下腹痛，临床诊断为急性阑尾炎。该患者所患炎症属于（　　）

A. 浆液性炎症　　B. 坏疽

C. 纤维素性炎症　D. 脓肿

E. 蜂窝织炎

11. 患者，男性，45岁。X线检查发现左肺上叶一高密度阴影，直径约2.5cm，边缘清晰，密度不均。手术切除肿物，病理活检示病变局部有肺泡上皮细胞、支气管上皮、纤维组织、淋巴细胞等多种成分增生。该患者肺部肿物应诊断为（　　）

A. 肺纤维化　　　B. 良性肿瘤

C. 恶性肿瘤　　　D. 炎性假瘤

E. 细菌性肺炎

12. 患者，男性，24岁。3天前右手拇指皮肤损伤并发溶血性链球菌感染，3天后右手出现红、肿、热、痛、功能障碍。该患者右手发生了（　　）

A. 脓肿　　　　　B. 浆液性炎

C. 纤维素性炎　　D. 出血性炎

E. 蜂窝织炎

四、简述题

1. 简述白细胞的渗出过程。

2. 渗出性炎的类型有哪些？各有何特征？

（周　璐）

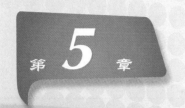

第 5 章

肿　瘤

第1节　肿瘤的概念

　　肿瘤是一类常见病、多发病，也是目前世界上一种严重危害人类健康的疾病。近年来，随着医学的进步和科技的发展，肿瘤的发病率在逐年上升。据统计资料显示，恶性肿瘤已经超越其他疾病，成为我国城市居民的首位死因。肿瘤不仅威胁患者的生命，还给患者带来巨大的精神压力、躯体痛苦和经济负担。因此，正确认识肿瘤，实现对肿瘤的早发现、早诊断、早治疗，对防治肿瘤，解除和减轻患者病痛，提高生命质量具有重要意义。

> **案例 5-1**　　患者，男性，60岁。36年吸烟史，每日28～35支，既往无结核病史。近半年来出现刺激性咳嗽，咳少量灰白色黏痰，间断见痰中带血丝，到某医院进行抗炎治疗效果不明显，未进行进一步检查。1个月来明显消瘦，体重减轻，食欲缺乏，精神萎靡，偶有咯血。X线胸片：右肺上叶后段有一个3.7cm×4.1cm大小圆形阴影，边缘毛刺状，建议复查CT。
>
> **问题：**
> 1. 该患者最可能的诊断是什么？
> 2. 如何进一步确诊？

　　肿瘤是机体在各种致瘤因素作用下，局部组织细胞异常增生而形成的新生物，常表现为局部肿块。这种局部肿块可在B超、CT等影像学检查中显示为占位性病变，但需要与非肿瘤性增生形成肿块如炎性息肉、炎性假瘤相区别。

（考点：肿瘤的概念）

　　肿瘤性增生与非肿瘤性增生有本质不同（表5-1）。

表 5-1　肿瘤性增生与非肿瘤性增生的区别

	肿瘤性增生	非肿瘤性增生
原因	致瘤因素作用下发生了基因水平的异常增生	生理状态下细胞更新、病理性的损伤修复、炎症等

续表

	肿瘤性增生	非肿瘤性增生
分化程度	细胞分化障碍,在形态结构和功能上与正常的有不同程度的差异,可停留在幼稚阶段	细胞分化成熟,在形态结构和功能上与正常的无差异
增生方式	失控性增生,去除致瘤因素,仍可持续生长,不受机体控制,肿瘤细胞生长旺盛,相对无限制生长	控制性增生,符合机体的需要,并受机体控制,引起细胞增生的原因(病因)消除后增生停止
对机体的影响	破坏组织,不利	修复、更新组织,有利

第 2 节　肿瘤的特征

一、肿瘤的大体形态与组织结构

(一)肿瘤的大体形态

肿瘤的大体形态与肿瘤的性质,生长时间、发生部位等因素有关,在一定程度上可反映出肿瘤的良、恶性。可从形状、大小、颜色、硬度、数目、有无包膜等方面进行观察。

1. 形状　肿瘤的形状多种多样,与肿瘤的生长部位、生长方式、组织来源及其良、恶性等有关。如生长于皮肤或空腔脏器的肿瘤常突出于皮肤或黏膜表面,可呈息肉状、乳头状、菜花状、蕈伞状等。生长于深部组织或实质器官的良性肿瘤,常呈结节状、囊状或分叶状等;恶性肿瘤因其浸润性生长,常呈不规则状,与周围分界不清,切面呈树根状或蟹足状,表面坏死脱落可呈溃疡状等(图 5-1)。

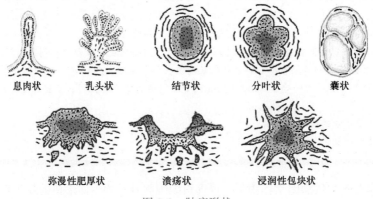

息肉状　乳头状　结节状　分叶状　囊状

弥漫性肥厚状　溃疡状　浸润性包块状

图 5-1　肿瘤形状

2. 大小　肿瘤的大小差异很大,与肿瘤的性质、生长时间和生长部位有关。极小的肿瘤肉眼很难看到,必须借助显微镜才能发现,如原位癌。大的肿瘤重量可达数千克或数十千克,如卵巢浆液性囊腺瘤。发生于体表或腹腔内的良性肿瘤如生长时间较长可长得很大。生长在深部组织或狭小腔隙内的肿瘤,生长受一定限制,体积常较小。一般恶性肿瘤生长迅速,可短期内出现转移和致死,因此体积相对较小。

3. 颜色　肿瘤的颜色与肿瘤的起源组织及良、恶性等因素有关。肿瘤的颜色一般与其来源的正常组织相似,如脂肪瘤呈黄色、血管瘤呈暗红色。恶性肿瘤的切面多呈灰白色或灰红色。

如果肿瘤继发坏死、出血或感染时，可见多种颜色混杂，呈现斑驳色彩。

4. 硬度　肿瘤的硬度取决于肿瘤的组织来源、实质与间质的比例及有无出血、坏死等继发改变。如脂肪瘤一般较软，而骨瘤质地坚硬。肿瘤细胞丰富而间质较少的肿瘤比较软，相反则质地较硬。肿瘤组织发生出血、坏死或囊性变时变软，出现钙化等改变时变硬。

5. 数目　多数肿瘤尤其是恶性肿瘤多为单发，偶有多发。多发肿瘤见于多发性子宫平滑肌瘤、多发性脂肪瘤等。

6. 包膜　良性肿瘤周围大多形成完整的纤维组织包膜，与周围组织分界清楚，临床医生触诊时常常可以推动，手术容易摘除，不易复发。恶性肿瘤呈浸润性生长，无纤维组织包膜，与周围组织分界不清，触诊时活动度小，手术不易摘除，易复发。

（二）肿瘤的组织结构

任何肿瘤都是由实质和间质两部分组成。

1. 肿瘤的实质　即肿瘤细胞，是肿瘤的主要成分。它决定了肿瘤的组织来源、性质和分化程度，是病理学诊断肿瘤的主要依据。大多数肿瘤通常只有一种实质成分，但少数肿瘤可含有两种或多种实质细胞，如乳腺纤维腺瘤、畸胎瘤等。

2. 肿瘤的间质　主要由结缔组织和血管构成，也可有淋巴管，不具有特异性，它们对肿瘤细胞起支持和营养作用。肿瘤细胞能刺激肿瘤组织内血管生成，维持肿瘤的持续生长。若肿瘤生长过快，间质血管生长不足以提供营养支持，可发生局部坏死。间质中还可见淋巴细胞浸润，可能与机体对肿瘤组织的免疫反应有关，且临床实践表明，大量淋巴细胞浸润的肿瘤，一般预后较好。

二、肿瘤的异型性

肿瘤的异型性是指肿瘤组织无论在细胞形态和组织结构上都与其起源的正常组织有着不同程度的差异，这种差异称为异型性。

肿瘤异型性的大小可以用肿瘤组织的分化程度来表示。机体组织细胞从原始或幼稚阶段生长发育到成熟阶段的过程称为分化。肿瘤学中的分化程度是指肿瘤组织在形态学上与起源的正常组织的相似程度。肿瘤的异型性与分化程度刚好相反，肿瘤的分化程度低，说明它与起源的正常组织有很大的差异，异型性大，恶性程度高；反之，肿瘤的分化程度高，说明它与其起源的正常组织相似，异型性小，恶性程度低。

肿瘤的异型性大小或分化程度高低是诊断肿瘤、区分良恶性肿瘤的主要组织学依据。良性肿瘤异型性小，分化程度高；恶性肿瘤异型性大，分化程度低。肿瘤的异型性包括肿瘤组织结构的异型性和肿瘤细胞的异型性。

（一）肿瘤组织结构的异型性

肿瘤组织在空间排列方式上与其起源正常组织的差异，称为肿瘤组织结构的异型性。肿瘤性质不同，在组织结构的异型性大小亦有不同。良性肿瘤主要表现出不同程度的组织结构异型性，而细胞异型性一般较小；而恶性肿瘤的组织结构异型性和细胞异型性都比较明显，这在区别肿瘤的良、恶性上具有重要意义。

（二）肿瘤细胞的异型性

良性肿瘤细胞的异型性小；恶性肿瘤细胞分化程度低，具有明显的异型性（图 5-2）。肿瘤细胞的异型性可表现为以下两个方面。

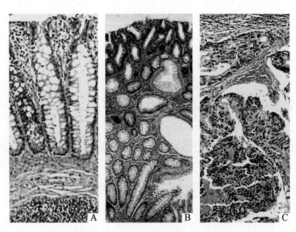

图 5-2   肿瘤细胞的异型性
A. 正常黏膜；B. 黏膜良性增生；C. 低分化恶性增生

1. 肿瘤细胞的多形性   是指肿瘤细胞形态、大小不一，染色加深。恶性肿瘤细胞通常比相应正常细胞大，且瘤细胞的大小和形态很不一致，呈现多形性，甚至出现瘤巨细胞。

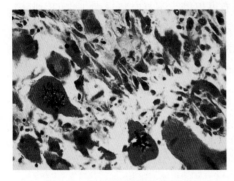

图 5-3   肿瘤细胞核的多形性

2. 肿瘤细胞核的多形性   恶性肿瘤细胞核的体积明显增大，细胞核与细胞质的比例（核质比）增大。核的大小、形状和染色不一，可出现双核、多核、巨核或奇异形核。细胞核染色加深，核膜增厚，核仁肥大，数目也可增多。核分裂像增多，出现异常的核分裂像（病理性核分裂像），如不对称核分裂、多极性核分裂等，对诊断恶性肿瘤有重要意义（图 5-3）。肿瘤细胞核的异型性是恶性肿瘤细胞最重要的形态特征。

（考点：肿瘤的异型性）

三、肿瘤的生长与扩散

（一）肿瘤的生长

1. 肿瘤的生长方式   与肿瘤的性质、发生部位有关，主要有膨胀性生长、浸润性生长和外生性生长三种方式（图 5-4）。

（1）膨胀性生长：是大多数良性肿瘤的生长方式。其生长速度较慢，随着肿瘤体积不断增大可挤压周围正常组织，常在周围形成完整的包膜，与周围组织分界清楚，多呈结节状或分叶状。临床医生触诊时常常可以推动，手术容易摘除，不易复发。

（2）浸润性生长：是大多数恶性肿瘤的生长方式。肿瘤组织像树根长入泥土一样侵入并破坏周围正常组织，与周围组织无明显界线。临床医生触诊时，肿瘤比较固定，

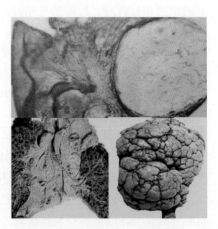

图 5-4   肿瘤的生长方式
膨胀性生长（子宫平滑肌瘤）
浸润性生长（肺癌）
外生性生长（皮肤乳头状瘤）

活动度差，手术时不易完全摘除，术后容易复发。浸润性生长是恶性肿瘤的重要生物学特征，也是造成肿瘤转移的基础。

（3）外生性生长：多见于发生在体表、体腔和空腔脏器的肿瘤。瘤组织常向表面生长，呈乳头状、息肉状、蕈状或菜花状外观。良性肿瘤和恶性肿瘤都可表现出外生性生长，但恶性肿瘤在外生性生长的同时，其基底部也向周围组织呈浸润性生长，由于生长迅速，血液供应相对不足，极易发生坏死，坏死组织脱落后形成底部高低不平、边缘隆起的溃疡，呈火山口状。

（考点：肿瘤的生长方式）

2. 肿瘤的生长速度 与肿瘤的性质、血液供应情况及机体免疫反应等有关。恶性肿瘤生长速度较快，特别是分化差的恶性肿瘤，可在短期内形成明显的肿块。良性肿瘤一般生长速度较缓慢，生长的时间可达数年甚至数十年，如果其生长速度突然加快，则需要考虑其恶变、出血及囊性变等继发改变的可能。

（二）肿瘤的扩散

与良性肿瘤仅在原发部位生长扩大不同，恶性肿瘤不仅可以在原发部位浸润性生长、蔓延破坏邻近器官和组织，还可以通过多种途径扩散到身体其他部位继续生长。恶性肿瘤扩散方式有直接蔓延和转移两种。

1. 直接蔓延 恶性肿瘤组织可沿着组织间隙、淋巴管、血管或神经束衣侵入破坏至邻近正常组织或器官，并继续生长，称为直接蔓延。如子宫颈癌向前蔓延至膀胱，向后蔓延至直肠；晚期乳腺癌可向后蔓延侵犯胸肌、肋骨，甚至肺组织。

2. 转移 是恶性肿瘤独有的生物学特点。恶性肿瘤细胞从原发部位侵入血管、淋巴管或体腔，被带到他处继续生长，形成与原发瘤相同类型肿瘤的过程称为转移，所形成的肿瘤称为转移瘤。转移是恶性肿瘤的特征，是肿瘤术后复发、放疗和化疗失败的主要原因。肿瘤的转移途径包括以下三种。

（1）淋巴道转移：是癌常见的转移方式。癌细胞侵入淋巴管后，被淋巴液带到局部淋巴结，在淋巴结内生长，使淋巴结肿大、变硬（图5-5），切面呈灰白色。局部淋巴结发生转移后，还可继续向其他淋巴结转移或经进入血流再继发血道转移。如乳腺癌可转移至同侧腋淋巴结；肺癌可出现锁骨上淋巴结转移等。有无淋巴道转移需做病理活体组织检查确诊。

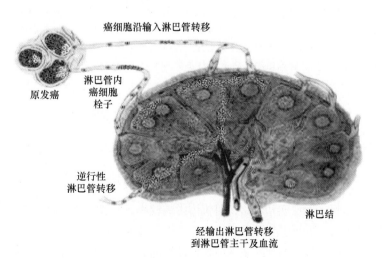

图 5-5 癌的淋巴道转移

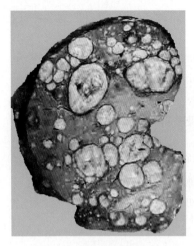

图 5-6 肝血道转移癌

（2）血道转移：是肉瘤常见的转移方式。肿瘤细胞侵入血管后随着血流运行，被血液带到远处器官继续生长并形成转移瘤。由于静脉壁薄且管内压力较低，肿瘤细胞多经静脉入血，入血后在血液中与血流方向一致：侵入体循环静脉的恶性肿瘤细胞经右心转移到肺，如乳腺癌、骨肉瘤的肺转移等；侵入门静脉系统的恶性肿瘤细胞转移至肝，如直肠癌的肝转移；肺内的原发性肿瘤和转移瘤的瘤细胞侵入肺静脉经左心可转移至全身各器官，如脑、肾、骨等处。恶性肿瘤细胞血道转移中最常见的是肺，其次是肝，表现为多个边界清楚的结节状病灶，多分布在器官表面，临床上常通过影像学检查判断有无血道转移（图5-6）。

（3）种植性转移：发生于体腔内器官的恶性肿瘤蔓延到浆膜面时，部分肿瘤细胞可脱落，像播种一样种植到体腔或体腔内其他器官的表面，继续生长形成多个转移瘤，称为种植性转移。种植性转移常见于腹腔器官的恶性肿瘤，如胃癌细胞穿透浆膜层，可种植到腹膜、大网膜或卵巢等处，常伴血性积液和癌性粘连。临床上某些涉及肿瘤的手术、检查等操作不当也可引起医源性种植性转移，需引起重视，避免此类情况的发生。

（考点：肿瘤的扩散方式）

四、肿瘤的复发

肿瘤经过治疗后，残余瘤细胞又生长繁殖，在原发部位重新生长与原发瘤性质相同的肿瘤的过程，称为肿瘤的复发。呈浸润性生长的肿瘤容易复发，绝大多数为恶性肿瘤，但少数良性肿瘤也可复发，如血管瘤、神经纤维瘤等。

知识链接

肿瘤细胞的代谢

肿瘤组织无论在有氧或无氧条件下，均以糖酵解为主。肿瘤组织合成核酸的能力较正常组织强，导致肿瘤细胞迅速增生。肿瘤组织细胞的蛋白质合成与分解代谢均增强，但合成代谢超过分解代谢，因此能夺取正常细胞的营养，从而合成肿瘤生长所需蛋白质，并可以合成肿瘤蛋白，作为肿瘤相关抗原，引起机体的免疫反应。肿瘤组织酶的改变与正常组织比较只有含量或活性改变，质无不同。

第3节　肿瘤对机体的影响

肿瘤对机体的影响取决于肿瘤的良恶性、发生组织、所在部位及发展程度等因素。

一、良性肿瘤对机体的影响

良性肿瘤生长缓慢，无浸润和转移，对机体影响较小，一般主要造成局部压迫和阻塞。生长在重要部位的良性肿瘤，也可引起严重后果。如生长于颅内或脊椎管内的良性肿瘤，压迫脑与脊髓，可引起颅内压升高及相应的神经系统症状，甚至危及生命。内分泌腺的良性肿瘤可分泌过多的激素，引起相应临床表现，如垂体腺瘤分泌过多的生长激素可引起巨人症或肢端肥大症等。

二、恶性肿瘤对机体的影响

恶性肿瘤生长速度快，浸润破坏周围组织，并可发生转移，对机体的影响较大，除对周围组织器官有压迫和阻塞作用外，还破坏周围组织器官，引起坏死、出血、感染、发热、顽固性疼痛、恶病质及副肿瘤综合征等。恶病质见于恶性肿瘤或其他慢性消耗性疾病患者晚期出现的严重消瘦、贫血、虚弱和全身衰竭的状态。副肿瘤综合征，即不能用肿瘤的直接蔓延或远处转移来解释的一些发生在肿瘤患者身上的病变和临床表现，可由肿瘤的产物或异常免疫等因素引起，表现为多系统、器官的异常，如内分泌、神经、消化、造血、骨关节、肾、皮肤等症状。关注上述症状，对及时发现肿瘤有重要意义。

第 4 节 良性肿瘤与恶性肿瘤的区别

由于肿瘤的生物学行为及对机体的影响差别较大，预后也不一样，良性肿瘤一般易于治疗，治疗效果较好；恶性肿瘤危害大，治疗措施复杂，效果不理想。因此正确区别良、恶性肿瘤，对于肿瘤的正确诊断、合理治疗及预后具有非常重要的意义。良性肿瘤与恶性肿瘤的区别，见表 5-2。

表 5-2 良性肿瘤与恶性肿瘤的区别

	良性肿瘤	恶性肿瘤
分化程度	分化好，异型性小，与来源组织形态相似	分化差，异型性大，与来源组织形态差别大
核分裂像	无或少，不见病理性核分裂像	多见，可见病理性核分裂像
生长速度	缓慢	较快
生长速度	膨胀性和外生性生长，常有包膜形成，与周围组织分界清楚，活动性大	浸润性和外生性生长，无包膜，一般与周围组织分界不清，活动性小
继发改变	少见	常发生出血、坏死、溃疡形成等
转移	不转移	可有转移
复发	很少复发	易复发
对机体影响	较小，主要是局部压迫或阻塞	较大，除压迫、阻塞外，还可浸润破坏正常组织结构，引起坏死、出血、感染、发热、疼痛、恶病质和副肿瘤综合征等

（考点：良、恶性肿瘤的区别）

第 5 节 肿瘤的命名与分类

人体几乎所有的组织器官都可能发生肿瘤，种类繁多，命名十分复杂，正确了解其命名与分类，有助于了解肿瘤病理诊断名称的含义。

一、肿瘤的命名原则

一般根据其组织来源、性质、发生部位和形态特点来命名。

（一）良性肿瘤的命名

各种组织来源的良性肿瘤，统称为瘤。命名原则："生长部位＋起源组织＋瘤"，如子宫平滑肌瘤、肠腺瘤；有时还结合肿瘤的形态特点来命名，如膀胱乳头状瘤、结肠息肉状腺瘤。

（二）恶性肿瘤的命名

恶性肿瘤的命名较复杂，根据组织来源不同，主要包括癌和肉瘤。一般人所说的"癌症"，习惯上泛指所有的恶性肿瘤。

1. 癌 来源于上皮组织的恶性肿瘤统称为癌。命名原则："生长部位＋上皮组织＋癌"。如来源于乳腺导管上皮的恶性肿瘤称为乳腺癌，来源于子宫颈鳞状上皮的恶性肿瘤称为子宫颈鳞状细胞癌。有时还加上肉眼或显微镜下形态描述，如卵巢囊腺癌、胃印戒细胞癌等。

2. 肉瘤 来源于间叶组织的恶性肿瘤统称为肉瘤。间叶组织包括纤维结缔组织、脂肪、肌肉、脉管、骨、软骨及滑膜组织等。命名原则："生长部位＋间叶组织＋肉瘤"。如来源于骨的恶性肿瘤称为骨肉瘤，来源于纤维组织的恶性肿瘤称为纤维肉瘤。

（三）肿瘤的特殊命名

1. 以"瘤"命名的恶性肿瘤 如精原细胞瘤、无性细胞瘤等。

2. 以习惯命名的肿瘤 如白血病、葡萄胎等。

3. 母细胞瘤 母细胞瘤组织的形态类似于某种幼稚组织，大多数为恶性，如神经母细胞瘤、视网膜母细胞瘤、肾母细胞瘤；也有良性如骨母细胞瘤、软骨母细胞瘤和脂肪母细胞瘤等。

4. 在肿瘤名称前冠以"恶性"二字 如恶性黑色素瘤、恶性畸胎瘤等。

5. 以"人名"来命名的恶性肿瘤 如尤因肉瘤、霍奇金病等。

（考点：肿瘤的命名原则）

二、肿瘤的分类

全世界统一采用世界卫生组织（WHO）制定的肿瘤组织学分类，目前最新的 WHO 分类以病理学改变为基础，结合了临床表现、免疫表型和分子遗传学改变等特征。肿瘤的分类常以肿瘤的组织来源和生物学特性为依据，每一类又按照肿瘤分化程度、异型性和对机体的影响而分为两组，即良性与恶性（表 5-3）。

表 5-3 常见肿瘤的分类

组织来源	良性肿瘤	恶性肿瘤	好发部位
一、上皮组织			
鳞状上皮	乳头状瘤	鳞状细胞癌	乳头状瘤见于皮肤、鼻、喉等处；鳞癌见于宫颈、皮肤、食管、鼻咽、肺、喉和阴茎等处
基底细胞		基底细胞癌	头面部皮肤
腺上皮	腺瘤	腺癌	乳腺、甲状腺、胃、肠等处
	囊腺瘤	囊腺癌	卵巢
	多形性腺瘤	恶性多形性腺瘤	涎腺
移行上皮	乳头状瘤	移行上皮癌	膀胱、肾盂
二、间叶组织			
纤维结缔组织	纤维瘤	纤维肉瘤	四肢
纤维组织细胞	纤维组织细胞瘤	恶性纤维组织细胞瘤	四肢
脂肪组织	脂肪瘤	脂肪肉瘤	前者多见于皮下组织，后者多见于下肢和腹膜后
平滑组织	平滑肌瘤	平滑肌肉瘤	子宫和胃肠
横纹肌组织	横纹肌瘤	横纹肌肉瘤	肉瘤多见于头颈、生殖泌尿道及四肢
血管和淋巴管组织	血管瘤、淋巴管瘤	血管肉瘤、淋巴管肉瘤	皮肤和皮下组织、舌、唇等

续表

组织来源	良性肿瘤	恶性肿瘤	好发部位
骨组织	骨瘤	骨肉瘤	骨瘤多见于颅骨、长骨;骨肉瘤多见于长骨两端,以膝关节上下尤为多见
	巨细胞瘤	恶性巨细胞瘤	股骨上下端、胫骨上端、肱骨上端
软骨组织	软骨瘤	软骨肉瘤	软骨瘤多见于手足短骨;软骨肉瘤多见于盆骨、肋骨、股骨、肱骨及肩胛骨等
滑膜组织	滑膜瘤	滑膜肉瘤	膝、踝、肩和肘等关节附近
间皮	间皮瘤	恶性间皮瘤	胸膜、腹膜
三、淋巴造血组织			
淋巴组织		恶性淋巴瘤	颈部、纵隔、肠系膜和腹膜后淋巴结
造血组织		各种白血病	淋巴造血组织
		多发性骨髓瘤	椎骨、胸骨、肋骨、颅骨和长骨
四、神经组织			
神经鞘膜组织	神经纤维瘤	神经纤维肉瘤	皮肤神经、深部神经
神经鞘细胞	神经鞘瘤	恶性神经鞘瘤	头、颈、四肢等处神经
胶质细胞	胶质细胞瘤	恶性胶质细胞瘤	大脑
原始神经细胞		髓母细胞瘤	小脑
脑膜细胞	脑膜瘤	恶性脑膜瘤	脑膜
五、其他肿瘤			
黑色素细胞	黑痣	恶性黑色素瘤	皮肤
胎盘组织	葡萄胎	绒毛膜上皮癌、恶性葡萄胎	子宫
性索	支持细胞、间质细胞瘤	恶性支持细胞瘤、恶性间质细胞瘤	卵巢、睾丸
生殖细胞		精原细胞瘤	睾丸
		无性细胞瘤	卵巢
		胚胎性癌	睾丸、卵巢
三个胚叶组织	畸胎瘤	恶性畸胎瘤	卵巢、睾丸、纵隔和骶尾部

三、癌与肉瘤的区别

恶性肿瘤主要包括癌和肉瘤,区分癌与肉瘤对肿瘤的病理诊断和治疗均有实际意义(表 5-4)。

表 5-4 癌与肉瘤的区别

	癌	肉瘤
组织来源	上皮组织	间叶组织
发病率	较常见,约为肉瘤的 9 倍,多见于 40 岁以上成年人	较少见,大多见于青少年
大体观察	质较硬、色灰白、较干燥	质软、色灰红、湿润、鱼肉状
组织学特征	多形成癌巢,实质与间质分界清楚,常有纤维组织增生	肉瘤细胞弥漫分布,实质与间质分界不清,间质内血管丰富,纤维组织少
网状纤维	癌细胞间多无网状纤维	肉瘤细胞间多有网状纤维
转移	多经淋巴道转移	多经血道转移

(考点:癌与肉瘤的区别)

第6节　癌前病变、原位癌与早期浸润癌

临床实践中发现，某些来源于上皮组织的病变，经过一定的阶段后有可能发展为恶性肿瘤。正确认识癌前病变、原位癌和早期浸润癌，对于肿瘤的早期发现、早期诊断、早期治疗均具有重要意义。

一、癌前病变

癌前病变是指某些具有癌变潜在可能性的良性病变，若长期存在有可能发展为癌。因此早期发现与及时治疗癌前病变，对于预防肿瘤具有重要的意义。但癌的形成往往经历一个漫长的过程，并非所有的癌前病变都会发展为癌，而且并非所有的癌都有明确的癌前病变。常见的癌前病变有黏膜白斑、子宫颈糜烂、纤维囊性乳腺病、家族性多发性结肠腺瘤样息肉病、慢性萎缩性胃炎及胃溃疡、慢性溃疡性结肠炎、慢性肝炎及肝硬化、皮肤慢性溃疡等。

（考点：癌前病变的概念及常见类型）

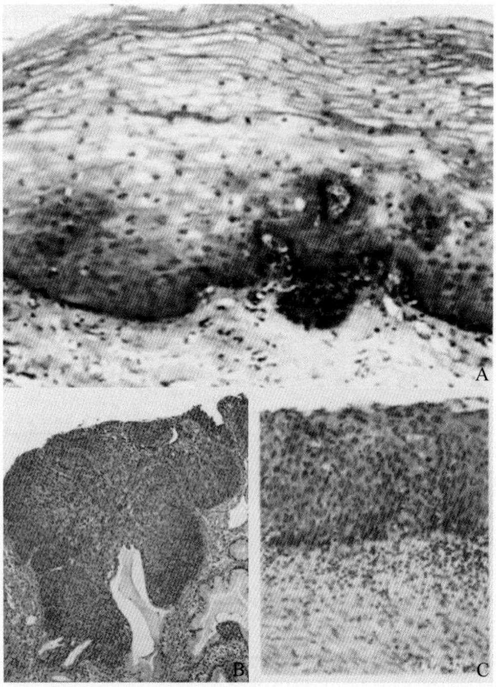

图 5-7　正常宫颈上皮与原位癌
A. 正常宫颈上皮；B，C原位癌

二、原位癌

原位癌是指癌细胞已累及上皮全层，但尚未突破基底膜向下浸润。如子宫颈原位癌（图5-7）、食管原位癌等。原位癌是一种最早期的癌，临床或肉眼检查往往见不到明显异常，主要依赖于病理组织学检查才能发现。原位癌若能及时发现并治疗，可以完全治愈，但若继续发展，可转变为早期浸润癌。

（考点：原位癌的概念）

三、早期浸润癌

早期浸润癌指癌细胞已突破基底膜向深部浸润，浸润深度不超过基底膜下 3～5mm。由于癌细胞浸润较浅，且无局部淋巴道转移，若能及早诊断，手术治疗，预后较好。

第7节　常见肿瘤举例

一、上皮组织肿瘤

上皮组织包括被覆上皮和腺上皮。上皮组织发生的肿瘤比较常见，对人体危害大。

（一）上皮组织的良性肿瘤

1. 乳头状瘤　由被覆上皮发生，如鳞状上皮或移行上皮发生的良性肿瘤，常见于皮肤、膀胱、喉、外耳道、阴茎等处。乳头状瘤呈外生性突起于体表或体腔，常形成多个乳头状突起，根部有蒂与正常组织相连，较柔软。镜下每一个乳头的轴心为血管和结缔组织，表面则被覆增生的瘤细胞，分化程度高（图5-8）。发生于外耳道、阴茎、膀胱的乳头状瘤极易发生恶变。

2. 腺瘤 由腺体、导管或分泌上皮发生的良性肿瘤，常见于甲状腺、乳腺、胃肠道、涎腺、卵巢等。发生在黏膜的腺瘤多呈息肉状；发生在腺器官的腺瘤多呈结节状、包膜完整。腺瘤组织中的腺体与其起源的正常组织腺体结构非常相似，并且具有一定的分泌功能。根据腺瘤的组成成分与形态特点，可将其分为以下几种类型：息肉状腺瘤、囊腺瘤、纤维腺瘤、多形性腺瘤等，其中卵巢浆液性乳头状囊腺瘤和涎腺的多形性腺瘤可发生癌变。

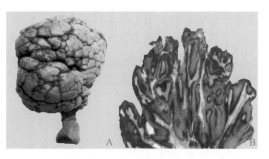

图 5-8 乳头状瘤
A. 肉眼观 B. 镜下观

（二）上皮组织恶性肿瘤

上皮组织起源的恶性肿瘤称为癌，是最常见的恶性肿瘤，好发于中老年人。癌生长速度快，呈浸润性生长，与周围组织分界不清，切面灰白色，较干燥。镜下癌细胞呈巢状排列（癌巢），实质与间质分界清楚。癌多经淋巴道转移，晚期可发生血道转移。

1. 鳞状细胞癌 简称鳞癌，常发生于原有鳞状上皮覆盖的部位，如皮肤、口腔、鼻咽、食管、阴道、外阴、阴茎、子宫颈等处，也可发生于正常无鳞状上皮被覆，但出现鳞状上皮化生的部位，如支气管、胆囊、肾盂等处。肉眼见癌组织多呈菜花状，也可因表面组织发生坏死脱落而形成溃疡。镜下见癌组织形成片块状、条索状癌巢。高分化鳞癌可在癌巢中出现层状或呈同心圆状的红染角化物，称为角化珠，细胞间可见细胞间桥（图 5-9）。低分化鳞癌，癌细胞有明显异型性并可见病理性核分裂像，不见角化珠与细胞间桥。

2. 基底细胞癌 起源于皮肤的基底细胞，常见于老年人面部，如眼睑、面颊及鼻翼处。肿瘤生长缓慢，表面常形成边缘不规则的溃疡，并且浸润破坏深层组织（图 5-10）。镜下见癌巢主要由基底细胞样的癌细胞构成。此癌几乎不发生转移，对放疗敏感，预后较好，属低度恶性。

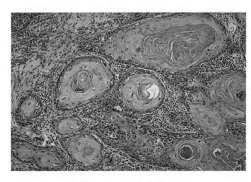

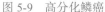

图 5-9 高分化鳞癌

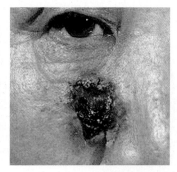

图 5-10 基底细胞癌

3. 腺癌 起源于腺上皮，常发生于乳腺、胃肠道、肝、胆囊、子宫体、甲状腺等处。肉眼观肿瘤多呈息肉状、溃疡状、结节状等。根据癌细胞分化程度及组织形态结构，可分为以下几种。①管状腺癌：癌细胞形成大小不等、形态不一、排列不规则的腺管样结构，为分化较好的腺癌。②实性癌：癌细胞异型性大，形成实性癌巢，为分化较差的腺癌。若癌巢小而少，间质纤维结缔组织占优势，质地硬，称为硬癌；若癌巢明显，间质少，质地软如脑髓，称髓样癌或软癌。③黏液癌：腺癌分泌大量黏液，堆积在腺腔内，又称为胶样癌。肉眼见癌组织呈灰白色，湿润，半透明如胶冻状；镜下见大量黏液聚集于癌细胞内，将核挤向一侧，癌细胞形似印戒，称印戒细胞癌。此类肿瘤多见于胃和大肠，恶性程度较高，早期可有广泛的浸润和转移，预后不佳。

4. 移行细胞癌　好发于膀胱、输尿管或肾盂等部位的移行上皮，肉眼观呈乳头状。临床主要表现为无痛性血尿、术后易复发。

二、间叶组织肿瘤

间叶组织肿瘤中，良性肿瘤比较常见，恶性肿瘤不常见。

（一）间叶组织良性肿瘤

1. 纤维瘤　起源于纤维组织的良性肿瘤，好发于躯干及四肢皮下。肉眼观肿瘤呈结节状，有包膜，与周围组织分界清楚，切面呈灰白色，可见编织状条纹，质地韧。镜下见胶原纤维呈束状排列，交织成网状，纤维瘤细胞分化良好，与正常的纤维细胞非常相似（图5-11）。纤维瘤生长缓慢，手术切除后不易复发。

2. 脂肪瘤　起源于脂肪组织，是最常见的良性间叶组织肿瘤。多发生于四肢和躯干的皮下组织。肉眼观肿瘤多呈分叶状，有包膜，切面淡黄色，质地柔软，似正常脂肪组织。镜下见肿瘤组织由分化成熟的脂肪细胞构成，间质为少量纤维组织和血管（图5-12）。手术容易切除，术后很少复发。

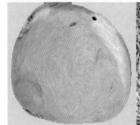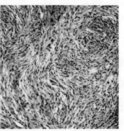

图 5-11　纤维瘤

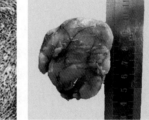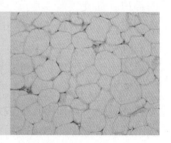

图 5-12　脂肪瘤

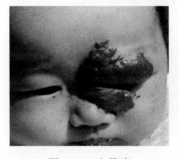

图 5-13　血管瘤

3. 血管瘤　多为先天性，故以婴幼儿常见，肿瘤常随身体的发育而长大，成年后一般停止发展，甚至可以自然消退。好发于面部、颈部、唇、舌、肝等部位。发生在皮肤或黏膜时可呈突起的鲜红肿块，或呈暗红、紫红色，平坦或隆起（图5-13）；发生在内脏的血管瘤多呈结节状。呈浸润性生长，边界不清，无包膜。临床上有毛细血管瘤、海绵状血管瘤和混合型血管瘤三种类型。

4. 平滑肌瘤　多见于子宫，其次胃肠道等部位。肿瘤呈球形或结节状，界线清楚，质地坚韧，切面灰白色，编织状或旋涡状。镜下见瘤组织由形态比较一致的梭形平滑肌细胞构成。

（二）间叶组织恶性肿瘤

1. 纤维肉瘤　较少见，好发于四肢皮下的纤维组织。肿瘤呈结节状或不规则形，浸润性生长。切面粉红、均匀细腻如鱼肉状，常伴有出血、坏死。镜下见肉瘤细胞大小不一，呈梭形或圆形，异型性明显，可见病理性核分裂像。纤维肉瘤易早期发生血道转移，预后差。

2. 脂肪肉瘤　是肉瘤中较多见的一种，多见于成人，极少见于青少年。好发于中老年人的大腿、腹膜后或其他深部软组织，极少发生于皮下脂肪层，这与脂肪瘤发生部位相反。脂肪肉瘤多呈结节状或分叶状，表面常有一层薄包膜，分化好者呈黄色，似脂肪组织。镜下见肉瘤细胞形态多种多样，可见脂肪母细胞，胞质内可见多少不等、大小不一的脂质空泡，可挤压细胞核，形成压迹。

3. 平滑肌肉瘤　由平滑肌组织发生的恶性肿瘤，好发于子宫与胃肠道，常见于中老年人。肉眼观察，肿瘤呈不规则结节状，边界不清，呈浸润性生长。切面灰白色或灰红色，鱼肉状。镜下观察，肉瘤细胞可似平滑肌瘤，但瘤细胞有轻重不等的异型性，核分裂像多见。平滑肌肉瘤恶性度较高，手术后易复发，可发生血道转移至肺、肝及其他器官。

4. 骨肉瘤　起源骨膜中成骨细胞，常发生于四肢长骨骨骺端，尤其是股骨下端和胫骨上端，为高度恶性的骨肿瘤，多见于青少年。肿瘤自骨内膜或骨外膜向周围组织浸润性生长，侵入周围的软组织形成梭形肿块，在下端的骨皮质和掀起的骨膜之间堆积，形成三角形隆起，构成 X 线上所见的 Codman 三角。肿瘤组织破坏骨皮质后，将表面的骨膜掀起，并刺激骨膜细胞产生反应性新生骨，在骨膜与骨皮质之间可见与骨长轴垂直呈放射状新生骨小梁，X 线上显示日光放射状阴影，这些影像学表现是骨肉瘤的特征。镜下见肉瘤细胞异型性明显，呈梭形或多角形，大小不一。肉瘤细胞直接形成肿瘤性骨组织或骨样组织，骨样组织形态不规则，均质红染，将肉瘤细胞分隔，呈小梁状或片块状，这是诊断骨肉瘤的重要组织学依据。骨肉瘤恶性程度高，发展迅速，早期即可发生血道转移，死亡率高。

三、其他组织肿瘤

（一）恶性淋巴瘤

是来源于淋巴组织的恶性肿瘤。根据瘤细胞与瘤组织的结构成分不同，可分为霍奇金淋巴瘤与非霍奇金淋巴瘤两大类。

1. 霍奇金淋巴瘤　多发生于颈部和锁骨上淋巴结，首发症状是无痛性、进行性局部淋巴结肿大，亦称霍奇金病。肉眼观察，受累淋巴结肿大，呈结节状，质地由软变硬，切面呈灰白色，可有灶性坏死。镜下观察，在以淋巴细胞为主的多种炎细胞混合浸润的背景上，有形态多样的肿瘤细胞，即 R-S 细胞。其中典型的 R-S 细胞的双核呈对称性排列，又称为镜影细胞，是诊断霍奇金淋巴瘤的重要形态学依据。

2. 非霍奇金淋巴瘤　病变 2/3 原发于淋巴结，1/3 原发于淋巴结外器官或组织，是淋巴组织肿瘤中最常见的类型。表现为局限性肿瘤性包块。镜下见淋巴样瘤细胞增生，弥漫分布，细胞成分相对单一，有一定异型性和病理性核分裂像。

（二）畸胎瘤

畸胎瘤是由多向分化潜能的生殖细胞发生的肿瘤，大多数含有两个或三个胚层组织成分，如同一个畸形的胎儿，称畸胎瘤。好发于卵巢和睾丸，可分为良性（成熟型）与恶性（未成熟型）畸胎瘤。良性畸胎瘤，好发于女性卵巢。肉眼观察肿瘤呈囊状，内充满皮脂样物质，囊壁附有牙齿，可见毛发（图 5-14），又称为皮样囊肿。恶性畸胎瘤，呈实体分叶状，含有许多小的囊腔，可查见未成熟的骨或软骨组织。

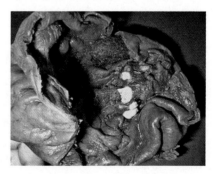

图 5-14　良性畸胎瘤

（三）黑色素瘤

发生于皮肤者以足底、外阴及肛门周围多见，又称恶性黑色素瘤，是一种能产生黑色素的高度恶性肿瘤。可以一开始即为恶性，但通常由交界痣恶变而来。肿瘤突出或稍突出于皮肤表面，多呈黑色，与周围组织界线不清。黑色素瘤的预后多数较差，晚期可有淋巴道或血道转移。

第8节　肿瘤的病因与发病学

一、肿瘤的病因

肿瘤是在环境致瘤因素和机体内在因素等多种病因共同作用下，在基因水平上发生改变的结果，其原因复杂，至今也未完全阐明。

（一）环境致瘤因素

1. 化学因素　是最主要的致瘤因素。目前认为，化学致癌物是引起癌症的主要原因，广泛存在于人类所处的环境中。

（1）多环芳烃类化合物：如3，4-苯并芘广泛存在于煤焦油、沥青、烟草燃烧的烟雾及烟熏和烧烤的食物中，与肺癌、胃癌有关。

（2）芳香胺类及氨基偶氮染料：因有颜色，可被用于纺织品、饮料、食品的着色剂。如用人造黄色染料奶油黄长期饲养大鼠可诱发肝癌。

（3）亚硝胺类：是具有强烈致癌作用的物质，与食管癌、胃癌和肝癌发生有关。合成亚硝胺的前体物质在自然界中（如肉类、蔬菜、谷物及烟草）广泛存在，在变质的蔬菜和食物中含量更高。

（4）黄曲霉毒素：主要存在于霉变的花生、玉米及谷类中，这种毒素主要诱发肝癌。

2. 物理因素　包括电离辐射、紫外线等，可致白血病、皮肤癌等。

3. 生物因素　主要为病毒，如EB病毒与鼻咽癌、伯基特淋巴瘤相关，人乳头状瘤病毒与子宫颈癌有关，乙型肝炎病毒与肝癌有关等。

（二）机体内在因素

1. 遗传因素　研究证明，遗传因素在一些肿瘤的发生中起重要作用。5%～10%的人体肿瘤有遗传倾向性，如家族性多发性结肠息肉病、乳腺癌、胃癌等。

2. 免疫因素　机体的免疫功能状态与肿瘤的发生、发展密切相关。机体免疫系统对肿瘤细胞有杀伤作用，免疫功能不足或低下时，肿瘤的发病率明显增加，如艾滋病患者易患恶性肿瘤。

3. 其他因素　包括年龄、性别、激素等。如内分泌功能紊乱与某些肿瘤的发生、发展有关；乳腺癌与雌激素和催乳素有关。

二、肿瘤的发病学

肿瘤从本质上来说是一种基因病。最近几十年的研究表明，肿瘤形成是一个十分复杂的过程，其发病机制非常复杂，随着分子生物学及相关技术的发展，肿瘤的形成和发病机制在不久的将来一定能够得到更加清晰的阐述。

各种环境和内在致瘤因素引起基因损伤、原癌基因激活、抑癌基因灭活，加上凋亡调节基因、DNA修复基因及其他重要调控基因功能紊乱，使细胞发生转化。转化的细胞出现多克隆性增殖，经过漫长的多阶段的演变，其中一个克隆相对无限制地增生，通过不断演进，形成具有不同生物学特性的亚克隆，从而获得浸润和转移的能力，形成恶性肿瘤。

知识链接

肿瘤的防治原则

肿瘤预防的最终目的，就是降低肿瘤的发生率和死亡率。为了达到这一目的，实施肿瘤的三级预防是非常必要的。

一级预防：指病因学预防，指采取有效措施，如通过改善环境卫生等，尽可能消除和避免环境中各种对人体产生致癌的因素，防止致肿瘤因素进入人体，提高防癌能力，防患于未然。

二级预防：即"三早"预防。其目标是防止初发疾病的发展。其任务包括针对癌症症状做到"三早"（早期发现、早期诊断、早期治疗）措施，以阻止或减缓疾病的发展，尽早逆转到 0 期，恢复健康。

三级预防：即临床期预防、康复期预防。其目的是防止病情的恶化，正确地选择合理的治疗方案，对肿瘤患者进行治疗后的康复工作，使其减少并发症，防止残疾的出现，提高生存率和生存质量。对晚期病人施行镇痛和临终关怀。

自　测　题

一、名词解释

1. 肿瘤　2. 异型性　3. 转移　4. 癌　5. 肉瘤
6. 癌前病变　7. 原位癌

二、填空题

1. 肿瘤细胞异型性反映肿瘤组织的 _____ 程度，异型性越大，_____ 越低，_____ 越高。

2. 肿瘤的生长方式有 _____、_____ 和 _____ 三种。

3. 常见的肿瘤转移途径有 _____、_____ 和 _____ 三种。

4. 来源于上皮组织的恶性肿瘤称为 _____，来源于间叶组织的恶性肿瘤称为 _____。

三、选择题

A_1/A_2 型题

1. 肿瘤实质指的是（　　　）
   A. 结缔组织　　　　B. 肿瘤细胞
   C. 血管　　　　　　D. 淋巴管
   E. 神经

2. 下列哪一项不符合肿瘤性生长（　　　）
   A. 常形成肿块
   B. 生长旺盛
   C. 相对无限制生长
   D. 增生过程中需致癌因素持续存在
   E. 细胞分化成熟能力降低

3. "癌症"是指（　　　）

A. 泛指所有恶性肿瘤
B. 所有肿瘤统称
C. 上皮组织发生的恶性肿瘤
D. 癌和肉瘤
E. 间叶组织来源的恶性肿瘤

4. 肿瘤组织分化程度越低（　　　）
   A. 恶性程度越低　　B. 恶性程度越高
   C. 转移越晚　　　　D. 预后较好
   E. 生长时间越长

5. 对原位癌的描述，除哪项外都是正确的（　　　）
   A. 多由上皮异型增生发展而来
   B. 肿瘤进一步发展可突破基底膜
   C. 癌细胞只局限在上皮层或腺体
   D. 及时发现可完全治愈
   E. 延误治疗，可发生转移

6. 良、恶性肿瘤的根本区别是（　　　）
   A. 肿瘤生长方式　　B. 肿瘤的生长速度
   C. 肿瘤的异型性　　D. 肿瘤是否转移
   E. 肿瘤的组织结构

7. 肿瘤血道转移最常累及的器官（　　　）
   A. 肺和肝　　　　　B. 肺和骨
   C. 肝和脑　　　　　D. 脑和骨
   E. 肝和骨

8. 下列哪种肿瘤的恶性类型属于癌（　　　）
   A. 腺瘤　　　　　　B. 骨瘤

C. 平滑肌瘤　　　D. 脂肪瘤

E. 血管瘤

9. 下列关于肿瘤的描述，哪项是错误的（　　）

A. 恶性肿瘤多呈浸润性生长

B. 肉瘤常经血道转移

C. 癌比肉瘤常见

D. 凡称为"瘤"的都是良性肿瘤

E. 癌多见于中老年人

10. 患者，男性，63岁。胸痛、咳嗽、咯血痰两个月，胸片见右上肺周边一直径为4cm×2cm结节状阴影，边缘毛刺状。应首先考虑（　　）

A. 肺结核球　　　B. 周围型肺癌

C. 矽肺　　　　　D. 肺脓肿

E. 肺肉质变

11. 患者，男性，55岁。20年前曾患"乙肝"，近几年来，面、胸部常出现蜘蛛状血管痣。1个月前发现黄疸，肝明显肿大，表面高低不平，质较硬，X线摄片发现肺内多个阴影，AFP阳性。最可能的诊断为（　　）

A. 肝硬化，肺转移性肝癌

B. 肝硬化，肝转移性肺癌

C. 肝炎后肝硬化，合并肝癌及肝癌肺转移

D. 胆汁性肝硬化，并合肝癌及肺转移癌

E. 慢性乙型肝炎合并门脉性肝硬化

12. 癌前病变是指（　　）

A. 癌的早期

B. 上皮内瘤变

C. 非典型增生

D. 有癌变可能的良性病变

E. 交界性肿瘤

A₃/A₄型题

（13～14题共用题干）

患者，女性，45岁。左侧乳房外上象限无痛性肿块，约5cm×3cm大小，质硬，表面不光滑，边界不清，活动度较差，乳腺皮肤呈橘皮样外观，乳头略微内陷。

13. 该患者可能的诊断是（　　）

A. 乳腺纤维囊性变

B. 乳腺小叶增生症

C. 乳腺癌

D. 乳腺纤维腺瘤

E. 乳腺脓肿

14. 确定肿瘤性质最有价值的检查方法是（　　）

A. B超　　　　　B. MRI

C. 腹腔镜　　　　D. 血管造影

E. 病理活检

四、简答题

1. 如何鉴别良、恶性肿瘤？

2. 试比较癌与肉瘤的区别。

（樊　欣）

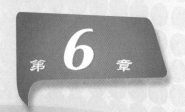

第 6 章 水、电解质代谢紊乱

水和电解质广泛分布于细胞内、外，水、电解质的相对恒定对维持细胞的正常功能和代谢起着十分重要的作用。许多疾病和外环境的剧烈变化常导致水、电解质代谢紊乱，破坏机体内环境的相对稳定，如不能及时得到纠正，往往导致严重后果，甚至危害生命。

第 1 节　水、钠代谢紊乱

> **案例 6-1**　患者，男性，28 岁。因午后低热、盗汗、腹痛 3 年，近两个月反复发作就诊。体格检查：腹部肿块，伴有肠鸣。患者近日进食，饮水后频繁呕吐，出现脉搏细速，血压下降，面色苍白，眼窝内陷，尿少，无尿而急诊入院。实验室检查：血清钠浓度 140mmol/L，血浆渗透压 300mmol/L。
>
> **问题：**
> 1. 该患者发生了何种类型的水、电解质代谢紊乱？判断依据是什么？
> 2. 导致上述水、电解质代谢紊乱的原因是什么？

各种原因引起的体液容量明显减少，称为脱水。脱水时，机体在丢失水的同时，钠也常随之丢失。钠对细胞外液渗透压起决定性作用。水和钠的丢失比例不同，血浆渗透压也有所不同，因此将脱水分为三种类型：高渗性脱水、低渗性脱水和等渗性脱水。

（考点：脱水的类型）

一、高渗性脱水

机体失水多于失钠，细胞外液渗透压增高，呈高渗状态。血清钠浓度＞150mmol/L，血浆渗透压＞310mmol/L。

（一）病因

1. 水摄入不足

（1）水源断绝：沙漠迷路、海难、地震等导致淡水供应断绝，但呼吸、皮肤不感蒸发又不断丢失水分。

（2）饮水不足：昏迷、创伤、拒食、吞咽困难等导致饮水不足。

（3）渴感障碍：脑外伤、脑卒中等导致口渴中枢迟钝或渗透压感受器不敏感，口渴感下降。

2. 水丢失过多

（1）肾外性丢失：高温、剧烈运动、高热等大量出汗；哮喘持续状态等导致水分丢失过多。

（2）肾性丢失：尿崩症、糖尿病酮症酸中毒等导致经肾丢失水分较多。

（二）对机体的影响

高渗性脱水时失水多于失钠，细胞外液渗透压增高，水分从细胞内向细胞外转移，使细胞外液体容量有所补充，但细胞内液体容量明显减少。因此，血容量减少不明显，血压在脱水早期不降低，但脱水严重时，血压仍会降低。

细胞外液体渗透压增高，刺激下丘脑渗透压感受器，反射性引起垂体后叶分泌抗利尿激素增多，肾对水分的重吸收增多，引起少尿。同时，高渗刺激了下丘脑的口渴中枢，人因此感到口渴。脱水严重时，皮肤蒸发水分相应减少，加之体温中枢神经细胞脱水影响体温调节功能，造成体温升高，称为脱水热。脑细胞脱水，使脑体积显著缩小，中枢神经功能紊乱，机体出现烦躁、谵妄、嗜睡、昏迷等症状。

（考点：高渗性脱水的概念及对机体的影响）

二、低渗性脱水

机体失钠多于失水，细胞外液渗透压降低，呈低渗状态。血清钠浓度＜130mmol/L，血浆渗透压＜280mmol/L。

（一）病因

1. 补充水分过多　因呕吐、腹泻、烧伤、大量出汗等，体液丧失过多，只补水未补钠，导致水分补充过多。

2. 失钠过多

（1）过量使用排钠性利尿药。

（2）肾小管中存在大量不被吸收的溶质，抑制了钠和水的重吸收。

（3）急性肾衰竭多尿期、糖尿病酮症酸中毒、肾上腺皮质功能减退症导致排钠排水过多。

（二）对机体的影响

低渗性脱水时失钠多于失水，细胞外液渗透压降低，水分从细胞外向细胞内转移，导致细胞内液体容量有所增加，细胞外液体容量明显减少。

细胞外液体渗透压的降低，抑制了下丘脑渗透压感受器，使抗利尿激素分泌减少，肾对水分的重吸收减少，患者早期尿量可有少量增多。同时，细胞外液容量的明显减少，可使患者早期发生外周循环衰竭症状，如脉搏细速、四肢厥冷、尿量减少、血压下降等。细胞外液量的减少引起组织间液明显减少，可出现眼窝凹陷、皮肤弹性降低等。但在低渗性脱水的早期，由于细胞外液的低渗透压，患者一般无口渴感。

（考点：低渗性脱水的概念及对机体的影响）

三、等渗性脱水

机体的水、钠成比例丢失，细胞外液渗透压正常。血清钠浓度为 130～150mmol/L，血浆渗透压为 280～310mmol/L。

（一）病因

1. 消化道丢失　因呕吐、腹泻、胃肠引流、肠梗阻等致消化液丢失。

2. 皮肤丢失　大面积烧伤、剥脱性皮炎等渗出性皮肤病变。

3. 组织间液贮存　胸、腹腔炎症渗出液的引流，反复大量放胸腔积液、腹水等。

（二）对机体的影响

等渗性脱水时，有效循环血容量和肾血流量减少，出现少尿、口渴，患者血压下降，渗透压基本正常。

等渗性脱水主要是细胞外液的丢失，初期细胞内液量变化不大。但细胞外液的大量丢失，导致循环血量减少，出现血液浓缩和血压下降等类似低渗性脱水的表现。机体通过醛固酮和抗利尿激素的分泌增多，肾对水和钠的重吸收增强，使细胞外液量有所恢复。若患者未能及时治疗，则通过呼吸和皮肤不感蒸发使水分不断丢失，细胞外液渗透压逐渐升高，细胞内液向细胞外液转移，使细胞脱水，会产生口渴、尿少等类似高渗性脱水的表现。因此，等渗性脱水兼具高渗性脱水和低渗性脱水的表现。

（考点：等渗性脱水的概念及对机体的影响）

三种类型脱水的细胞内液、组织间液和血浆的的容量变化，见图 6-1。

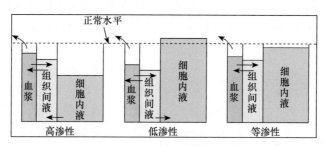

图 6-1　脱水时的体液分布

三种类型脱水的比较，见表 6-1。

表 6-1　三种类型脱水的比较

	高渗性脱水	低渗性脱水	等渗性脱水
原因	水摄入不足或丢失过多	体液丢失单纯补水	水和钠等比例丢失
特征	失水＞失钠	失钠＞失水	失水＝失钠
失水部位	细胞内为主	细胞外为主	细胞内、外均丧失
对机体影响	口渴、尿少、脱水热、脑细胞脱水	脱水征、休克、脑细胞水肿	口渴、尿少、脱水征、休克
血清钠	150mmol/L 以上	130mmol/L 以下	130～150mmol/L
血浆渗透压	＞310mmol/L	＜280mmol/L	280～310mmol/L

第 2 节　水　　肿

案例 6-2　　患者，男性，55 岁。因"患高血压 8 年，反复心慌、气短 2 年，加重伴双下肢水肿 3 天"入院。查体：血压：185/98mmHg，神志清楚，口唇发绀，颈静脉怒张，双肺可闻及湿性啰音，心尖区隆起，心尖搏动向左下移位，心率 90 次 / 分，律齐，各心脏瓣膜区未闻及病理性杂音。腹软，腹部隆起，肝大，右肋缘下约 3cm，肝颈静脉回流征（＋），双下肢重度水肿。

问题：
1. 该患者发生了哪种类型的水肿？
2. 该患者水肿的发生机制是什么？

过多的液体在组织间隙或体腔中积聚称为水肿。水肿不是独立的疾病，而是多种疾病的一种病理过程。过多的体液在体腔中聚集，称为积液或积水，如胸腔积液（胸水）、心包腔积液、腹水（腹腔积液）、脑积水等。发生于局部的称为局部水肿（例如炎性水肿），发生于全身的称为全身性水肿，包括心性水肿、肝性水肿和肾性水肿等。

（考点：水肿的概念）

一、发病机制

正常人体体液容量和组织液容量是相对恒定的，机体对血管内外液体交换平衡和体内外液体交换平衡的完善调节是维持这种恒定的基础。当平衡失调时，就为水肿的产生创造了条件。

（一）血管内外液体交换平衡失调——组织液的生成大于回流

正常情况下组织液和血浆不断进行液体交换，组织液的生成和回流保持动态平衡。影响血管内、外液体交换平衡的因素有：①毛细血管流体静压和组织液胶体渗透压，是促进血管内液体向外滤出的力量；②血浆胶体渗透压和组织液流体静水压，是促使组织液回流的力量，这两者之差称为有效滤过压。组织液的多少取决于有效滤过压的大小。在毛细血管动脉端液体的滤出力量大于回流的力量，因此，液体从动脉段滤出，而在毛细血管静脉端液体的回流力量大于滤出的力量，液体返回血管。正常时，动脉端组织液的生成略大于静脉端回流；③淋巴回流：淋巴管壁的通透性较大，可将组织液回流剩余部分经淋巴管回流至血液循环，同时将毛细血管漏出的少量蛋白质送入体循环（图6-2）。

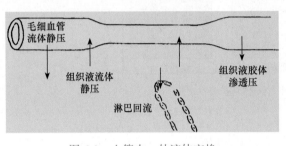

图6-2　血管内、外液体交换

上述一个或几个因素同时或相继失调，都可引发血管内外液体交换失衡，使组织液的生成过多或回流过少，导致水肿的发生。

1. **毛细血管流体静压增高**　毛细血管流体静压增高，可使有效滤过压增大，组织液的生成增多。当过多生成的组织液超过淋巴回流的的代偿能力时，便积聚于组织间隙引起水肿。毛细血管流体静压增高的常见原因是静脉回流受阻，使静脉内压升高，见于充血性心力衰竭、静脉血栓形成、肿瘤压迫静脉等。

2. **血浆胶体渗透压下降**　血浆胶体渗透压主要取决于血浆白蛋白的含量。当血浆白蛋白减少时，血浆胶体渗透压下降，有效滤过压增加，组织液生成增多，超过淋巴代偿能力时，发生水肿。引起血浆白蛋白含量下降的因素包括：①蛋白质合成障碍，见于肝硬化和严重营养不良；②蛋白质丧失过多，见于肾病综合征时大量蛋白质从尿中排出；③蛋白质分解增强，见于慢性消耗性疾病，如慢性感染、恶性肿瘤等。

3. **毛细血管壁通透性增加**　正常时，毛细血管只允许微量蛋白质滤出，因此，在毛细血管内外形成了很大的胶体渗透压梯度。当毛细血管壁通透性增高时，血浆蛋白从毛细血管和微静脉壁滤出，于是，血浆胶体渗透压下降，组织间液的胶体渗透压上升，组织液的生成大于回流，引起水肿。见于各种炎症，包括感染、烧伤、冻伤、化学伤和昆虫叮咬等。

4. **淋巴回流受阻**　正常情况下，淋巴回流不仅能把组织液及其所含蛋白回收到血循环，而且在组织液生成增多时还能代偿性增加回流，具有重要的抗水肿作用。在某些病理条件下，当淋巴管道堵塞，淋巴回流受阻或不能代偿性回流时，含蛋白的水肿液在组织间隙中聚集，形成淋巴性水肿。例如恶性肿瘤侵入并堵塞淋巴管道，可至相应部位水肿。丝虫病时，主要淋巴管道被成虫堵塞，可引起下肢和阴囊的慢性水肿。

（二）机体内外液体交换平衡失调——钠、水潴留

　　正常人钠、水的摄入量和排出量处于动态平衡状态，从而保持体液量的相对恒定。肾在调节水、钠平衡中起重要的作用。肾脏是通过肾小球滤过率和肾小管的重吸收率之间的紧密联系（球 - 管平衡）来维持这种平衡的。如果这种平衡被打破，便可导致钠、水潴留，引起水肿（图6-3）。

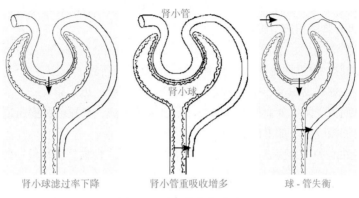

图 6-3　球 - 管失衡形成

　　1. 肾小球滤过率下降　当肾小球滤过水、钠减少，在不伴有肾小管重吸收相应减少时，会导致水、钠潴留。常见于：①广泛的肾小球病变，如急性肾小球肾炎；②有效循环血量明显减少，如充血性心力衰竭、肾病综合征等。

　　2. 近曲小管重吸收水钠增多　当有效循环血量减少时近曲小管对水钠的重吸收增加使肾排水减少，成为某些全身性水肿发病的重要原因。

　　3. 远曲小管和集合管重吸收水钠增加　远曲小管和集合管重吸收水钠受激素调节。

　　（1）醛固酮增多：醛固酮的作用是促进远曲小管重吸收钠进而引起水钠潴留。导致醛固酮增多的原因有：①分泌增加。当有效循环血量下降，或其他原因使肾血流减少时，可刺激入球小动脉壁上的牵张感受器，激活肾素 - 血管紧张素 - 醛固酮系统。临床上，见于充血性心力衰竭、肾病综合征和肝硬化腹水。②灭活减少。肝硬化患者肝细胞灭活醛固酮的功能减退，也是血中醛固酮含量增高的原因。

　　（2）抗利尿激素分泌（ADH）增加：ADH 的作用是促进远曲小管和集合管对水的重吸收，是引起水钠潴留的重要原因之一。引起 ADH 分泌增加的原因有：①充血性心力衰竭发生时，有效循环血量减少使左心房和胸腔大血管的容量感受器所受的刺激减弱，反射性地引起 ADH 分泌的增加。②肾素 - 血管紧张素 - 醛固酮系统被激活后，醛固酮的分泌增加，促使肾小管对钠的重吸收增加，血浆渗透压增高，刺激下丘脑渗透压感受器，使 ADH 的分泌与释放增加。

（考点：水肿的发生机制）

二、水肿的常见类型和临床特点

（一）全身性水肿

　　1. 心性水肿　是右侧心力衰竭的临床表现之一。常先发生于人体的下垂部位，站位时早期以踝部较明显，随病情发展水肿逐渐向上蔓延，可遍及全身，严重者可伴有胸腔积液。长期卧位，水肿常首先出现于腰骶部及外阴部。

　　2. 肾性水肿　急性肾小球肾炎的早期，晨起时有眼睑及颜面水肿，以后发展为全身水肿；

肾病综合征时，由于从尿中丢失大量蛋白质，导致低蛋白血症，水肿明显，可遍及全身，常伴有胸腔积液、腹水。

3. 肝性水肿　常见于肝硬化，腹水是肝硬化失代偿期的主要表现。

4. 营养不良性水肿　常见于慢性消耗性疾病、胃肠消化吸收不良、长期营养缺乏、重度受伤等。其特点是水肿发生之前常有消瘦。水肿常从下肢开始，逐渐蔓延全身，与体位有关，呈坠积性，严重者可有胸腔积液、腹水，尿量可不减少。

（二）局部性水肿

常见于局部静脉、淋巴回流受阻或毛细血管通透性增加所致。

1. 局部炎症　如蜂窝织炎、疖、痈等，局部出现红、肿、热、痛。

2. 局部静脉回流受阻　如血栓性静脉炎、静脉血栓形成，妊娠或肿瘤压迫静脉等。

3. 局部淋巴回流受阻　如淋巴管炎、丝虫病等。

4. 血管神经性水肿　为变态反应。常由于对某种药物、食物，或环境中的某种因素过敏引起的局部性水肿。若水肿侵及喉头、声门时，可危及生命。

（考点：水肿的常见类型及临床表现）

三、水肿对机体的影响

除炎性水肿具有稀释毒素，运送抗体等抗损伤作用外，其他水肿对机体都有不同程度的不利影响。其影响的大小取决于水肿发生的部位、速度和程度等。

1. 细胞营养障碍　过量的液体在组织间隙聚集，导致细胞与毛细血管距离变大，增加了营养物质在细胞间弥散的距离。受外壳结实的包膜限制的器官或组织，快速发生严重水肿时，因水肿压迫毛细血管导致血流中带来的营养减少，可使相应细胞发生严重的营养障碍。

2. 对器官功能活动的影响　水肿对器官功能活动的影响，与水肿发生的速度和程度密切相关。急性水肿可以导致比慢性水肿更严重的对器官的功能影响。若为某些重要器官发生水肿，可能导致非常严重的后果，如急性喉头水肿可使气道变窄，甚至使患者窒息死亡。

（考点：水肿对机体的主要影响）

第3节　钾代谢紊乱

案例 6-3　　患者，男性，79岁。因体重下降8年，四肢麻木5个月，加重伴四肢无力10天入院。患者1年前查血糖19.0mmol/L，诊为"糖尿病"，予以"胰岛素"34U/d治疗，血糖波动在7～11mmol/L。5个月前出现四肢麻木，1天前，手足麻木加重，四肢无力加重，渐不能行走，由门诊收入院。

问题：

1. 该患者发生了哪种类型的钾代谢紊乱？

2. 该患者所发生的钾代谢紊乱对机体有哪些不利影响？

钾是体内最重要的无机阳离子之一。正常人体血清钾的含量为50～55mmol/Kg。其中90%存在于细胞内液中，7.6%存在于骨组织中，消化液中含1%，细胞外液中钾的含量仅占总钾含量的1.4%。细胞内液钾的浓度为140～160mmol/L，血清钾的含量为3.5～5.5mmol/L。

人体内钾的来源为食物，机体每天最低的排钾量为10mmol/L以上，主要通过尿液和粪便排出。因此钾的摄入或排出不足，分别可导致低钾血症或高钾血症。

一、低钾血症

血清钾浓度低于 3.5mmol/L，为低钾血症。

（考点：低钾血症的概念）

（一）发病原因

1. 钾摄入不足　一般来说单纯因钾摄入不足造成的低钾血症通常并不严重。日摄入钾低于 20～30mmol/L，可在 1 周左右发生轻度缺钾。多见于长期不能进食、没有及时补充的患者。

2. 钾丢失过多　钾丢失过多是引起低钾血症的主要原因。钾主要丢失途径是肾和胃肠道。长期使用排钾利尿药或肾上腺皮质激素分泌过多，急性肾衰竭的多尿期，都可以导致钾的丢失过多。在腹泻、呕吐、胃肠引流时，钾随着消化液大量丢失，可引起低钾血症。

3. 钾在细胞内外的分布异常　引起钾在细胞内外分布异常的常见原因有碱中毒；某些药物对钾的分布产生影响，如肾上腺素、糖尿病患者使用胰岛素等；某些毒物如钡中毒和粗制棉籽油中毒；低钾性周期性麻痹。

（考点：低钾血症的发生原因）

（二）对机体的影响

低钾血症对机体的影响主要取决于血钾降低的速度和持续时间，其次取决于血钾降低的程度。

1. 对心肌、神经肌肉的影响　低钾血症可导致心肌的兴奋性增高、传导性下降、自律性升高和收缩性升高，严重缺钾时可使心肌收缩性降低，表现为心律失常和对洋地黄类药物毒性的敏感度增高。骨骼肌、胃肠道平滑肌可出现明显的肌肉松弛无力甚至肌麻痹，表现为骨骼肌细胞的损伤引起的横纹肌溶解及胃肠运动功能减退甚至麻痹型肠梗阻。

2. 对酸碱平衡的影响　低钾血症可诱发人体发生代谢性碱中毒。

（考点：低钾血症对机体的影响）

二、高钾血症

血清钾浓度高于 5.5mmol/L，为高钾血症。

（考点：高钾血症的概念）

（一）发病原因

1. 钾摄入过多　饮食因素一般不会导致高钾血症的发生。静脉途径输钾过快或浓度过高可引起高钾血症。

2. 钾排出减少　肾是机体排出钾的最主要途径。急性肾衰竭的少尿期、慢性肾衰竭末期或因失血、休克导致使血压下降时，都可以使肾小球滤过率下降，钾排出受阻。肾上腺皮质功能不全引起醛固酮合成障碍也可导致钾排出减少，产生高血钾。

3. 钾在细胞内外的分布异常　引起钾在细胞内外分布异常的常见原因有酸中毒；高血糖合并胰岛素不足；某些药物如洋地黄和肌松药氯化琥珀胆碱；高钾性周期性麻痹。

（考点：高钾血症的发生原因）

（二）对机体的影响

高钾血症对机体的影响主要表现在对心肌和骨骼肌的影响和对酸碱平衡的影响。

1. 对心肌、神经肌肉的影响　高钾血症可导致心肌的收缩性下降，兴奋性增高或下降，严重高血钾时可出现心室颤动及心室停搏；传导性下降会引起各类传导阻滞；自律性下降可引起窦性心动过缓或窦性停搏。高血钾对骨骼肌的兴奋性随血钾逐步升高经历了先高后低的过程，表现为肢体的刺痛、感觉异常及肌无力，甚至肌麻痹。

2．对酸碱平衡的影响　高钾血症可诱发人体发生代谢性酸中毒。

（考点：高钾血症对机体的主要影响）

自测题

一、名词解释

1．脱水　2．高渗性脱水　3．低渗性脱水　4．等渗性脱水　5．水肿　6．低钾血症　7．高钾血症

二、填空题

1．根据血浆渗透压的变化，将脱水分为_____、_____和_____三种。

2．引起血管内外液体交换平衡失调的因素有_____、_____、_____和_____。

3．低钾血症可导致心肌_____、_____、_____和_____。

三、选择题

A_1/A_2 型题

1．炼钢高炉高温作业作业工人容易发生（　　　）
　A．低渗性脱水　　B．高渗性脱水
　C．等渗性脱水　　D．水肿
　E．水中毒

2．低渗性脱水患者的血清钠浓度为（　　　）
　A．＜140mmol/L　B．＜130mmol/L
　C．＜120mmol/L　D．＜110mmol/L
　E．＜100mmol/L

3．常发生于站立位时身体下垂部位的水肿是（　　　）
　A．心性水肿　　B．肾性水肿
　C．肝性水肿　　D．营养不良性水肿
　E．局部水肿

4．下列哪种因素不是影响血管内外液体交换的因素（　　　）
　A．毛细血管流体静压
　B．血浆胶体渗透压
　C．血浆晶体渗透压
　D．毛细血管壁通透性
　E．淋巴回流

5．影响细胞内外钾平衡调节的主要激素是（　　　）

　A．醛固酮　　　　B．抗利尿激素
　C．胰岛素　　　　D．胰高血糖素
　E．肾上腺糖皮质激素

6．高钾血症影响机体的主要危险后果是（　　　）
　A．引起代谢性酸中毒
　B．引起严重心律失常
　C．引起肾功能受损
　D．引起骨骼肌麻痹
　E．引起肝损伤

A_3/A_4 型题

（7～8题共用题干）

患者，女性，25岁。在地震中被倒塌建筑物挤压50余小时后被解救出紧急入院，伤后患者未进食及饮水，一直无尿。查体：体温、血压测不出，心率155次/分，呼吸28次/分，神志淡漠，脱水貌，间断抽搐，双眼凝视，呼吸急促。心肺及腹部查体无明显异常。双下肢膝以下肿胀明显，皮温低，表面有张力水疱，双足背动脉未扪及，双小腿无痛觉，不能自主运动。实验室检查：K^+8.5mmol/L。入院诊断：高钾血症，代谢性酸中毒。

7．该患者高钾血症发病原因主要为（　　　）
　A．钾摄入过多
　B．钾排出减少
　C．钾从细胞内释放过多
　D．钾从细胞外释放减少
　E．代谢性酸中毒所致

8．该患者的治疗应（　　　）
　A．静脉输入50%葡萄糖
　B．静脉给予胰岛素
　C．静脉输入50%葡萄糖＋胰岛素
　D．静脉输入生理盐水
　E．静脉输入生理盐水＋胰岛素

（霍春玲）

第7章 发热

 案例 7-1 患者女性，因发热、胸痛、咳痰2天入院。体检：体温40℃，右下肺闻及湿啰音，血白细胞计数 12.0×10^9/L。入院诊断：发热待查，肺炎？

问题：

1. 什么叫发热？引起发热的原因有哪些？
2. 发热的患者临床上会有哪些表现，为什么？
3. 作为医护人员，对发热的患者你该如何处理？

一、概　述

人和哺乳类动物都具有相对稳定的体温，而体温的相对稳定是在体温调节中枢的调控下实现的。正常成人体温维持在37℃左右，每昼夜波动不超过1℃。

发热是指在致热原的作用下，体温调节中枢的调定点上移而引起的调节性体温升高（超过正常值的0.5℃）称为发热。中暑或甲状腺功能亢进时的体温升高，不是由体温调节中枢的调定点上移引起的，故不称为发热，属于过热。

此外，某些生理情况下也会出现体温升高，如剧烈运动、月经前期、应激反应等，称为生理性体温升高。体温升高的类别，见图7-1。

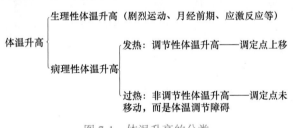

图 7-1　体温升高的分类

（考点：发热的概念）

二、发热的原因和发生机制

（一）发热的原因

1. 发热激活物　发热激活物是指能够激活体内产内生致热原细胞，使其产生和释放内生致热原进而引起体温升高的物质，包括外致热原和某些体内产物。

（1）外致热原：指来自体外的致热物质，包括生物病原体（细菌、病毒、真菌、螺旋体、寄生虫等）及其代谢产物。由各种病原微生物侵入机体引起的发热称为感染性发热。在所有引起发热的原因中，感染性发热占50%～60%，而细菌引起的占43%（其中革兰阴性细菌的内毒素最常见）。

（考点：发热最常见的原因）

（2）体内产物：是指体内产生的致热物质，包括抗原－抗体复合物、类固醇产物及体内大量破坏的组织等。由生物病原体以外的各种致热物质引起的发热，称为非感染性发热。

发热激活物的分子量大，难以通过血－脑屏障，不能直接作用于体温调节中枢引起发热，它的主要作用是促进内生致热原的产生与释放。

2. 内生致热原　内生致热原是指在发热激活物的作用下，机体内产内生致热原细胞产生并释放的一类致热物质。体内能产生并释放内生致热原的细胞，主要是单核－巨噬细胞、内皮细胞等。

内生致热原分子量较小，可以通过血－脑屏障直接作用于体温调节中枢，引起发热。

（考点：外致热原和内生致热原的特点）

（二）发热的机制

发热的机制包括三个基本环节：①信息传递。发热激活物作用于机体的产致热原细胞，使其产生并释放内生致热原，内生致热原作为"信使"，经血液循环到达下丘脑体温调节中枢。②中枢调节。是发热的中心环节。内生致热原到达下丘脑体温调节中枢，使体温调节中枢释放中枢发热介质（$Na^+/Ca^{2+}\uparrow$、$cAMP\uparrow$、前列腺素 $E_2\uparrow$），引起调定点上移。于是，正常血液温度变为冷刺激，体温中枢发出冲动，引起效应器反应。③调温效应器反应。一方面可通过垂体内分泌因素使代谢增强，或通过运动神经使骨骼肌阵缩（寒战），使产热增加；另一方面，可通过交感神经兴奋引起皮肤血管收缩，使散热减少。于是，产热大于散热，体温升高，体温升到与上移的体温调定点相适应的新水平（图 7-2）。

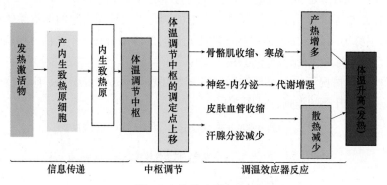

图 7-2　发热发病机制

（考点：发热机制的中心环节）

三、发热的时相

发热的时相：按发热的发展过程一般可分为三期（图 7-3）。各期特点见表 7-1。

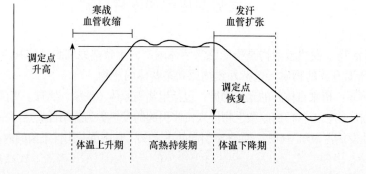

图 7-3　发热的发展过程

表 7-1　发热各期的特点

分期	热代谢特点	临床表现及机制
体温上升期	产热＞散热	皮肤苍白：皮肤血管收缩
		畏寒：皮肤血流减少，皮肤温度降低
		鸡皮疙瘩：交感神经兴奋，竖毛肌收缩
		寒战：运动神经兴奋，骨骼肌不随意收缩
高热持续期	产热＝散热	皮肤颜色变红：皮肤血管扩张
		自觉酷热：皮肤血流量增加，皮肤温度升高
		口唇干燥：皮肤温度升高，皮肤水分蒸发较多
体温下降期	产热＜散热	大量出汗：皮肤血管进一步扩张，汗腺分泌增加，严重者可脱水

（考点：发热各期热代谢特点及临床表现）

知识链接

热　型

　　热型是指发热患者体温单上各体温数值点连接形成的体温曲线。常见热型如下。
　　稽留热：是指体温恒定维持在在 39～40℃ 或以上的高水平，24 小时内波动不超过 1℃。常见于大叶性肺炎、伤寒等。
　　弛张热：体温常在 39℃ 以上，24 小时内波动幅度超过 2℃，如败血症、风湿热、化脓性炎症等。
　　间歇热：体温升高达高峰后持续数小时，又迅速降至正常水平，每日或隔日反复 1 次。如疟疾、急性肾盂肾炎等。
　　不规则热：发热的体温曲线无一定规律，如结核病、风湿热。

四、发热时机体功能与代谢变化

（一）物质代谢的变化

　　发热时，物质代谢特点主要为分解代谢加强，基础代谢率增加，表现为：①体温每上升 1℃，基础代谢率提高 13%。②三大营养物质代谢，分别为糖类的分解代谢增强，氧供应相对不足，糖酵解的酸性产物增多，故易出现代谢性酸中毒；糖原分解，糖原贮备减少；脂肪代谢表现为脂肪分解增强与贮备动员；蛋白质代谢也主要是分解代谢增强，出现负氮平衡。③维生素的消耗增多。患者可日渐消瘦，抵抗力下降、组织修复能力减弱。因此，发热尤其是长期发热患者，应注意补充糖类、脂肪、蛋白质及各种维生素。

　　另外，发热患者皮肤和呼吸水分蒸发和大量出汗，可导致水和电解质的丢失，应及时补充，以利于机体恢复。

（二）机体功能的变化

　　1. 心血管系统　在体温上升期，体温每上升 1℃，心率平均增加 18 次/分，可增加心输出量，血压升高。反之，体温下降期，血压可下降。但对于心功能不全的患者而言，发热时心输出量增加和高代谢可加重心脏负荷，易诱发心力衰竭。

　　2. 呼吸系统　发热时血液温度的升高以及体内酸性代谢产物的积聚，可引起呼吸中枢兴奋，使呼吸加深、加快，严重时可导致呼吸性碱中毒。若发热时间过长或过高，则出现呼吸中枢的抑制，表现为浅而慢呼吸甚至引起呼吸节律紊乱。

3. 消化系统　发热时交感神经兴奋引起消化液分泌减少、胃肠蠕动减弱，使病人出现食欲减退、口干舌燥、恶心、呕吐、腹胀、便秘等表现。

4. 中枢神经系统　轻度发热，中枢神经系统症状以兴奋为主，多见头晕、头痛或烦躁；若持续高热，中枢神经系统由兴奋转为抑制状态，主要表现为昏睡、昏迷等抑制症状。值得注意的是，婴幼儿高热时，由于其中枢神经系统尚未发育成熟，易引起热性惊厥。

5. 泌尿系统　发热初期由于肾血管收缩，病人尿量减少，尿比重增高。高热持续可引起肾小管上皮细胞受损，患者可出现轻度蛋白尿和管型尿。体温下降期由于肾血管扩张，患者尿量增加，尿比重逐渐降至正常。

（考点：发热时机体的主要代谢变化及功能变化）

知识链接

发热的意义

发热既是多种疾病的重要病理过程，也是疾病的信号，对诊断疾病，评价疗效和估计预后均有重要参考价值。但其生物学意义应具体分析，不能一概而论。一定限度内的发热能引起机体免疫反应，提高抗感染能力，是机体一种重要的防御反应。但发热过高或过久对机体不利，除防御反应减弱外，还会引起能量物质及维生素的过多消耗，代谢失调和组织器官的功能障碍。因此，应针对发热原因进行治疗，同时采取适当退热措施，补充营养物质，加强患者的整体护理，从而促进机体早日康复。

五、发热的治疗原则与护理

（一）治疗原发病

（二）适度发热的处理

适度发热有利于机体抵抗感染、清除对机体有害的致病因素，对发热不高且不伴有其他严重疾病的病人，不要急于解热，尤其是原因不明的发热，更不能急于降温，以免掩盖病情和延误诊断。应以补充足够的营养物质、水、维生素等为主。

（三）临床上需要及时解热的情况

1. 体温过高（体温>39℃），患者伴有明显不适、头痛、意识障碍和惊厥者。

2. 心脏病患者。

3. 妊娠期妇女。

（四）选择合理的解热措施

1. 药物降温　常用的有解热镇痛药布洛芬、对乙酰氨基酚，类固醇解热药、糖皮质激素及清热解毒中草药柴胡、清开灵等。

2. 物理降温　可采用冰敷、乙醇浴和温水浴等降温，但婴幼儿的物理降温要避免使用乙醇，防止其吸收乙醇过多而出现烦躁、哭闹，应以温水浴降温为主。

另外，患者需卧床休息，多饮水，给予清淡、易消化饮食。

自测题

一、名词解释

1. 发热　2. 发热激活物　3. 内生致热原

二、填空题

1. 发热的过程可分为 _____、_____ 和 _____ 三期。

2. 发热激活物主要作用是 _____；内生致热原的主要作用是 _____。

3. 发热激活物包括 _____ 和 _____ 两大类。

4. 发热时物质分解代谢 _____，这是体温升高的物质基础。

5. 发热与过热的区别在于是否有 _____ 的上移。

6. 一般体温每升高 1℃，基础代谢率提高 _____。

7. 根据发热的原因，发热可分为 _____ 和 _____ 两大类。

三、选择题

A_1/A_2 型题

1. 下列哪种情况体温升高属于发热（　　）
   A. 甲状腺功能亢进　B. 急性肺炎
   C. 环境高温　　　　D. 妇女月经前期
   E. 先天性汗腺缺乏

2. 发热患者最常出现（　　）
   A. 代谢性酸中毒　　B. 呼吸性酸中毒
   C. 混合性酸中毒　　D. 代谢性碱中毒
   E. 混合性碱中毒

3. 体温上升期的热代谢特点是（　　）
   A. 产热等于散热　　B. 散热大于产热
   C. 产热大于散热　　D. 产热障碍
   E. 散热障碍

4. 引起发热最常见原因是（　　）
   A. 真菌感染　　　　B. 细菌感染
   C. 变态反应　　　　D. 恶性肿瘤
   E. 病毒感染

5. 幼儿高热时易出现惊厥，是由于（　　）
   A. 体弱
   B. 小儿对致热原较敏感

   C. 脱水热
   D. 神经系统发育尚不成熟
   E. 以上都不是

6. 高热时为什么要给予易消化吸收的食物（　　）
   A. 脱水　　　　　　B. 营养大量消耗
   C. 有便秘　　　　　D. 口干
   E. 消化吸收机能减弱

7. 对发热的变化下列哪项是错误的（　　）
   A. 在体温上升期有寒冷感觉
   B. 发热对机体都是有害的
   C. 发热有时可导致呼吸性碱中毒
   D. 发热时体温调定点升高
   E. 体温每升高 1℃，物质代谢率升高 13%

8. 对一个发热患者，治疗上哪种措施应谨慎使用，以防发生意外（　　）
   A. 补充水和盐　　　B. 补给维生素
   C. 应用退热药　　　D. 使用镇静药
   E. 肥皂水灌肠

A_3/A_4 型题

（9～10 题共用题干）

患者，女性，26 岁。发热、呼吸困难、咳嗽、咳铁锈色痰、胸痛 3 天。体温 40℃，呼吸 28 次/分，心率 105 次/分，右肺下叶叩诊呈实音，听诊呼吸音低，胸透示右肺下叶呈大片密度均匀致密的阴影，临床诊断为大叶性肺炎。

9. 该患者在发热初期不可能出现（　　）
   A. 寒战　　　　　　B. 皮肤苍白
   C. 大汗　　　　　　D. 鸡皮疙瘩
   E. 寒冷感

10. 患者出现什么症状表明已进入退热期（　　）
   A. 寒战　　　　　　B. 出汗
   C. 烦躁不安　　　　D. 鸡皮疙瘩
   E. 皮肤发红

四、简答题

1. 简述发热的分期及各期热代谢特点。

2. 叙述发热时机体的主要代谢和功能变化。

（石燕云）

第 8 章

休 克

案例 8-1 患者，男性，46岁。肝硬化病史13年，因进食干果后突发大量呕血，出血量在1000ml左右，伴头晕、心悸，家属紧急拨打"120"送往医院救治。入院查体：心率115次/分，血压74/55mmHg，神志淡漠，皮肤发绀，四肢湿冷。

问题：

1. 患者发生休克的原因是什么？
2. 患者处于休克的哪一期？请说出诊断依据。

休克是临床上危重疾病和严重创伤最常见的并发症之一，因其发生急剧、进展迅速，若得不到及时纠正，可发展为DIC、多器官功能障碍综合征，危及患者的生命。

一、休克的概念、原因及类型

（一）休克的概念

休克是指在各种强烈的致病因素作用下，机体有效循环血量急剧下降，组织微循环灌注量严重不足，致使全身重要器官代谢和功能出现严重障碍的全身性病理过程。

（二）休克的原因

多种因素可以引起休克，常见的有以下几种。

1. 失血和失液

（1）失血：常见于外伤、消化性溃疡出血、肝硬化食管-胃底静脉曲张破裂出血及产后大失血等。

（2）失液：剧烈的呕吐和腹泻、大量出汗等可导致大量体液丢失，有效循环血量锐减，导致休克。

2. 烧伤 大面积烧伤时常伴有大量血浆外渗，导致体液丢失，有效循环血量减少，引起休克。早期，休克的发生主要与疼痛和低血容量有关；晚期，常常因为继发感染而导致感染性休克。

3. 创伤 各种严重的创伤可因强烈的疼痛刺激、大量失血和失液而引起休克。

4. 感染 细菌、病毒、真菌等病原微生物引起的严重感染特别是革兰阴性细菌引起的感染，可由于细菌产生的内毒素释放入血引起败血症。因感染性休克常伴有败血症，故又称为败血症性休克。常发生于年老体弱、营养不良、糖尿病及长期应用免疫抑制剂的患者。

5. 过敏 过敏体质的人注射某些药物（如青霉素、疫苗或血清制品等）、食用某些食物（如海鲜等）或接触某些物品（如花粉等）后发生过敏性休克。

6. 心脏病变 大面积急性心肌梗死、心脏压塞、急性心肌炎、严重的心律失常等均可导致心输出量急剧下降，有效循环血量和微循环灌注量严重不足而致心源性休克。

7. 强烈的神经刺激　剧烈的疼痛、高位脊髓麻醉或损伤等可抑制血管运动中枢并影响交感神经缩血管功能，使阻力血管扩张、血管床容量增加、回心血量减少，有效循环血量不足而导致休克。

（三）休克的类型

休克的分类方法有多种，比较常用的分类方法有以下几种。

1. 按休克的病因分类　分为失血、失液性休克，烧伤性休克，创伤性休克，感染性休克，过敏性休克，心源性休克和神经源性休克等。

2. 按休克发生的始动环节分类（图 8-1）。

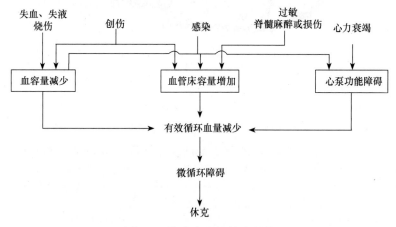

图 8-1　休克发生的始动环节

（1）低血容量性休克：是指由于血容量急剧减少而引起的休克。常见于失血、失液性休克、创伤性休克及烧伤性休克等。

（2）心源性休克：是指由于心脏泵血功能障碍，心输出量急剧减少，有效循环血量严重不足而引起的休克。

（3）血管源性休克：是指由于外周血管扩张，血管床容量增加，从而使大量血液淤积于扩张的小血管内，导致有效循环血量减少而引起的休克。常见于感染性、过敏性、神经源性休克。

（考点：休克的原因及分类）

知识链接

影响有效循环血量的因素

有效循环血量的维持主要由三个因素决定：①充足的血容量；②正常的心脏泵血功能；③正常的血管舒缩功能。导致休克的各种致病因素作用于机体后，可通过血容量减少，心输出量急剧降低，血管床容量增加等始动环节而导致休克。

二、休克的发生机制

休克的发生机制至今尚未完全阐明，目前认为微循环障碍是导致休克发生的主要机制。

微循环是指微动脉与微静脉之间的血液循环，是血液和组织之间进行物质交换的最小功能单位。微循环通常由微动脉、后微动脉、毛细血管前括约肌、真毛细血管、微静脉及直捷通路、动静脉吻合支构成（图 8-2）。微动脉、后微动脉及毛细血管前括约肌又称为前阻力血管，调节毛细血管网的血压和血流。微静脉又称为后阻力血管或容量血管，收集毛细血管网流出的血量。真毛细血管又称为交换血管，是血管内外物质交换的场所。

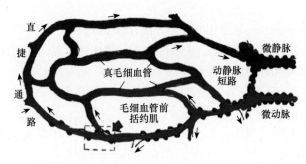

图 8-2　微循环

知识链接

神经-体液对微循环的调节

　　微循环主要受神经-体液调节。交感神经兴奋时血管收缩，血流减少；体液因子如儿茶酚胺、血管紧张素Ⅱ等可引起血管收缩，而组胺、缓激肽及前列环素等可引起血管舒张。一般来说，全身性血管活性物质使血管收缩，而局部产生的血管活性物质使血管舒张。酸性代谢产物（如乳酸等）可使血管平滑肌对缩血管物质的反应性降低，使血管扩张。

　　以典型的失血性休克为例，根据休克时微循环的变化可将休克的发展过程分为三个时期。

（一）微循环缺血性缺氧期

　　此期又称为休克早期或休克代偿期。

　　1. 微循环变化的发生机制　各种原因通过不同途径引起交感-肾上腺髓质系统兴奋，大量儿茶酚胺释放入血。儿茶酚胺一方面可使皮肤、内脏小血管收缩，使组织血液灌流量不足；另一方面通过开放大量动静脉短路和直捷通路使血液迅速回流，加重组织缺血缺氧。除儿茶酚胺外，体内的血管紧张素Ⅱ、血管升压素等也可促进血管收缩。

　　2. 微循环变化的特点　休克早期全身小血管包括微动脉、后微动脉、毛细血管前括约肌和微静脉都持续性收缩，外周阻力升高，其中前阻力血管收缩更明显，使大量真毛细血管网关闭，组织灌流量明显减少，缺血缺氧；同时，血液通过直捷通路或开放的动-静脉短路迅速流入微静脉，加重组织的缺血缺氧。此期微循环灌注的特点：少灌少流，灌少于流（图 8-3）。

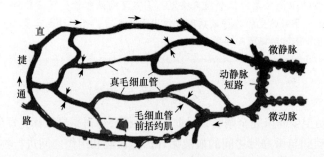

图 8-3　缺血性缺氧期微循环变化

3. 微循环变化的代偿意义 尽管休克早期微循环的变化引起皮肤、内脏等器官缺血缺氧，但对机体却有一定的代偿意义。

（1）有助于动脉血压的维持：①增加回心血量。儿茶酚胺等缩血管物质的大量释放，使微静脉、小静脉等容量血管收缩，皮肤、肝、脾等储血器官的微血管收缩，迅速而短暂的增加回心血量，起到"自身输血"的作用。由于毛细血管前阻力大于后阻力，毛细血管流体静压下降，大量组织液回流入血管，起到"自身输液"的作用。因此无论是"自身输血"还是"自身输液"都起到了增加回心血量的作用。②交感－肾上腺髓质系统兴奋，引起心肌收缩力增强，心率加快，心输出量增加，有助于维持血压的稳定。

（2）保证心、脑的血液供应：不同组织器官的血管对儿茶酚胺等缩血管物质的反应并不完全一致。皮肤、内脏血管对儿茶酚胺较为敏感，血管收缩明显；而脑血管对儿茶酚胺反应较小；冠状动脉对儿茶酚胺不仅不敏感，反而在局部代谢产物腺苷等扩血管物质作用下扩张。微循环反应的差异性使已经减少的循环血量重新分布，保证了心、脑主要脏器的血液供应。

4. 病理临床联系及防治 此期患者主要表现为皮肤苍白、四肢湿冷、脉搏细速、尿量减少、烦躁不安，血压变化不明显，脉压减小等。

休克早期为可逆期，如能及时发现，尽早消除致病因素，及时补充血容量，改善组织灌流量，可阻止休克进一步发展，反之可进入微循环淤血性缺氧期。

（二）微循环淤血性缺氧期

此期又称为休克期或休克失代偿期。

1. 微循环变化的发生机制 组织持续缺血缺氧导致酸性代谢产物增多，在酸性环境下，血管对儿茶酚胺的反应性降低，使微血管扩张；微循环前后阻力血管对酸的耐受性不同，因此对儿茶酚胺的反应性高低不一，则扩张的程度也不同。组织在持续缺氧及酸中毒的环境下，可导致肥大细胞释放组胺、ATP 分解产生腺苷及细胞释放 K^+，从而使微血管扩张，毛细血管通透性增加，局部组织间液渗透压增高，大量血浆外渗，血液黏滞度增加，加重微循环淤血。

2. 微循环变化的特点 微动脉、后微动脉、毛细血管前括约肌痉挛减轻甚至舒张，前阻力降低大量血液涌入真毛细血管，微循环出现血液淤滞。另外，微静脉等仍对儿茶酚胺产生反应性而收缩，扩张不明显，且静脉端血流缓慢，血液黏滞度增加，使回心血量进一步减少，心排血量、动脉血压和微循环灌流量进行性下降，进一步加重组织缺氧和酸中毒，最终失去代偿作用。此期微循环灌注的特点：多灌少流，灌大于流（图 8-4）。

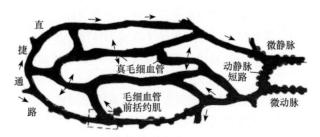

图 8-4 淤血性缺氧期微循环变化

3. 微循环变化的失代偿表现

（1）血压明显下降：一方面，微循环血管床大量开放，血液淤积在内脏器官；另一方面，组胺等活性因子的释放，使血管扩张，管壁通透性增加，血浆外渗。以上因素的存在，使机体在失血的情况下有效循环血量进一步减少，回心血量减少，血压明显下降。

（2）重要脏器血供不足：有效循环血量不足，微循环严重淤血，导致回心血量减少，心脑血液供应不足。

4. 病理临床联系及防治　此期患者主要表现为皮肤由苍白转为发绀或花斑，脉搏细弱，少尿或无尿，神志淡漠甚至昏迷，血压明显下降，脉压缩小等。

休克中期为可逆性失代偿期，此期除了病因治疗外，如能纠正酸中毒、扩充血容量（补足已丢失的血容量和外渗的血浆量）、合理使用血管活性药物，休克仍可逆转，反之将进入微循环衰竭期。

（三）微循环衰竭期

此期又称为休克晚期或休克难治期。

1. 微循环变化的发生机制　由于严重的缺氧和酸中毒，一方面可使微血管对儿茶酚胺失去反应而扩张，另一方面可使血管内皮细胞受损，内皮下胶原纤维暴露，激活内源性凝血系统可引起微血栓的形成；另外，血流缓慢、血液黏滞度增加、血小板聚集等也易引起微血栓的形成。

2. 微循环变化的特点　微血管麻痹、扩张，微循环严重淤血，可有微血栓形成，血流停止。此期微循环灌注的特点：微循环血流停止，不灌不流（图8-5）。

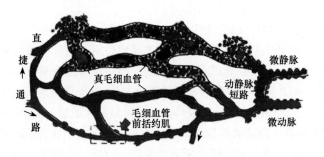

图 8-5　衰竭期微循环变化

3. 微循环衰竭

（1）DIC形成：微血栓的形成消耗大量凝血因子，纤溶活性亢进，导致弥散性血管内凝血（DIC）的形成。

（2）重要器官功能衰竭：持续性重度低血压可使重要器官如心、脑、肝、肾、肺等代谢障碍加重；持续的缺氧、酸中毒和休克时体液因子（如溶酶体酶、细胞因子等）的释放，可使重要器官的细胞发生严重乃至不可逆性损伤，导致重要器官功能和代谢障碍，甚至出现多系统器官功能衰竭而引起死亡。

4. 病理临床联系及防治　此期主要表现为弥散性血管内凝血（DIC），患者皮肤可有广泛的渗血、出血及皮下瘀斑等，脉搏细速，浅表静脉萎陷，血压进行性下降，甚至测不到，升压药难以维持血压。严重者出现脏器功能障碍或衰竭的表现。

休克晚期为不可逆期。

（考点：休克各期微循环变化的特点）

三、休克时机体代谢和器官功能的变化

（一）机体代谢的变化

1. 物质代谢的变化 休克时由于微循环灌注不足引起组织缺氧，细胞有氧代谢障碍，无氧代谢增强，乳酸生成明显增多。

2. 水、电解质代谢的变化 休克时微循环严重障碍，组织细胞缺氧，ATP 生成减少，使细胞膜上钠泵运转失灵，可引起细胞水肿和高钾血症。

3. 酸碱平衡紊乱 缺氧时糖酵解增强，可生成大量乳酸；缺氧时肝功能受损，不能充分摄取乳酸，影响乳酸转化为葡萄糖；缺氧时肾功能受损，不能将乳酸排出。综合以上因素，使体内乳酸大量积聚，引起代谢性酸中毒。酸中毒又可以加重微循环淤血，促进 DIC 发生，是休克恶化的重要因素。

（二）重要器官功能障碍

1. 心功能障碍 除心源性休克伴有原发性心功能障碍外，其他类型的休克在早期由于机体的代偿性调节，心功能变化不明显。随着休克的进展，心肌缺血缺氧加重，心肌收缩力减弱，可出现心功能障碍甚至导致急性心力衰竭。

2. 脑功能障碍 休克早期，由于血流的重新分布和脑循环的自身调节，保证了脑的血液供应，除应激引起的烦躁不安外，无明显的脑功能障碍。当动脉血压进行性下降或脑循环出现 DIC 时，可因脑组织缺血缺氧和酸中毒，出现神志淡漠甚至昏迷。缺氧还可引起脑细胞水肿和颅内压升高，加重脑功能障碍。

3. 肾功能障碍 肾是休克是最易受损的器官，常表现为少尿、氮质血症、高钾血症及代谢性酸中毒。休克时释放的大量儿茶酚胺使肾血管强烈收缩，肾血流量减少，肾小球滤过率降低，出现少尿，称为功能性肾衰竭，如能及时纠正休克，恢复肾灌流后，肾功能可恢复。若休克持续的时间长，肾小管上皮细胞因缺血缺氧而发生损伤，导致肾功能障碍称为器质性肾衰竭，一旦发生，即使恢复肾灌流后，肾功能也难短时间内恢复正常。各种类型休克伴发的急性肾衰竭称为休克肾，常是休克患者致死的主要原因。

4. 肺功能障碍 休克早期，由于呼吸中枢兴奋，使呼吸加深加快，通气过度，常引起呼吸性碱中毒。休克晚期伴随严重的间质性肺水肿及肺泡水肿等的发生，可引起急性呼吸衰竭，表现为进行性呼吸困难和缺氧，称为急性呼吸窘迫综合征或休克肺，也是休克致死的主要原因之一。

5. 多器官功能障碍综合征（MODS） 主要是指在严重创伤、感染、休克或复苏后，短时间内两个或两个以上器官同时或相继出现功能损害的临床综合征。常在休克晚期出现，是引起死亡的重要原因。

四、休克的防治原则

休克是复杂的全身性危重病理过程，发生后单靠 1～2 种药物很难纠正。因此应及早去除病因，恢复生命器官的微循环灌流，防治组织损伤和器官功能障碍，积极采取综合措施治疗。

（一）病因防治

积极防治引起休克的原发病因，如包扎止血、镇痛、补液、抗感染、抗过敏及强心等。

（二）发病学防治

休克是由于有效循环血量急剧减少，微循环灌注不足引起的。因此，防治休克的重点是改

善微循环，提高组织的灌注量。

1. 补充血容量　除心源性休克外，补充血容量是提高心输出量，改善组织灌流量的根本措施。补液要及时、尽早，遵循"需多少，补多少"的原则充分扩容。但过量补液会导致肺水肿，因此补液过程中需动态观察静脉充盈度、血压、尿量和脉搏等指标，有条件的可以动态监测中心静脉压和肺动脉楔压。

2. 纠正酸中毒　临床中应根据酸中毒的程度及时补碱纠酸，防止病情恶化。

3. 血管活性药物的应用　对于失血、失液性休克等循环血容量减少，外周阻力增高的患者在充分扩容的基础上使用多巴胺等扩血管药物以增加组织灌流量；对于过敏性休克、神经源性休克的患者，可以使用血管收缩药以升高血压，保证重要器官的血液供应。

（三）支持与保护疗法

给予营养支持，确保热量平衡；使用细胞膜稳定剂、改善细胞能量代谢以防治细胞损伤；密切监测各脏器功能变化，及时采取相应措施，尽力保护重要脏器功能；尽早经口进食，维持和保护肠黏膜的屏障功能。

（考点：休克时补液及血管活性药物使用的原则）

自测题

一、名词解释

1. 休克　2. 多器官功能障碍综合征

二、填空题

1. 休克按发病原因可分为 _____、_____、_____、_____、_____ 和 _____。

2. 休克早期微循环灌注的特点是 _____。

3. 治疗休克的中心环节是 _____。

三、选择题

A_1/A_2 型题

1. 休克期微循环灌流的特点是（　　）
   A. 少灌少流　　B. 不灌不流
   C. 多灌少流　　D. 灌少于流
   E. 血流停止

2. 患者，男性，24岁。建筑工人，高空作业时不慎从脚手架坠落后身体多处骨折并伴有大量出血，面色苍白，烦躁不安。现场急救首先采取的措施是（　　）
   A. 镇痛　　　　B. 止血
   C. 骨折固定　　D. 清理创口
   E. 转运入院

3. 患者，男性，21岁，大面积烧伤后30分钟入院。查体：心率100次/分，血压100/70mmHg，面色苍白，四肢湿冷，烦躁不安，尿量减少。该患者处于休克的（　　）
   A. 休克进展期　　B. 休克早期
   C. 休克难治期　　D. 休克中期
   E. 休克晚期

4. 产妇，28岁，胎盘娩出后阴道持续出血达800ml。查体：心率106次/分，血压113/75mmHg，面色苍白，尿量减少，诊断为失血性休克。此时微循环灌流的特点是（　　）
   A. 少灌多流　　B. 血流停止
   C. 灌多于流　　D. 少灌少流
   E. 多灌多流

A_3/A_4 型题

（5～7题共用题干）

患者，女性，35岁。消化性溃疡病史9年，今日腹痛加剧，今晨突然呕出咖啡色液体100ml，排出大量柏油样便，伴有头晕、心悸、无力，家人急送医院。入院查体：血压70/50mmHg，心率150次/分，皮肤发绀，四肢湿冷，意识模糊，上腹部有轻度压痛，肠鸣音活跃。

5. 患者诊断为休克的哪种类型（　　）
   A. 失血性休克　　B. 感染性休克
   C. 创伤性休克　　D. 心源性休克

E．神经源性休克

6．此时微循环灌流的特点是（   ）

    A．少灌少流　　　B．不灌不流

    C．多灌少流　　　D．灌少于流

    E．血流停止

7．目前应采取的首要措施是（   ）

    A．积极去除病因

B．开放静脉通路、补液

C．开放气道，保持呼吸通畅

D．使用止血药物

E．使用镇痛药

四、简答题

1．什么是休克？导致休克的原因有哪些？

2．简述休克各期微循环灌注的特点及其临床表现。

（李研科）

第 9 章

缺　氧

第 1 节　缺氧的概念

案例 9-1　　患者王某，女性，58 岁，晚上用煤炉取暖，第二天早上被发现昏迷后立刻送入医。入院后体格检查：体温 36.8℃，呼吸 24 次 / 分，脉搏 98 次 / 分，心率 98 次 / 分，血压 99/73mmHg，意识不清，口唇呈樱桃红，其余正常。实验室检查：PaO_2 95mmHg，HbCO 30%。入院后立即吸纯氧，并给予纠酸、补液等处理，病情好转，逐渐苏醒。

问题：

1. 该患者发生了什么？属于该病例过程的哪一个类型？
2. 其发生机制是什么？
3. 作为护士，给患者吸氧时应该注意什么？

氧是人体生命活动所必需的物质。缺氧是导致组织损伤最常见的原因，见于临床各科的多种疾病，也与航天医学、高原反应有密切关系。心、脑等生命重要器官缺氧常常是导致机体死亡的重要原因。成年人静息时需氧量约为 0.25L/min，而体内贮存的氧量为 1.5L，一旦呼吸和心跳停止，数分钟内就可能死于缺氧。氧的获得和利用是一个复杂过程，包括外呼吸、气体运输和内呼吸。机体通过肺的通气功能将大气中的氧吸入肺泡，然后弥散入血与血红蛋白结合，氧经血液携带运输，通过血液循环将氧气输送到身体的各部位供组织细胞利用，其中任何一环节发生障碍都能引起缺氧。组织的供氧量＝动脉血氧含量 × 组织血流量，组织的耗氧量＝（动脉血氧含量－静脉血氧含量）× 组织血流量。血氧指标是反映供氧量与耗氧量的重要指征。

缺氧是指组织供氧不足或利用氧的能力障碍，引起组织代谢、功能和形态结构发生异常变化的病理过程。

第 2 节　常用的血氧指标

一、血氧分压（PO_2）

血氧分压指以物理状态溶解于血液中的氧所产生的张力。正常动脉血物理溶解的氧约为 3ml/L，动脉血氧分压（PaO_2）约为 100mmHg（13.3kPa）[①]，静脉血氧分压（PvO_2）约为 40mmHg（5.33kPa）。动脉血氧分压主要取决于吸入气体的氧分压和肺的外呼吸功能，是氧向组织弥散的动力因素；而静脉血氧分压主要取决于组织摄氧和利用氧的能力。

---

① 1mmHg=0.133kPa

二、血氧容量（CO_2max）

血氧容量指 100ml 血液中血红蛋白（Hb）被氧充分饱和时的最大带氧量。在 38℃、氧分压 150mmHg、二氧化碳分压 40mmHg 的条件下，血红蛋白可被氧充分饱和。正常血氧容量约为 200ml/L，取决于血红蛋白的质（与氧结合的能力）和量。血氧容量的高低反映血液携氧能力的强弱。

三、血氧含量（CO_2）

血氧含量指 100ml 血液中的实际含氧量，包括血红蛋白实际结合的氧和血浆中物理溶解的氧。正常动脉血氧含量（CaO_2）约为 190ml/L，静脉血氧含量（CvO_2）约为 140ml/L。血氧含量取决于血氧分压和血氧容量。

四、血红蛋白氧饱和度（SO_2）

血红蛋白氧饱和度指血液中氧合血红蛋白占总血红蛋白的百分数，简称血氧饱和度，也就是血红蛋白被氧饱和的程度。血红蛋白氧饱和度＝血氧含量－物理溶解的氧量／血氧容量 ×100%。正常动脉血氧饱和度（SaO_2）为 95%～98%，静脉血氧饱和度（SvO_2）为 70%～75%。血氧饱和度主要取决于动脉血氧分压，两者的关系可用氧合血红蛋白解离曲线表示（图 9-1）。

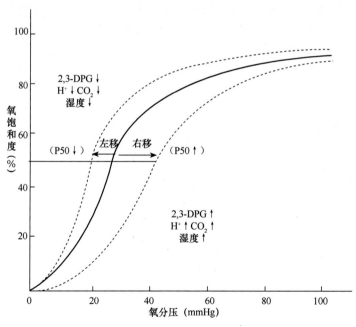

图 9-1　氧合血红蛋白解离曲线

五、动 - 静脉血氧含量差（$A\text{-}VdO_2$）

动 - 静脉血氧含量差指动脉血氧含量（CaO_2）与静脉血氧含量（CvO_2）的差值，取决于组织的摄氧量，反应组织的摄氧能力。正常动 - 静脉氧含量差约为 50ml/L。

第3节 缺氧的类型

根据缺氧的原因和血氧变化特点,一般将缺氧分为四种类型。

一、低张性缺氧

低张性缺氧也称乏氧性缺氧,是指因动脉血氧分压降低,组织供氧不足而引起的缺氧。血氧分压降低和血氧含量减少为其基本特征。

(一)原因

1. 吸入气氧分压过低　多发生在海拔3000m以上的高原、高空,通风不好的矿井、坑道等,因吸入氧分压过低的气体引起的缺氧,又称大气性缺氧。在高原,随着海拔的升高,大气压降低,吸入气中的氧分压降低,使得进入肺泡的氧气不足,肺泡氧分压降低,导致动脉血氧分压降低,引起缺氧。

2. 外呼吸功能障碍　发生于肺通气或换气功能障碍时,又称呼吸性缺氧。

3. 静脉血分流入动脉　多见于先天性心脏病,如室间隔缺损伴肺动脉狭窄或肺动脉高压时,由于右心压力高于左心,出现右向左分流,使未经氧合的静脉血掺入左心的动脉血中,导致动脉血氧分压降低。

(二)血氧变化特点

低张性缺氧时,动脉血氧分压降低,可直接导致动脉血氧含量和动脉血氧饱和度降低,血氧容量正常,动-静脉血氧含量差减小或接近正常。低张性缺氧时,毛细血管中氧合血红蛋白减少,而脱氧血红蛋白浓度增加,当毛细血管中脱氧血红蛋白浓度达到50g/L以上时,可使皮肤与黏膜呈青紫色,称为发绀。

(考点:低张性缺氧血氧指标的变化)

二、血液性缺氧

血液性缺氧是指血红蛋白数量减少或血红蛋白性质的改变,导致血液携带的氧减少或与血红蛋白结合的氧不易释出而引起的组织缺氧。血液性缺氧时外呼吸功能正常,动脉血氧含量降低而动脉血氧分压正常,故也称为等张性缺氧。

(一)原因

1. 贫血　红细胞的数量或者血红蛋白的数量减少导致缺氧,又称贫血性缺氧。

2. 一氧化碳中毒　CO与Hb的亲和力比O_2与Hb的亲和力大210倍,当CO吸入后,迅速与血红蛋白(Hb)结合形成碳氧血红蛋白(HbCO),失去携带氧的能力。同时,CO还能抑制红细胞内糖酵解,使其中间代谢产物2,3-二磷酸甘油酸(2,3-DPG)生成减少,氧离曲线左移,血红蛋白中的氧不易释出,从而加重组织缺氧。

3. 高铁血红蛋白血症　血红蛋白中的Fe^{2+}在氧化剂的作用下可氧化成Fe^{3+},形成高铁血红蛋白($HbFe^{3+}OH$),失去携氧的能力。生理状态下,高铁血红蛋白仅占血液血红蛋白总量的1%~2%,当亚硝酸盐、过氯酸盐、磺胺等中毒时,可以使血液中的血红蛋白转变为高铁血红蛋白,当高铁血红蛋白含量超过血红蛋白总量的10%时,可出现缺氧的表现。较常见的是食用大量含硝酸盐的腌菜后,经肠道细菌作用将硝酸盐还原为亚硝酸盐,后者吸收入血后,导致高铁血红蛋白血症,患者全身青紫,称为肠源性发绀。

（二）血氧变化特点

血液性缺氧时，由于外呼吸功能正常，所以动脉血氧分压及血氧饱和度正常，但因血红蛋白数量减少或性质改变，使血氧容量降低，因而血氧含量减少，动 - 静脉血氧含量差低于正常。

血液性缺氧患者可无发绀。严重贫血的患者，即使合并低张性缺氧，毛细血管中脱氧血红蛋白仍然达不到 50g/L，不会出现发绀。CO 中毒者血液中 HbCO 增多，HbCO 颜色鲜红，故皮肤、黏膜呈樱桃红色，但严重缺氧时由于皮肤血管收缩，皮肤、黏膜呈苍白色。高铁血红蛋白呈棕褐色，故患者皮肤和黏膜呈咖啡色或青紫色。

（考点：血液性缺氧时血氧指标的变化）

三、循环性缺氧

循环性缺氧是指组织血流量减少引起组织供氧不足而导致的组织缺氧，又称低动力性缺氧。循环性缺氧还可分为缺血性缺氧和淤血性缺氧。前者是由于动脉血液灌流量减少所致；后者则由于静脉血液回流受阻，导致毛细血管床淤血所致。

（一）原因

1. 全身性循环障碍　见于休克和心力衰竭，由于心排血量减少，组织灌流不足而引起缺氧。休克患者心输出量的减少比心力衰竭者更严重，全身性缺氧也更严重，患者可死于因心、脑、肾等重要器官缺氧而发生的功能衰竭。

2. 局部性循环障碍　见于动脉粥样硬化、血栓形成、血栓栓塞、血管受压等情况。因血管阻塞或受压，引起局部组织缺血性或淤血性缺氧。

（二）血氧变化特点

单纯的循环性缺氧，动脉血氧分压、动脉血氧饱和度、血氧容量和血氧含量均正常。由于血流缓慢，血液流经毛细血管的时间延长，组织细胞摄取和利用的氧量增多，造成静脉血氧含量降低，所以动 - 静脉血氧含量差大于正常。由于静脉血的氧含量和氧分压较低，毛细血管中平均脱氧血红蛋白可超过 50g/L，因而可出现发绀。

（考点：循环性缺氧时血氧指标的变化）

四、组织性缺氧

组织性缺氧是指组织、细胞利用氧障碍而导致的缺氧，又称氧利用障碍性缺氧。

（一）原因

1. 细胞中毒　氰化物、硫化物等可引起组织中毒性缺氧，最典型的是氰化物中毒，氰化物可迅速与氧化型细胞色素氧化酶的三价铁结合为氰化高铁细胞色素氧化酶，阻碍其还原成还原型细胞色素氧化酶，中断呼吸链，组织发生用氧障碍。0.06gHCN 即可致人死亡。硫化氢、砷化物（砒霜）和甲醇等中毒也是通过抑制细胞色素氧化酶而影响细胞氧化过程，导致缺氧。

2. 线粒体损伤　生物氧化过程主要在线粒体内进行，大量放射线照射、高温、高压氧、严重缺氧、细菌毒素作用等可损伤线粒体，使生物氧化障碍，引起氧的利用障碍。

3. 呼吸酶合成障碍　维生素 B_1 为丙酮酸脱氢酶的辅酶成分，维生素 B_2 是黄素酶的组成成分，维生素 PP 是辅酶 I 和辅酶 II 的组成成分，这些维生素的严重缺乏可影响氧化磷酸化过程，导致氧的利用障碍。

（二）血氧变化特点

组织性缺氧，动脉血氧分压、血氧饱和度和血氧含量均正常。由于内呼吸障碍使组织不能充分利用氧，故静脉血氧含量和血氧分压高于正常，动－静脉血氧含量差小于正常。由于组织利用氧障碍，毛细血管中氧合血红蛋白的量高于正常，患者皮肤、黏膜常呈鲜红色或玫瑰红色。

（考点：组织性缺氧时血氧指标的变化）

临床所见的缺氧常为混合性缺氧。各型缺氧的血氧变化特点见表 9-1。

表 9-1　各型缺氧的血氧变化

缺氧类型	PaO_2	SaO_2	CO_2max	CaO_2	$A\text{-}VdO_2$	肤色变化
低张性缺氧	↓	↓	N	↓	↓或 N	青紫色
血液性缺氧	N	N	↓或 N	↓	↓	樱桃红、咖啡色
循环性缺氧	N	N	N	N	↑	青紫色
组织性缺氧	N	N	N	N	↓	玫瑰红色

第 4 节　缺氧时机体功能与代谢的变化

缺氧对机体的影响，取决于缺氧的程度、速度、持续时间和机体的功能代谢状态。低温和适度锻炼可增强机体对缺氧的耐受性，而代谢增高或活动增加者对缺氧的耐受性差。本节以低张性缺氧为例，介绍缺氧时机体的功能和代谢变化。

一、呼吸系统的变化

当动脉血氧分压低于 60mmHg 时，可刺激颈动脉体和主动脉体化学感受器，反射性引起呼吸加深加快，从而使肺泡通气量增加，肺泡气氧分压升高，动脉血氧分压也随之升高。胸廓呼吸运动的增强使胸内负压增大，还可促进静脉回流，增加心输出量和肺血流量，有利于氧的摄取和运输。

重度缺氧动脉血氧分压 <30mmHg 时，可直接抑制呼吸中枢，此时缺氧对化学感受器的兴奋作用不足以对抗缺氧对呼吸中枢的抑制作用，从而使呼吸节律和频率不规则，肺内通气量减少，发生中枢性呼吸衰竭，可出现周期性呼吸、潮式呼吸、间停呼吸。

二、循环系统的变化

缺氧时，由于 PaO_2 降低引起交感神经兴奋，造成心率加快，心肌收缩力增强，心输出量增加。急性缺氧时，皮肤、内脏因交感神经兴奋，缩血管作用占优势，使血管收缩，组织器官的血流量减少；而心、脑血管因受乳酸等局部代谢产物的扩血管作用，组织器官的血流量增加，这种血流的重新分布，保证了心、脑等重要器官的血液供应。严重缺氧时，心肌受损，心肌舒缩功能障碍，心输出量和静脉回流减少，甚至出现心律失常及心力衰竭。

（考点：缺氧时循环系统的代偿反应）

三、血液系统的变化

1. 红细胞和血红蛋白增多　急性缺氧时，由于交感神经兴奋，脾、肝等储血器官血管收缩，储存的血液进入体循环，使血液中红细胞迅速增多。慢性缺氧时红细胞增多主要是骨髓造血功能增强所致。红细胞和血红蛋白的增加提高了血氧容量和血氧含量，从而增加了组织的氧供，是机体对慢性缺氧的一种重要代偿反应。

2. 氧合血红蛋白解离曲线右移 缺氧时红细胞内糖酵解过程的中间产物 2, 3-DPG 增加，导致氧离曲线右移，这时，Hb 与 O_2 亲和力下降，容易将结合的氧释放出来供组织细胞利用。

四、中枢神经系统的变化

在机体所有器官中，脑耗氧最高，对缺氧十分敏感。脑的重量仅占体重的 2%～3%，而脑血流量约占心输出量的 15%。急性缺氧可引起头痛，情绪激动，思维力、记忆力、判断力降低或丧失以及运动不协调等，严重者可出现惊厥或意识丧失。慢性缺氧时，神经症状较为缓和，表现为注意力不集中、记忆力减退、易疲劳、轻度精神抑郁等。缺氧引起的脑组织病变主要表现为脑细胞肿胀、变性、坏死及脑间质水肿，这些病变是中枢神经系统功能障碍的主要原因。

五、组织细胞和代谢的变化

在供氧不足的情况下，组织细胞可通过增强用氧能力和无氧糖酵解而获得维持生命活动所必需的能量。同时，缺氧可引起细胞膜、线粒体及溶酶体的损伤，引起细胞水肿、坏死。

第 5 节　缺氧的防护原则

（一）去除病因

去除病因是治疗缺氧的前提和关键。

（二）提高机体对缺氧的耐受能力

要注重长久适度的体育锻炼，避免情绪激动。

三、氧 疗

通过吸入氧分压较高的空气或纯氧治疗疾病的方法称为氧疗。氧疗是治疗缺氧的首要措施。缺氧的病人均可吸氧，但效果因类型而异。低张性缺氧疗效最好，但静脉分流引起的低张性缺氧，吸氧改善缺氧作用较小。高原肺水肿患者吸入纯氧具有特殊的疗效，吸氧后数小时至数日，肺水肿症状可显著缓解。血液性缺氧、循环性缺氧者可改善组织的供氧。CO 中毒可吸入纯氧，也可在高压氧仓内治疗，且疗效显著。高铁血红蛋白血症患者，应在吸氧同时给予还原剂治疗。组织性缺氧时氧疗的效果最差。

（考点：氧疗的效果）

知识链接

氧 中 毒

氧中毒是指因长时间吸入氧分压过高的气体所致的一种临床综合征。氧中毒重在预防，分为以下三种类型。

1. 肺型氧中毒 吸入约 1 个大气压的氧 8 小时后可发生，患者出现胸骨后疼痛、咳嗽、呼吸困难等。

2. 脑型氧中毒 吸入 2～3 个大气压以上的氧可引起，患者主要出现视觉和听力障碍、恶心、抽搐、晕厥等神经症状，严重者可昏迷、死亡。对氧中毒者应间断吸氧，在常压下吸入 40% 氧是安全的，吸入纯氧不应超过 12 小时。

3. 眼型氧中毒 新生儿吸入高浓度氧或吸氧时间过长时引起，常导致视力障碍，严重者可失明。

自测题

一、名词解释

1. 缺氧 2. 血氧分压 3. 血氧容量 4. 血氧含量 5. 血氧饱和度 6. 低张性缺氧 7. 发绀

二、填空题

1. 低张性缺氧的原因有 _____ 、 _____ 和 _____ 。
2. 循环性缺氧最有特征性的血氧指标的变化是 _____ 。
3. 大叶性肺炎的患者引起的缺氧类型为 _____ ，血氧指标变化为：PaO₂ _____ ，SaO₂ _____ 。
4. 根据发生缺氧的原因和血氧变化，一般将缺氧分为 _____ 、 _____ 、 _____ 和 _____ 四种类型。

三、选择题

A_1/A_2 型题

1. 正常人进入高原或通风不良的矿井中发生缺氧的原因是（ ）
   A. 吸入气的氧分压降低
   B. 肺气体交换障碍
   C. 循环血量减少
   D. 血液携氧能力降低
   E. 组织血流量减少

2. 影响动脉血氧分压高低的主要因素是（ ）
   A. 血红蛋白的含量
   B. 组织供血
   C. 血红蛋白与氧的亲和力
   D. 肺呼吸功能
   E. 线粒体氧化磷酸化酶活性

3. 高原肺水肿的发病机制主要是（ ）
   A. 吸入气氧分压减少
   B. 肺循环血量增加
   C. 肺小动脉收缩
   D. 肺血管扩张
   E. 外周化学感受器受抑制

4. 动-静脉血氧含量差主要反映的是（ ）
   A. 肺的通气功能
   B. 肺的换气功能
   C. 吸入气氧分压

D. 组织摄取和利用氧的能力
E. 血红蛋白与氧的亲和力

5. 下列哪种物质可使低铁血红蛋白变成高铁血红蛋白，失去结合氧的能力导致缺氧的发生（ ）
   A. 硫酸盐   B. 尿素
   C. 亚硝酸盐   D. 肌酐
   E. 乳酸

6. 严重贫血可引起（ ）
   A. 循环性缺氧   B. 乏氧性缺氧
   C. 血液性缺氧   D. 组织中毒性缺氧
   E. 低动力性缺氧

7. 引起肠源性发绀的原因是（ ）
   A. 一氧化碳中毒   B. 亚硝酸盐中毒
   C. 氰化物中毒   D. 肠系膜血管痉挛
   E. 肠道淤血水肿

8. 急性缺氧时血管收缩和血流量减少最明显的器官为（ ）
   A. 肝   B. 肾
   C. 肺   D. 胃肠道
   E. 胰腺

9. 循环性缺氧可由下列哪种原因引起（ ）
   A. 大气供氧不足
   B. 血中红细胞数减少
   C. 组织供血量减少
   D. 血中红细胞数正常但血红蛋白减少
   E. 肺泡弥散到循环血液中的氧量减少

A_3/A_4 型题

（10～13题共用备选答案）
   A. 发绀   B. 苍白
   C. 咖啡色   D. 玫瑰红
   E. 樱桃红

10. CO中毒时患者的皮肤与黏膜（ ）
11. HCN中毒时患者的皮肤与黏膜（ ）
12. 严重贫血时患者的皮肤与黏膜（ ）
13. 亚硝酸盐中毒患者的皮肤与黏膜（ ）

四、简答题

1. 试述CO中毒引起缺氧的机制。
2. 简述血液性缺氧的常见原因。

（李红燕）

第10章

心血管系统疾病

第1节 原发性高血压

案例 10-1　　　患者，女性，61岁。突然昏迷2小时入院，患者曾有高血压病史，今年来常感心悸，体力活动时显著。入院检查：体温38.2℃，脉搏61次/分，呼吸16次/分，血压205/116mmHg。神志昏迷，颈项强直，心尖搏动明显，呈抬举样，心浊音界向左扩大，律齐，主动脉瓣第二心音亢进。左侧上下肢呈弛缓性瘫痪，腱反射消失。入院治疗疗效不明显，患者因呼吸、心搏停止而死亡。尸体解剖：心脏增大，左心室壁增厚，达2.0cm，乳头肌增粗。镜下观，心肌纤维明显变粗。脑右侧内囊处可见4cm×3cm×3cm的血肿，脑室内见大量凝血块，中脑部分区域亦见出血灶。

问题：

1. 患者可能患了什么疾病？
2. 什么是原发性高血压？
3. 原发性高血压对机体的哪些组织、器官有影响？

高血压是以体循环动脉血压持续升高为主要表现的临床综合征。成人在静息状态下，收缩压≥140mmHg和（或）舒张压≥90mmHg，被定为高血压。

高血压可分为原发性高血压和继发性高血压两大类。原发性高血压是一种原因不明的以细小动脉硬化为基本病变的独立性全身性疾病，占高血压的90%～95%，通称为高血压病，多见于40岁以上的中、老年人，是我国常见的心血管疾病；继发性高血压是由某些疾病引起的血压升高，如肾炎、肾上腺肿瘤、肾动脉狭窄等，故又称为症状性高血压，占高血压的5%～10%。

一、病因及发病机制

原发性高血压的病因及发病机制尚未完全清楚，目前认为可能与以下因素有关。

1. 遗传因素　约75%原发性高血压患者有明显的家族史。双亲均为高血压者与无高血压家族史者相比，高血压病患病率高2～3倍。

2. 精神心理因素　据调查，长期处于精神紧张状态，如暴怒、焦虑、抑郁和忧伤等可使大脑皮质的兴奋与抑制功能失调，失去对皮层下血管舒缩中枢的调节能力，引起全身细、小动脉痉挛，外周阻力增加，使血压升高。在原发性高血压的早期，只服用镇静药即可以血压恢复正常。

3. 饮食因素　流行病学和临床观察均显示，高血压的发生与食盐摄入量有一定关系。高钠可导致血容量增加及动脉壁平滑肌对去甲肾上腺素、血管紧张素等缩血管物质的敏感性增加，使血压升高。临床上利用减少钠盐摄入量或用药物增加钠的排泄也可降低血压。

4. 其他因素　吸烟、饮酒过多、肥胖、年龄增长和缺乏体力活动等，也是促使血压升高的危险因素。

二、类型和病理变化

高血压病分为缓进型高血压病和急进型高血压病两种类型。

（一）缓进型高血压病

缓进型高血压病又称为良性高血压病，约占高血压病的 95%，多见于中、老年人，病程长，进展缓慢，可达 10 余年或数十年。按病变发展可分为功能紊乱期、血管病变期、内脏病变期。

1. 功能紊乱期　为高血压病的早期阶段。基本病变为全身细小动脉间歇性的痉挛，血压处于波动状态，血管痉挛时血压升高，痉挛缓解后血压可恢复正常。心、脑、肾等无器质性病变。可伴有头晕、头痛，经过适当休息和治疗，血压可恢复正常。

2. 血管病变期　为高血压病的中期阶段。此期主要累及全身细小动脉，表现为细小动脉硬化。临床表现为血压进一步升高，失去波动性，需要用降血压药来缓解。

（1）细动脉硬化：主要表现为细动脉玻璃样变性，是高血压病的基本病理改变。由于细动脉持续痉挛，管壁缺血、缺氧，内皮细胞和基底膜损伤，血管壁通透性增强，血浆蛋白浸入血管壁，在内膜下形成均匀红染无结构物质，使管壁增厚、变硬，管腔狭窄。最易累及的血管为肾入球动脉、脾中央动脉、视网膜中央动脉、脑的细动脉等。

（2）小动脉硬化：表现为小动脉反应性增生。内膜和中膜胶原纤维和弹力纤维增生，内弹力膜分裂，中膜平滑肌细胞增生、肥大，导致管壁增厚，管腔狭窄。主要累及肾叶间动脉、弓形动脉及脑内小动脉等肌型动脉。

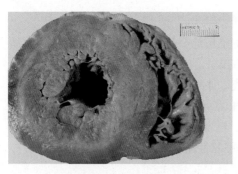

图 10-1　向心性肥大

3. 内脏病变期　此期血压持续升高，为高血压病的晚期阶段，多累及内脏器官，以心、肾、脑及视网膜的病变最为重要。

（1）心：血压持续升高可引起左心室肥大，为高血压心脏病，严重者可出现心力衰竭。早期，由于细动脉硬化，外周阻力增加，心脏负荷增加，左心室代偿性肥大。肉眼观：心脏重量增加，可达 400g 以上，左心室壁可达 1.5～2.0cm（正常 1.0cm 以内），乳头肌和肉柱增粗，但心腔不扩张，甚至略缩小，称向心性肥大（图 10-1）。病变进一步发展，左心室失代偿，心腔扩张，称离心性肥大。镜下观：心肌细胞增粗、变长，细胞核大而深染。

（2）肾：高血压时，由于肾入球动脉硬化，管壁增厚、管腔狭窄，使病变区肾小球因缺血发生纤维化和玻璃样变性，肾小球体积缩小，对应的肾小管因缺血而萎缩、消失。部分健存的肾单位肾小球发生代偿性肥大、肾小管代偿性扩张。肉眼观可见双侧肾体积对称性缩小，质地变硬，肾表面呈均匀一致的细颗粒状，切面肾皮质变薄，皮质、髓质分界不清，称为原发性颗粒性固缩肾（图 10-2）。

（3）脑：高血压时，由于脑的细小动脉痉挛和硬化，患者可出现一系列变化。

① 脑出血：是高血压病最严重的并发症和常见的死因。出血部位主要位于基底节、内囊。出血区脑组织完全破坏，形成囊腔，腔内有大量的坏死脑组织和凝血块。脑出血的原因有：细小动脉硬化，血管壁变脆，易发生破裂性出血；血管壁弹性降低，局部隆起形成小动脉瘤和微

小动脉瘤破裂出血；脑内小动脉痉挛时，局部组织缺血、缺氧、酸性代谢产物堆积，酸中毒导致细小动脉的通透性增加，引起漏出性出血。

②脑水肿：由于细小动脉痉挛和硬化，毛细血管通透性增加，发生脑水肿，临床上可出现头晕、头痛、呕吐、视物模糊和暂时性意识障碍等表现，称为高血压脑病。

③脑软化：由于细小动脉痉挛、硬化，管腔变窄，局部脑组织因缺血而坏死，液化后形成多发而微小的梗死灶。

（4）视网膜：视网膜中央动脉发生硬化，眼底检查可见血管纡曲，反光增强，动、静脉交叉处出现压痕，严重时视盘水肿、视网膜出血、视物模糊。

（考点：高血压病的基本病理变化）

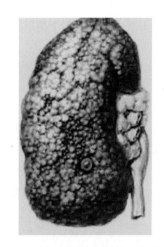

图 10-2　原发性颗粒性固缩肾

（二）急进型高血压病

又称恶性高血压病，仅占高血压病的 1%~5%。多见于青壮年，起病急，进展快，血压明显升高，常超过 230/130mmHg。病变主要表现为细动脉管壁纤维素样坏死和增生性小动脉硬化。累及的器官主要有肾、脑和视网膜。患者多在 1 年内迅速发展为尿毒症而死亡，或因脑出血、心力衰竭致死。

第 2 节　动脉粥样硬化

动脉粥样硬化是一种与血脂异常和血管壁结构改变有关的动脉性疾病，其病变特点是血液中的脂质进入血管壁并沉积于内膜形成粥样斑块，导致动脉管壁增厚、变硬、管腔狭窄。动脉粥样硬化是严重危害人类健康的常见病，多见于中老年人，尤其以 40~49 岁最多。近年来，本病的发病率在我国有明显增加的趋势。

一、病因及发病机制

动脉粥样硬化的病因及发病机制目前尚未完全阐明，下列因素被视为危险因素。

（一）高脂血症

是指血浆中总胆固醇和三酰甘油的异常增高，是导致动脉粥样硬化的主要危险因素。血浆中的脂质主要以脂蛋白的形式存在，根据分子的大小，血浆脂蛋白可分为乳糜微粒（CM）、极低密度脂蛋白（VLDL）、低密度脂蛋白（LDL）、高密度脂蛋白（HDL）。LDL、VLDL 水平持续升高和 HDL 水平的降低与动脉粥样硬化的发病率呈正相关。研究证实，高浓度的 LDL 可损伤血管内皮细胞，使血浆脂质透入血管内膜增多，LDL 大量进入内膜中后被氧化，单核细胞将其吞噬后会转变为泡沫细胞；HDL 可竞争性抑制 LDL 与内皮细胞结合，通过胆固醇逆向转运机制清除动脉壁的胆固醇及抗氧化作用，防止 LDL 的氧化，减少动脉粥样硬化的发生。

（二）高血压

高血压时血液直接冲击血管壁损伤内皮细胞，导致血管壁通透性增高，LDL 易于进入内膜而发生沉积。

（三）吸烟

吸烟可使血中 LDL 氧化，并导致血中 CO 浓度升高，引起内膜损伤及刺激内皮细胞释放生长因子，诱导中膜平滑肌细胞增生并向内膜移行。吸烟可作为冠心病主要的独立危险因子。

（四）遗传因素

动脉粥样硬化具有家族聚集倾向。研究表明，家族性高胆固醇血症患者的 LDL 受体基因发生突变导致其功能的缺陷。

（五）其他

1. 性别　女性在绝经期前冠心病的发生低于男性，绝经后，男女发病率无明显差异，这可能与雌激素对血脂代谢的影响有关。

2. 年龄　动脉粥样硬化的脂纹期病变从婴儿期就可以出现，随着年龄增长而增加。

3. 肥胖　肥胖者易发生高血压、高脂血症、糖尿病等，可一定程度促进动脉粥样硬化的发生。

二、基本病理变化

动脉粥样硬化病变主要累及全身大、中动脉，最好发的部位是腹主动脉下段，其次是冠状动脉、肾动脉、胸主动脉、颈内动脉和脑底动脉 Willis 环等。根据病变的发展过程可分为以下四个阶段。

（一）脂斑、脂纹

为最早病变。肉眼观：动脉内膜出现黄色斑点和条纹，微隆起或不隆起于内膜表面。镜下观：病灶处内膜下见大量泡沫细胞聚集。泡沫细胞体积大，圆形或椭圆形，胞质内含有大量小空泡（图 10-3）。泡沫细胞来源于血液中的单核细胞和动脉中膜增生的平滑肌细胞内移并吞噬脂质而形成。

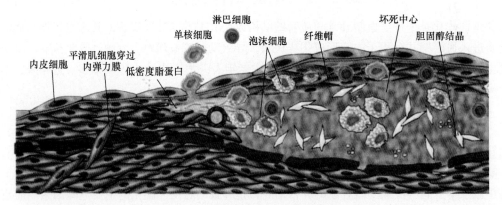

图 10-3　动脉粥样硬化脂纹与脂斑

（考点：动脉粥样硬化的基本病理变化）

（二）纤维斑块

由脂斑、脂纹病变发展而来。肉眼观：动脉内膜面散在不规则表面隆起的斑块，初为淡黄色或灰黄色；后因斑块表层胶原纤维增多及玻璃样变性呈瓷白色、蜡滴状。镜下观：斑块表层由大量增生的平滑肌细胞、脂质和细胞外基质（胶原纤维和蛋白多糖）组成厚薄不一的纤维帽，在纤维帽下可见数量不等的泡沫细胞、平滑肌细胞、细胞外基质和炎细胞。

（三）粥样斑块

纤维斑块深部的组织发生坏死并与脂质混合形成粥样物质。肉眼观：内膜面可见灰黄色斑块既向内膜表面突起又向深部压迫中膜；切面观，斑块表面的纤维帽为白色质硬组织，深部为黄色粥样物质。镜下观：斑块表层为玻璃样变性的纤维帽，深层下见大量不定形红染的坏死崩解产物、胆固醇结晶（针样空隙是胆固醇结晶因制片过程中被溶解而成）和钙盐沉积，边缘和底部可见增生肉芽组织。中膜平滑肌细胞可因受压而萎缩，中膜变薄（图 10-4）。

（四）继发性病变

在纤维斑块和粥样斑块的基础上可继发以下病变。

1. 斑块内出血　斑块边缘和底部新生的血管破裂，血液流入斑块内，形成血肿，斑块明显增大造成动脉完成闭塞，导致急性供血中断。

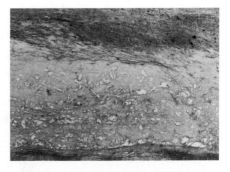

图 10-4　动脉粥样硬化粥样斑块

2. 斑块破裂　纤维帽最薄的斑块边缘部位破裂后，斑块内粥样物质进入血流，形成栓子，引起栓塞。

3. 血栓形成　病灶处的内皮细胞损伤和粥样溃疡的形成，促进血栓形成，引起动脉管腔阻塞。

4. 钙化　在纤维帽和粥样病灶内可见钙盐沉积，使动脉壁变硬、变脆。

5. 动脉瘤形成　由于病灶下方中膜平滑肌受压萎缩变薄，弹性降低，在血管内压的作用下，动脉壁局限性向外膨出，形成动脉瘤，破裂可引起大出血。

三、冠状动脉粥样硬化及冠状动脉性心脏病

（一）冠状动脉粥样硬化

冠状动脉粥样硬化最常发生于左冠状动脉的前降支，其余依次为右冠状动脉主干、左冠状动脉主干及左旋支。病变呈节段性，切面可见斑块呈新月形，使管腔呈偏心性狭窄。根据管腔狭窄程度分为四级：管腔狭窄＜25%（Ⅰ级）；管腔狭窄 26%～50%（Ⅱ级）；管腔狭窄 51%～75%（Ⅲ级）；管腔狭窄＞75%（Ⅳ级）。

（二）冠状动脉性心脏病

冠状动脉性心脏病是由冠状动脉狭窄所致的心肌缺血性心脏病，简称为冠心病。冠状动脉粥样硬化是冠心病最常见原因。冠心病在临床上表现为心绞痛、心肌梗死、心肌纤维化和冠状动脉性猝死。

1. 心绞痛　心绞痛是由于冠状动脉供血不足和（或）心肌耗氧量骤增，导致心肌急剧的、暂时性缺血、缺氧所引起的临床综合征。临床表现为阵发性心前区疼痛或压迫感，疼痛常放射至左肩、左臂，持续数分钟，休息后或用扩张冠状动脉药物（硝酸酯制剂）可缓解。

2. 心肌梗死　心肌梗死是由于冠状动脉供血中断，引起严重而持久性的心肌缺血缺氧所致的心肌坏死。表现为剧烈而持久的胸骨后疼痛，用硝酸酯制剂或休息后不能缓解。临床特点有发热、白细胞增多、血清心肌酶浓度升高和进行性心电图变化。

由于左冠状动脉前降支病变最常见，所以心肌梗死多发生在左心室前壁、心尖部及室间隔前 2/3，约占全部心肌梗死的 50%；约有 25% 的心肌梗死发生于左心室后壁、室间隔的后 1/3 及右心室大部分。

肉眼观：心肌梗死是贫血性梗死，一般早期无明显变化，6 小时以后肉眼才能辨认，梗死灶呈灰白色或灰黄色，不规则的地图状，4 天后，梗死边缘出现充血、出血带，1～2 周梗死边缘出现肉芽组织，3 周后肉芽组织开始机化，逐渐形成瘢痕组织。镜下观：心肌细胞变性、坏死，呈均质红染或不规则粗颗粒状，间质水肿，有少量中性粒细胞浸润。

心肌梗死后可并发心力衰竭、心脏破裂、室壁瘤、附壁血栓形成、心源性休克和心律失常

等。故在临床护理中，应对患者进行严密监护，防止猝死。

3. 心肌纤维化　冠状动脉粥样硬化、管腔狭窄，心肌纤维慢性持续性缺血、缺氧引起心肌细胞萎缩，间质纤维组织增生所致。

4. 冠脉动脉性猝死　冠状动脉性猝死是心源性猝死中最常见的一种。一般见于40～50岁的男性。诱因：饮酒、劳累、吸烟及运动后。患者突然昏倒，四肢抽搐，小便失禁，突然呼吸困难，口吐白沫，迅速昏迷，立即死亡或在1小时至数小时后死亡；有的则无任何诱因在夜间睡眠中死亡。

（考点：冠心病的类型及特点）

第3节 风 湿 病

风湿病是一种与A组乙型溶血性链球菌感染有关的变态反应性炎症性疾病。病变主要累及全身结缔组织，常以形成具有诊断意义的肉芽肿——风湿小体为病变特征。病变常累及心脏、关节和血管等处，尤以心脏病变最为严重。临床上以反复发作的心肌炎、关节炎、皮肤环形红斑、皮下结节、动脉炎、小舞蹈症等为特征，并伴有发热，抗链球菌溶血素"O"滴度增高，红细胞现降率加快，白细胞增多，心电图改变等。风湿病多发生在5～15岁，6～9岁为高峰。

一、病因及发病机制

风湿病的发生与A组乙型溶血性链球菌感染所致的变态反应有关，多有咽峡炎、扁桃体炎等上呼吸道链球菌感染的病史；发于链球菌感染盛行的冬、春季节；抗生素防治咽峡炎等上呼吸道链球菌感染，可以减少风湿病的发生与复发。本病不是链球菌直接作用，原因是病人组织和血液中查不到链球菌；发病不在感染期而相隔2～3周后；病变不属于化脓性炎。

发病机制多数倾向于交叉免疫反应。认为链球菌感染后，链球菌细胞壁的C抗原引起的抗体与结缔组织的糖蛋白发生交叉反应，而链球菌壁的M蛋白与存在于心脏、关节及其他组织中的糖蛋白亦发生交叉反应，导致组织损伤而发病。

二、基本病理变化

风湿病根据病变发展可分三期。

（一）变质渗出期

是风湿病的早期改变。病变组织或器官的结缔组织基质发生黏液样变性、胶原纤维发生纤维素样坏死，并有浆液、纤维素渗出及淋巴细胞、单核细胞浸润。此期持续约1个月。

（二）增生期（肉芽肿期）

此期特点是形成特征性的风湿肉芽肿，即风湿小体。风湿小体多发生于在心肌间质、小血管旁，略呈梭形，其中央为纤维样坏死灶，周围聚集数量不等的风湿细胞，外围有少量淋巴细胞、单核细胞等。风湿细胞体积大，呈圆形，胞质丰富、嗜碱性，核大、圆形或椭圆形，核膜清晰，染色质集中于中央，核的横切面似枭眼状，纵切面呈毛虫状（图10-5）。风湿细胞

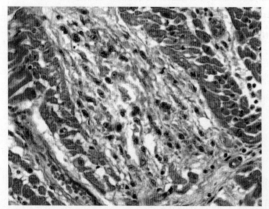

图10-5　风湿小体

是增生的巨噬细胞吞噬纤维素样坏死物后转化而成。此期病变可持续 2～3 个月。

（三）纤维化期（愈合期）

病变中的纤维素样坏死物逐渐被溶解吸收，风湿细胞逐渐转变为纤维细胞并产生胶原纤维，使风湿小体纤维化，最后形成瘢痕而愈合。此期病变可持续 2～3 个月。

上述典型病变自然病程为 4～6 个月，由于风湿病变具有反复发作的特性，在受累的器官和组织中常可见到新旧病灶同时存在的现象，纤维化瘢痕不断形成，破坏组织结构，影响器官功能。

（考点：风湿病的基本病理变化）

三、心脏的病理变化

（一）风湿性心内膜炎

是风湿病最重要的病变，主要侵犯心脏瓣膜，最常发生于二尖瓣，其次为二尖瓣和主动脉瓣同时受累。

病变初期，瓣膜肿胀，间质出现黏液样变性和纤维素样坏死，伴浆液渗出和炎细胞浸润；病变瓣膜经常受到摩擦和血流冲击，受损的内皮细胞脱落，内皮下胶原纤维暴露，血小板、纤维素在瓣膜闭锁缘上形成单行排列、粟粒大小、灰白色、半透明串珠状的疣状赘生物（白色血栓）（图 10-6）。赘生物与瓣膜附着牢固，不易脱落。病变后期，赘生物发生机化，瓣膜纤维化及瘢痕形成。由于风湿病反复发作，使病变瓣膜增厚、变硬、卷曲，瓣叶间相互粘连，腱索缩短变粗，最后形成慢性风湿性心脏瓣膜病。

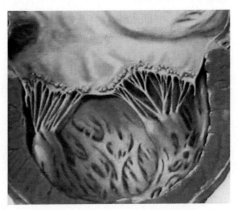

图 10-6　心瓣膜疣状赘生物

（考点：风湿性心内膜炎的病理变化）

（二）风湿性心肌炎

常见于左心室、室间隔、左心房及左心耳等处。主要累及心肌间质结缔组织。常表现为间质水肿，淋巴细胞浸润，在间质小血管附近形成风湿小体。后期风湿小体发生纤维化而形成梭形小瘢痕。

（考点：风湿性心肌炎的病理变化）

（三）风湿性心外膜炎

病变主要累及心包脏层，呈浆液性或纤维素性炎症。心包腔内有大量浆液渗出时，则形成心包积液，临床出现心界扩大、心音遥远、X 线检查时心影呈烧瓶状；当有大量纤维素渗出时，渗出的纤维素覆盖在心脏表面，因心脏地不停搏动而牵拉成绒毛状，称为"绒毛心"，听诊可闻及心包摩擦音。炎症消退后，浆液可完全吸收；渗出的纤维素不能完全吸收时，则发生机化，致使心包脏层、壁层互相粘连，严重时形成缩窄性心包炎，影响心脏收缩和舒张功能。

四、其他组织器官的病理变化

（一）风湿性关节炎

约有 75% 的风湿病患者可发生风湿性关节炎。多见于成年人，为游走性关节炎。最常侵犯膝关节和距小腿关节，其次为肩、肘、腕关节。关节腔内有浆液渗出，关节局部红、肿、热、痛、活动受限。急性期后，渗出物可完全被吸收，一般不造成关节畸形。

（二）皮肤病变

1. 皮肤环形红斑　多见于儿童的躯干和四肢皮肤，为淡红色环形红晕，中央皮肤色泽正常。镜下观，红斑处真皮浅层血管充血、血管周围水肿及淋巴细胞、单核细胞浸润。常在1～2天后自然消退。

2. 皮下结节　为增生性病变。多见于四肢大关节附近伸侧皮下，结节中央为纤维素样坏死，周围绕以风湿细胞、成纤维细胞和淋巴细胞。病变处可触及单个或多个圆形、无痛性结节，质硬，直径0.5～2cm，持续数天至数周后逐渐消退。

（三）风湿性脑病

多见于5～12岁儿童。主要为风湿性脑动脉炎和皮质下脑炎。累及大脑皮质、基底神经节、丘脑和小脑等处。镜下观：脑实质充血、水肿及血管周围淋巴细胞浸润，神经细胞变性和胶质细胞增生，形成胶质结节。当病变累及基底核、黑质等部位时，患儿可出现不自主的舞蹈动作，称为小舞蹈症。

（考点：风湿病的其他病理变化）

第4节　心力衰竭

一、概　念

心力衰竭指在各种致病因素作用下，心肌收缩和（或）舒张功能障碍，使心输出量减少，不能满足机体代谢需要的病理过程。

二、原因、诱因及分类

（一）原因

原发性心肌舒缩功能障碍和心肌负荷过重是心力衰竭的两个基本病因。

1. 原发性心肌舒缩功能障碍

（1）心肌结构受损：心肌炎、心肌病、心肌缺血和心肌中毒等可直接造成心肌细胞变性、坏死，使心肌舒缩功能障碍。

（2）心肌能量代谢障碍：心肌缺血缺氧、维生素B₁缺乏等可引起心肌能量代谢障碍，导致心肌舒缩功能障碍。

2. 心脏负荷过重

（1）压力负荷（后负荷）过重：即心脏收缩时所承受的负荷过重。左心室压力负荷过重主要见于高血压和主动脉瓣狭窄等；右心室压力负荷过重主要见于肺动脉高压和肺动脉瓣狭窄等。

（2）容量负荷（前负荷）过重：即心脏舒张末期所承受的负荷过重。左心室容量负荷过重主要见于二尖瓣或主动脉瓣关闭不全；右心室容量负荷过重主要见于三尖瓣或肺动脉瓣关闭不全。

（二）诱因

据统计约90%心力衰竭的发病都有诱因存在。常见的诱因有感染（尤其是呼吸道感染）、妊娠与分娩、心律失常，水、电解质及酸碱平衡紊乱，情绪激动、输液过多过快、洋地黄中毒等。熟悉心力衰竭的诱因并及时有效加以防护，对心力衰竭的控制十分必要。

（三）分类

1. 根据发生的部位分类

（1）左侧心力衰竭：临床上以肺循环淤血为主，患者出现呼吸困难、肺水肿等，常见于冠心病、高血压病、二尖瓣关闭不全等。

（2）右侧心力衰竭：临床上以体循环淤血为主，患者出现颈静脉怒张、下肢水肿、肝大等。常见于急、慢性肺疾病所致的肺源性心脏病。

（3）全心衰竭：常因严重心肌炎、心肌病所致，左、右侧心力衰竭同时存在。

2. 根据发展速度分类

（1）急性心力衰竭：发病急，常因机体来不及代偿而并发心源性休克。多见于急性心肌梗死、严重心肌炎等。

（2）慢性心力衰竭：发病慢，有足够的时间动员代偿机制，常有血容量增加，静脉淤血，因此又称充血性心力衰竭。常见原因有慢性心脏瓣膜病、原发性高血压、肺动脉高压等。

3. 根据心排出量的高低分类

（1）低排出量性心力衰竭：见于心肌受损、心脏瓣膜病、高血压病等引起心输出量低于正常水平引起的心力衰竭。

（2）高排出量性心力衰竭：各种原因引起血容量扩大，静脉回流增加，心脏过度充盈，心输出量相应增加。多见于甲状腺功能亢进症、严重贫血、维生素 B_1 缺乏等疾病。

（考点：心力衰竭的类型）

三、机体的代偿反应

心肌受损或心脏负荷加重时，体内出现一系列的代偿活动，通过这些代偿活动可使心血管系统的功能维持于相对正常状态。若病因继续作用，即使通过代偿也不能使心输出量满足机体代谢需要时，才会出现心力衰竭的表现，即失代偿期。机体的代偿活动，包括心脏本身的代偿和心脏以外的代偿。

（一）心脏的代偿方式

1. 心率加快　是心脏最容易动员起来的快速而有效的代偿方式。心率加快在一定范围内可提高心输出量。但心率过快（成人超过 180 次 / 分），由于心室舒张期过短，心室充盈不足，且心肌耗氧量增加，反而使心输出量减少，失去代偿意义。

2. 心脏扩张　伴有心肌收缩力增强的心腔扩张称为心肌紧张源性扩张，这是心脏对容量负荷增加所发生的一种重要代偿方式。在一定范围内（肌节长度为 1.7～2.1μm）心肌收缩力与心肌纤维初长度成正比。但当心腔过度扩张，肌节的初长度超过最适（2.2μm）长度，心肌的收缩力反而下降，心输出量减少，称为肌源性扩张，失去代偿意义。

3. 心肌肥大　指心肌细胞体积增大，心脏重量增加，是心脏对长期负荷过重形成的一种慢性代偿方式。其作用特点是持久而有效。表现为向心性肥大（长期压力负荷增加，使心肌纤维增粗、心室壁增厚，但心腔无明显扩张）和离心性肥大（长期容量负荷增加，使心肌纤维长度增加，心腔明显扩大）两种形式。但当心肌过度肥大时，心肌收缩力减弱，丧失代偿意义。

（二）心脏以外的代偿方式

心力衰竭时，机体一方面动员心脏本身的代偿机制，另一方面启动心脏以外的代偿活动。机体通过增加血容量、血液重新分布、红细胞增多和组织细胞利用氧能力增强等，可增加心室充盈、提高心输出量，保证心、脑等重要脏器的血液供应，改善组织缺氧等。

四、心力衰竭的发生机制

心力衰竭的发生机制比较复杂，但心肌的舒缩功能障碍是心力衰竭发生的最基本的机制。

（一）心肌收缩性减弱

1. 心肌结构破坏　当严重的心肌缺血、缺氧、感染、中毒等造成心肌细胞变性、坏死、纤维化，使心肌收缩蛋白大量破坏时，必然引起心肌收缩性减弱而导致心力衰竭。

2. 心肌能量代谢障碍　由于各种原因导致心肌细胞 ATP 生成减少，或不能有效地将 ATP 转化成机械能而导致心肌收缩力下降。

3. 心肌兴奋收缩耦联障碍　心肌兴奋的电信号转化为心肌收缩的机械活动发生障碍，导致心肌舒缩功能减弱。

（二）心室舒张功能障碍

各种原因引起舒张功能障碍时，心室的扩张充盈不足，心输出量必然减少，导致心力衰竭。

（三）心脏各部分舒缩活动不协调

各种类型的心律失常使心脏各部分舒缩活动在空间上和时间上产生不协调。心室收缩不协调，减少心室的射血量；心室舒张不协调，影响心脏的扩张充盈。两者均使心输出量减少，引起心力衰竭。

五、机体的功能和代谢变化

心力衰竭时，心输出量减少和静脉系统淤血是机体产生代谢和功能变化的基础。

（一）心血管系统的变化

1. 心泵功能的变化　心力衰竭时，心泵功能降低，心输出量减少及心脏指数减低。

2. 动脉血压的变化　急性心力衰竭时，心输出量急剧减少，可使动脉血压下降，严重时可发生心源性休克；慢性心力衰竭时，机体通过外周血管收缩、心率加快、钠水潴留等代偿活动，可使动脉血压维持正常。

3. 淤血和静脉压升高　心力衰竭时，心输出量减少，心室舒张末期容积增大和压力升高，静脉血回流受阻，发生静脉淤血，静脉压升高。

4. 组织器官血流量改变　心力衰竭时，交感-肾上腺髓质系统兴奋，皮肤、骨骼肌和腹腔脏器血管收缩，血流量减少，保证心、脑血液供应。

（二）呼吸系统的变化

呼吸功能的变化在左侧心力衰竭时较为显著，主要表现为呼吸困难，是由于肺淤血、水肿所致。表现形式有劳力性呼吸困难、端坐呼吸、夜间陈发性呼吸困难。

1. 劳力性呼吸困难　是心力衰竭早期患者在体力活动时出现的一种呼吸困难，休息后减轻或消失。

2. 端坐呼吸　左侧心力衰竭严重患者在安静时感到呼吸困难，为了减轻呼吸困难被迫采取坐位或半卧位。

3. 夜间阵发性呼吸困难　是左侧心力衰竭患者的典型临床表现，入睡后迷走神经兴奋性升高，使支气管收缩，气道阻力增大；熟睡时神经反射敏感性降低，只有当肺淤血比较严重时，PaO_2 降到一定水平后，才能刺激呼吸中枢，患者随之被惊醒，并感到气促。若发作时伴有哮鸣音，称为心源性哮喘。

（三）其他系统的变化

1. 肝功能的变化　右侧心力衰竭引起肝淤血，患者可出现肝大、压痛、肝颈静脉反流征阳性和肝功能减退。

2. 胃肠道功能的变化　胃肠道淤血，患者引起食欲缺乏、恶心、呕吐和腹胀等。

3. 肾功能的变化　心力衰竭时，肾血流量减少，患者可导致少尿、氮质血症、代谢性酸中毒等。

4. 脑功能的变化　心力衰竭时，脑供血不足，患者可出现头痛、失眠、记忆力减退等，严重可发生嗜睡、昏迷等。

六、防　治　原　则

1. 防治原发病　消除诱因，如发热、感染等。

2. 改善心脏舒缩功能　增强心肌收缩功能，改善心肌舒张性能。

3. 减轻心脏负荷　降低心脏后负荷，调整心脏前负荷。

自　测　题

一、名词解释

1. 原发性颗粒性固缩肾　2. 心绞痛　3. 高血压
4. 风湿小体　5. 心力衰竭

二、填空题

1. 动脉粥样硬化的基本病理变化分为 _____、_____、_____、_____。

2. 高血压病最严重并发症是 _____。

3. 冠状动脉粥样硬化最常好发于 _____。

4. 风湿病在病理诊断上最有意义的病变为 _____。

5. 心肌肥大分为 _____ 和 _____ 两类。

三、选择题

A₁/A₂ 型题

1. 患者，男性，45 岁。原发性高血压 20 年，活动后心悸、气短 3 年。1 周前受凉后咳嗽、咳痰、喘憋加重，不能平卧。否认慢性咳喘史。其喘憋最可能的原因是（　　）
A. 心肌梗死　　　B. 风湿性心包膜炎
C. 心脏瓣膜病　　D. 心内膜炎
E. 心力衰竭

2. 冠状动脉粥样硬化引起心肌急剧暂时性缺血、缺氧属于（　　）
A. 心绞痛　　　　B. 心肌梗死

C. 冠状动脉性猝死　D. 心肌纤维化
E. 心肌劳损

3. 缓进型高血压病的基本病理变化（　　）
A. 肾衰竭
B. 脑出血
C. 细动脉玻璃样变性
D. 大动脉粥样硬化
E. 高血压脑病

4. 心肌梗死最常发生的部位为（　　）
A. 左心室后壁　　B. 左心室前壁
C. 左心室侧壁　　D. 右心室
E. 室间隔后 1/3

5. 患者，女性，70 岁，患冠心病 8 年，近 1 个月反复发作心悸、胸痛。数分钟前突然晕倒，意识丧失，皮肤苍白，大动脉扪及不到，呼吸停止，最可能的原因（　　）
A. 脑梗死　　　　B. 劳力性呼吸困难
C. 肺水肿　　　　D. 心脏性猝死
E. 急性右侧心力衰竭

6. 高血压病晚期，肾的主要病理改变是（　　）
A. 肾盂积水　　　B. 肾动脉狭窄
C. 肾贫血性梗死　D. 原发性颗粒性固缩肾
E. 瘢痕性固缩肾

7. 高血压病患者常见而严重的并发症是（　　）
   A. 心力衰竭　　　　B. 脑萎缩
   C. 脑出血　　　　　D. 高血压脑病
   E. 动脉瘤形成

8. 高血压病时，细动脉硬化的病理改变是（　　）
   A. 动脉壁玻璃样变性
   B. 动脉壁纤维素样坏死
   C. 动脉壁水肿
   D. 动脉壁纤维化
   E. 动脉壁脂质沉着

9. 下列哪种情况可引起心肌向心性肥大（　　）
   A. 心肌梗死　　　　B. 原发性高血压
   C. 严重贫血　　　　D. 主动脉瓣关闭不全
   E. 心绞痛

10. 左侧心力衰竭发生呼吸困难的主要机制（　　）
    A. 肺淤血、水肿
    B. 血压下降
    C. 肺动脉高压
    D. 体循环淤血，回心血量增加
    E. 以上都不是

A_3/A_4 型题

（11～12 题共用题干）

患者，男性，65 岁。近 4 年来渐进性加重活动后心悸、气短，无心前区疼痛，6 个月来不能平卧，伴下肢水肿、腹胀、尿少来诊。高血压病史 20 年，未治疗。无关节痛史，有吸烟史。查体：血压 150/90mmHg，半卧位，颈静脉充盈，双侧肺底均可闻及水泡音，心界明显向左扩大。双下肢水肿。

11. 此患者最可能的诊断是（　　）
    A. 风湿性心脏瓣膜疾病
    B. 心绞痛
    C. 扩张型心肌病
    D. 心肌梗死
    E. 心力衰竭

12. 首选的检查为（　　）
    A. 胸部 X 线平片　　B. 心肌活检
    C. 超声心动图　　　D. 动态心电图
    E. 胸部 CT 检查

四、简答题
1. 缓进型高血压的病变过程分为几期？
2. 简述心绞痛和心肌梗死的临床特点。
3. 简述风湿病的基本病理变化。

（侯树慧）

第 11 章

呼 吸 系 统 疾 病

呼吸系统包括鼻、咽、喉、气管和各级支气管组成的呼吸道和肺两部分，鼻、咽、喉为上呼吸道，气管和各级支气管为下呼吸道。气管、支气管、小支气管、细支气管及终末细支气管为气体出入的传导部分，其后的呼吸性细支气管、肺泡管、肺泡囊及肺泡为肺的呼吸部分（图 11-1）。

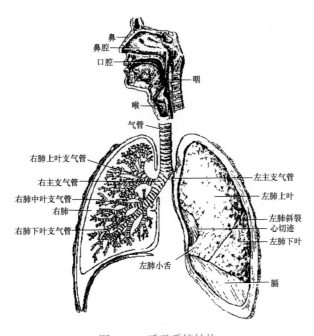

图 11-1　呼吸系统结构

呼吸系统是人体与外界相通的主要门户，随空气进入呼吸道的病原微生物及有害物质常可导致炎性疾病的发生。本章呼吸系统疾病主要介绍慢性支气管炎、肺炎、呼吸衰竭。

第 1 节　慢性支气管炎

案例 11-1　　　　患者，女性，60 岁。因反复咳嗽、咳痰 11 年，伴气促、心悸 3 年，下肢水肿 2 年，腹胀 3 个月入院。11 年前感冒后发热、咳嗽，以后每逢冬春季常咳嗽，咳白色泡沫痰，反复加重。3 年来，在劳动或爬坡后常感心悸、呼吸困难。2 年前下肢凹陷性水肿。3 个月前受凉后发热、咳嗽加重咳脓痰，心悸、气促加剧并出现腹胀，不能平卧，急诊入院。

问题：

1. 根据主要临床表现，作出诊断，并说出诊断依据。
2. 该患者由咳嗽、咳痰发展为心悸、呼吸困难，请解释其疾病的发生发展过程。

慢性支气管炎是发生于支气管黏膜及其周围组织的慢性非特异性炎症，是一种常见病、多发病，中老年人群中发病率达 15%～20%。临床上主要表现为长期反复发作的咳嗽、咳痰或伴有喘息，上述症状每年至少持续 3 个月，连续 2 年以上，排除其他心肺疾病者即可诊断为慢性支气管炎。晚期可并发慢性阻塞性肺气肿和慢性肺源性心脏病等。

一、病因及发病机制

慢性支气管炎由多种因素长期综合作用引起，已确定的因素包括以下几种。

（一）病毒和细菌感染

慢性支气管炎的发病多与感冒密切相关，多发生于冬春季节。凡能引起呼吸道感染的病毒和细菌均是引起慢性支气管炎发生、发展和复发的重要因素。

（二）吸烟

吸烟对慢性支气管炎的发生起重要作用。研究表明吸烟者比不吸烟者患病率高 2～10 倍，且患病率与吸烟量成正比。香烟烟雾中含有的焦油、尼古丁和镉等有害物质能损伤呼吸道黏膜，降低局部抵抗力，烟雾又刺激小气道产生痉挛，从而增加气道的阻力。

（三）空气污染

工业烟雾、粉尘等造成的大气污染与慢性支气管炎有明显的因果关系。

（四）过敏因素

过敏因素与慢性支气管炎有一定的关系，喘息型慢性支气管炎患者往往有过敏史。

（五）机体内在因素

机体抵抗力下降，呼吸系统防御功能受损，内分泌功能失调等与本病发生发展密切相关。

二、病理变化

慢性支气管炎是呼吸系统管道部分的炎症，病变早期常起始于较大的支气管，随着病情进展，病变累及小支气管和细支气管。受累的细支气管越多，病变越重。主要表现如下。

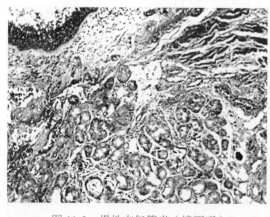

图 11-2　慢性支气管炎（镜下观）

1. 黏膜上皮的损伤与修复　慢性支气管炎时，首先受损的是纤毛－黏液排送系统。黏膜上皮纤毛粘连、倒伏甚至脱失，上皮细胞变性、坏死、脱落（图 11-2），再生的杯状细胞增多。若病变严重或持续过久，可发生鳞状上皮化生，严重影响纤毛－黏液排送系统功能。

2. 腺体的变化　支气管黏膜下黏液腺体增生、肥大，部分浆液腺泡黏液腺化生，黏液分泌亢进，潴留在支气管腔内易形成黏液栓，造成气道的完全或不完全阻塞，影响通气功能。

3. 支气管管壁的病变　支气管管壁充血、水肿，淋巴细胞、浆细胞浸润；病变反复发作可使管壁平滑肌束断裂、萎缩，软骨可变性，萎缩或骨化等。

（考点：慢性支气管炎的基本病理变化）

三、病理临床联系

因黏膜受炎症的刺激和黏液分泌增多，故慢性支气管炎的主要表现为咳嗽、咳痰，痰液呈白色黏液泡沫状。急性发作伴细菌感染时咳嗽加重，痰量增多，痰为黏液脓性或脓性痰。支气管痉挛、狭窄或黏液分泌物阻塞，常致喘息。双肺听诊可闻及哮鸣音，干、湿性啰音。

四、结局及并发症

慢性支气管炎的早期如能积极预防，防止复发，多数可以痊愈。但是若反复发生，病变逐渐加重，导致小气道狭窄和阻塞，终致阻塞性通气障碍。久之，会发生慢性阻塞性肺气肿、支气管扩张症和慢性肺源性心脏病等并发症。

（考点：慢性支气管炎的并发症）

1. 慢性阻塞性肺气肿　是慢性支气管炎最常见的并发症。慢性支气管炎时，由于炎症反复发作，可引起管壁增厚、炎性渗出物增多，造成细支气管不完全阻塞，产生"活瓣"作用。吸气时，细支气管扩张，气体尚能进入肺泡；呼气时，由于细支气管狭窄、阻塞和塌陷，气体不能充分排出，使肺泡残气量增多，久之导致末梢肺组织过度充气、膨胀，肺泡间隔断裂，形成肺气肿（图11-3）。肺气肿病程进展缓慢，重度患者胸廓前后径增大，肋间隙增宽，形成桶状胸。随着病情发展，肺循环阻力增加，可导致肺动脉高压和右心室肥大、扩张，即慢性肺源性心脏病，严重者可出现右侧心力衰竭。

（考点：肺气肿的临床表现）

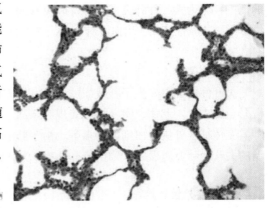

图 11-3　肺气肿（镜下观）
肺泡明显扩张，肺泡间隔变窄并断裂，
相邻肺泡融合成较大囊腔

2. 慢性肺源性心脏病　简称肺心病，是指因慢性肺疾病、肺血管及胸廓病变引起的肺动脉高压而导致的以右心室肥大和心室腔扩张为主要特征的心脏病。肺动脉高压是肺心病发生的关键环节。以慢性支气管炎并发阻塞性肺气肿引起最常见，占80%～90%。此类疾病时，因阻塞性通气障碍及肺气血屏障破坏，导致通气和换气功能障碍，发生肺泡内氧分压降低和二氧化碳分压升高，引起肺小动脉痉挛和肺血管构型改建，进一步增大肺循环的阻力，使肺动脉压升高。上述疾病还可造成肺毛细血管床减少，肺小动脉管壁增大、管腔狭窄和闭塞，进一步增加肺循环阻力和肺动脉高压，最终导致右侧心室肥大、扩张。临床表现除原发疾病的症状和体征外，逐渐出现呼吸功能不全和右侧心力衰竭的表现，如气促、呼吸困难、心悸、发绀、肝大、全身淤血和下肢水肿等。

通常以肺动脉瓣下2cm处右心室壁厚度超过0.5cm（正常为0.3～0.4cm）作为病理学诊断肺心病的标准。

（考点：慢性肺源性心脏病的病变特点）

3. 支气管扩张症　是以肺内支气管持久性扩张伴管壁纤维性增厚为特征的慢性呼吸道疾病。慢性支气管炎破坏支气管壁的弹力纤维和平滑肌，甚至软骨，削弱支气管壁的支撑结构。吸气时，支气管内压增高及在胸腔负压的牵拉下支气管扩张，呼气时支气管壁弹性减弱不能完全回缩，久之，导致支气管持久性扩张。管腔内常因分泌物潴留而继发化脓性感染。患者常有慢性咳嗽、大量脓痰、咯血、胸痛等症状。

第 2 节 肺 炎

案例 11-2

患者，男性，29 岁。酗酒后遭雨淋，第 2 天寒战、高热，继而出现胸痛、咳嗽、咳铁锈色痰，急诊入院，被诊断为大叶性肺炎。抗生素治疗，明显缓解。入院 1 周后自感无症状出院。6 个月后征兵体检，发现左肺下叶有约 3cm×2cm 肿块。

问题：
1. 患者酗酒、淋雨与患大叶性肺炎之间的关系是什么？出现的临床表现是如何发生的？
2. 对于在征兵体检时发现的左肺下叶肿块的考虑，就你所学，其可能性有几种？

肺炎是肺的急性渗出性炎症，是呼吸系统的常见病、多发病。根据致病微生物的不同，可分为细菌性肺炎、病毒性肺炎、支原体性肺炎、真菌性肺炎和寄生虫性肺炎等；根据病变累及的范围，分为大叶性肺炎、小叶性肺炎和间质性肺炎；按病变性质可分为浆液性肺炎、纤维素性肺炎、化脓性肺炎、出血性肺炎等。本节主要介绍大叶性肺炎和小叶性肺炎。

一、大叶性肺炎

大叶性肺炎是发生于肺组织的急性纤维素性炎症。病变起始于肺泡，可迅速扩展到一个肺段乃至肺大叶。起病急骤，临床表现为寒战、高热、胸痛、咳嗽、咳铁锈色痰和呼吸困难，有肺实变体征及外周血白细胞增多等。由于肺泡壁不被破坏，故痊愈后呼吸功能可完全恢复。典型的大叶性肺炎病程为 7～10 天。患者多为青壮年，好发于冬、春季。

（考点：大叶性肺炎的病理特点）

（一）病因及发病机制

大叶性肺炎 90% 以上是由肺炎链球菌感染引起的，此外，肺炎杆菌、金黄色葡萄球菌、溶血性链球菌和流感嗜血杆菌等也可引起。正常情况下，肺炎链球菌存在于人的鼻咽部，当机体受寒、过度疲劳、醉酒和麻醉等引起呼吸道防御功能减弱时，细菌由上向下侵入肺泡并迅速生长繁殖，引发变态反应，使肺泡壁毛细血管扩张、通透性增高，浆液及纤维蛋白原大量渗出并与细菌共同通过肺泡间孔或呼吸性细支气管向临近肺组织蔓延，涉及一个肺段或整个大叶。

（考点：大叶性肺炎的病变范围）

（二）病理变化与病理临床联系

大叶性肺炎病变多累及一个肺叶，多见于两肺下叶，以左肺多见。典型的自然发展过程大致可分为四期，各期特征，见表 11-1。

表 11-1　大叶性肺炎各期的病理变化及病理临床联系

分期	病程	病理变化	病理临床联系
充血水肿期	第 1～2 天	肉眼观察：肺叶肿大，暗红色 镜下观察：肺泡壁毛细血管扩张充血，肺泡腔内充满较多浆液性渗出物	临床表现：寒战，高热，外周血白细胞增多，咳嗽、咳粉红色泡沫样痰 X 线检查：片状淡薄而均匀的阴影 渗出物化验：可检查出肺炎链球菌

续表

分期	病程	病理变化	病理临床联系
红色肝样变期	第 3~4 天	肉眼观察：肺叶肿大，暗红色，质地变实如肝 镜下观察：肺泡壁毛细血管明显扩张充血，肺泡腔内充满大量的纤维素及红细胞（图 11-4）	临床表现：毒血症，咳嗽、咳铁锈色痰，胸痛，呼吸困难、缺氧等 肺实变体征：叩诊浊音，听诊支气管呼吸音 X 线检查：大片均匀致密阴影 渗出物化验：可检出肺炎链球菌
灰色肝样变期	第 5~6 天	肉眼观察：肺叶肿胀，灰白色，质地变实如肝 镜下观察：肺泡壁毛细血管受压闭塞，肺泡腔内充满大量的纤维素及中性粒细胞（图 11-5）	临床表现：咳嗽，铁锈色痰变为黏液脓性痰，胸痛，呼吸困难，缺氧有所改善，肺实变体征同上 渗出物化验：不易检出肺炎链球菌
溶解消散期	第 7~10 天	肉眼观察：实变消失，病变肺叶质地变软，颜色恢复正常 镜下观察：炎性渗出物逐渐溶解吸收或咳出，肺组织结构和功能恢复正常	临床表现：体温恢复正常，症状和体征减轻或消失 X 线检查：病变区呈散在不规则片状阴影，逐渐减退直至消失 渗出物化验：无肺炎链球菌

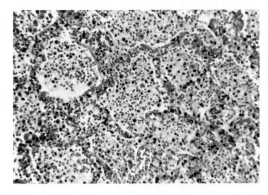

图 11-4 红色肝样变期
肺泡腔内充满大量红细胞和纤维素

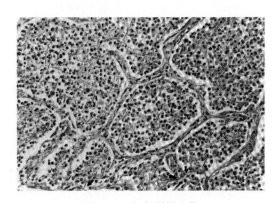

图 11-5 灰色肝样变期
肺泡腔内渗出的纤维素连接成网并通过肺泡间孔相互连接

（考点：大叶性肺炎的病理变化）

大叶性肺炎上述病理变化是一个连续的过程，彼此无绝对的界线，同一病变肺叶的不同部位亦可呈现不同阶段的病变。现今常在疾病的早期即开始对病人使用抗生素类药物，干预了疾病的自然经过，故已很少见到典型的四期病变过程。病变常表现为节段性肺炎，病程也明显缩短。

（三）结局与并发症

大叶性肺炎患者经及时合理治疗后，绝大多数可痊愈。病愈后，肺组织可完全恢复其正常结构和功能。少数患者可出现以下并发症。

1. 肺肉质变 因肺泡腔内渗出的中性粒细胞过少，释放的蛋白溶解酶不足以溶解肺泡腔内渗出的纤维素，则由肉芽组织增生予以机化，使病变部位肺组织变成褐色肉样纤维组织，称肺肉质变，亦称机化性肺炎（图 11-6）。

2. 肺脓肿及脓胸 多见于金黄色葡萄球菌和肺炎链球菌混合感染引起的肺炎。

3. 败血症或脓毒败血症 见于严重感染时，细菌侵入血流繁殖所致。

4. 感染性休克 见于重症病例，是大叶性肺炎严重的并发症。主要表现为微循环衰竭和

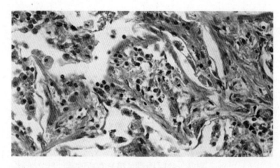

图 11-6　大叶性肺炎肺肉质变

严重全身中毒症状，故又称休克型或中毒性肺炎，病死率较高。

（考点：大叶性肺炎的并发症）

二、小叶性肺炎

小叶性肺炎是以细支气管为中心、以肺小叶为单位的急性化脓性炎症，病变多起始于细支气管，并向周围肺组织蔓延，又称支气管肺炎。多见于小儿、年老体弱及久病卧床者。

（考点：小叶性肺炎概念）

（一）病因及发病机制

小叶性肺炎常为多种细菌混合感染引起，常见的致病菌有葡萄球菌、链球菌、肺炎球菌、流感嗜血杆菌、铜绿假单胞菌和大肠埃希菌等。这些细菌通常是口腔或上呼吸道内致病力较弱的常驻寄生菌，往往在某些因素影响下，如患传染病、营养不良、恶病质、慢性心力衰竭、昏迷、麻醉、手术后等，使机体抵抗力下降，呼吸系统的防御功能受损，细菌得以入侵、繁殖，发挥致病作用，引起小叶性肺炎。因此，小叶性肺炎常是某些疾病的并发症，如麻疹后肺炎、手术后肺炎、吸入性肺炎、坠积性肺炎等。

（二）病理变化

小叶性肺炎的病变特征是以细支气管为中心的肺组织化脓性炎症。

1. 肉眼观察　常散布于两肺各叶，尤以背侧和下叶病灶较多。病灶大小不等，直径多在0.5～1cm（相当于肺小叶范围），形状不规则。病灶中央可见受累的细支气管，挤压有脓性渗出物溢出。严重者病灶互相融合成片，形成融合性支气管肺炎。一般不累及胸膜。

2. 镜下观察　典型的小叶性肺炎，病灶内细支气管壁充血、水肿、中性粒细胞浸润，黏膜上皮坏死、脱落，支气管腔及其周围的肺泡腔充满中性粒细胞、脓细胞和脱落的上皮细胞。病灶附近的肺组织充血，肺泡扩张，呈不同程度的代偿性肺气肿（图 11-7）。

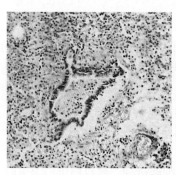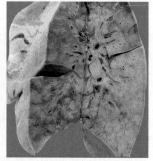

图 11-7　小叶性肺炎

（考点：小叶性肺炎的病变特点）

（三）病理临床联系

由于毒血症，患者出现寒战、高热。支气管黏膜受炎症和渗出物的刺激，可有咳嗽、咳痰，痰液常为黏液脓性。因病灶较小且散在分布，因此除融合性支气管肺炎外，肺实变体征一般不明显。听诊可闻及散在的湿性啰音。X 线检查可见两肺散在的、不规则斑点状或片状阴影。

（考点：小叶性肺炎的病理临床联系）

（四）结局及并发症

小叶性肺炎经及时有效的治疗大多可痊愈。但其发生并发症的危险性比大叶性肺炎大得多。较常见的有心力衰竭、呼吸衰竭、脓毒血症、肺脓肿及脓胸等。在婴幼儿及年老体弱者，特别是并发其他疾病时，预后大多不良。大叶性肺炎与小叶性肺炎的区别见表 11-2。

表 11-2　大叶性肺炎与小叶性肺炎的区别

内容	大叶性肺炎	小叶性肺炎
病因	肺炎链球菌，原发	多数为毒力较弱的细菌混合感染，多为继发
病变范围	肺大叶	肺小叶
病变性质	纤维素性炎	化脓性炎
肉眼观察	以大叶为范围的肺实变，暗红色或灰白色，质实如肝	散在分布于两肺，灰黄色
镜下观察	在红色和灰色肝样变期，肺泡腔内有大量纤维素渗出	病灶中细支气管及周围肺泡有大量中性粒细胞浸润
临床表现	起病急，寒战，高热，咳嗽，铁锈色痰，胸痛，呼吸困难	发热，咳嗽，黏液脓性痰
好发年龄	青壮年	婴儿、老年人、久病体弱者
并发症	少见	多见

知识链接

间质性肺炎

间质性肺炎是发生在支气管、细支气管壁，小叶间隔及肺泡壁等肺间质的急性炎症。多由肺炎支原体和病毒引起。

病毒性肺炎常因上呼吸道病毒感染向下蔓延所致，患者多为儿童，一般为散发。在增生的上皮细胞和多核巨细胞的胞质和胞核内可检见病毒包涵体。

支原体肺炎是由肺炎支原体引起的一种急性间质性肺炎，多见于儿童和青少年，秋、冬季节发病率较高。主要经飞沫感染。通常为散发偶尔流行。

第 3 节　呼 吸 衰 竭

呼吸衰竭是指外呼吸功能严重障碍，以致动脉血氧分压降低，伴有或不伴有二氧化碳分压增高的病理过程。一般病人在静息状态下（海平面上）呼吸空气时，PaO_2 低于 60mmHg，伴有或不伴有 $PaCO_2$ 高于 50mmHg 作为判断呼吸衰竭的标准。

根据血液气体分析将呼吸衰竭分为低氧血症型（Ⅰ型）和低氧血症伴高碳酸血症型（Ⅱ型）；根据原发病变部位不同分为中枢性呼吸衰竭和外周性呼吸衰竭；根据病程发展经过分为急性呼吸衰竭和慢性呼吸衰竭；根据发病机制分为通气性呼吸衰竭和换气性呼吸衰竭。

（考点：呼吸衰竭的概念及分类）

一、病因和发生机制

外呼吸包括肺通气和肺换气两个过程。因此，凡能引起肺通气或肺换气功能障碍的因素均可导致呼吸衰竭，其发病机制包括以下几个方面。

（一）肺通气功能障碍

正常成人安静时肺通气量为 6～8L/min，其中无效腔通气约占 30%，肺泡通气量约为 4L/min，肺泡通气量是有效通气量。因此，各种原因引起的肺通气功能障碍均可导致肺泡通气量不足。根据肺通气功能障碍的发生机制不同，分为限制性通气不足和阻塞性通气不足。

1. 限制性通气不足　是指吸气时肺泡的扩张受限制所引起的通气不足。主要原因和发生机制如下。

（1）呼吸肌活动障碍：①中枢或周围神经的器质性病变，如脑外伤、脑血管意外、脑炎、多发性神经炎等；②过量镇静药、催眠药、麻醉药引起的呼吸中枢抑制；③呼吸肌本身功能障碍，如重症肌无力、低钾血症等。

（2）胸廓的顺应性降低：严重的胸廓畸形、多发性肋骨骨折及胸膜纤维化可限制胸廓的扩张。

（3）肺的顺应性降低：严重的肺纤维化或表面活性物质减少可降低肺的顺应性，使肺泡弹性阻力增大而导致限制性通气不足，如肺水肿或肺过度通气、肺泡Ⅱ型上皮细胞发育不全等导致肺泡表面活性物质的合成或分泌不足。

（4）胸腔积液和气胸：胸腔积液和气胸压迫肺，限制肺的扩张。

2. 阻塞性通气不足　由于气道狭窄或阻塞所致的通气障碍称为阻塞性通气不足。常见的有慢性支气管炎、阻塞性肺气肿、异物阻塞、肿瘤压迫等。

无论是限制性通气不足还是阻塞性通气不足，均使肺泡通气量减少，流经肺的血液不能充分进行气体交换，常导致 PaO_2 降低并伴有 $PaCO_2$ 升高，发生Ⅱ型呼吸衰竭。

（考点：肺通气功能障碍的原因及发生机制）

（二）肺换气功能障碍

肺换气是指肺泡气与肺泡毛细血管内血液进行的气体交换。换气功能障碍包括弥散障碍、肺泡通气量与血流比例失调及解剖分流增加。

1. 弥散障碍　是指肺泡膜面积减少或肺泡膜异常增厚所引起的气体交换障碍。

（1）肺泡膜面积减少：正常人肺泡总面积约为 $80m^2$，静息时参与换气的面积为 35～$40m^2$。由于储备量大，只有当肺泡膜面积减少 50% 以上时，才会发生换气功能障碍。常见于肺气肿、肺不张、肺实变、肺叶切除等。

（2）肺泡膜厚度增加：肺泡膜是由肺泡上皮、毛细血管内皮及二者共有的基底膜构成，厚度不到 $1\mu m$。虽然气体从肺泡腔到达红细胞内还需经过肺泡表面的液体层、血浆和红细胞膜，总厚度也不超过 $5\mu m$，故正常气体交换得很快。当肺水肿、肺泡透明膜形成、肺纤维化等，致使弥散距离增宽时，使弥散速度减慢，导致呼吸衰竭。

因为二氧化碳的弥散能力比氧大 20 倍，血液中的二氧化碳能较快地弥散入肺泡，因此，单纯弥散障碍往往只会引起 PaO_2 降低，不会使 $PaCO_2$ 升高，多为Ⅰ型呼吸衰竭。

（考点：肺弥散障碍的原因及发生机制）

2. 肺泡通气与血流比例失调　血液流经肺泡时能否获得足够的氧和充分排出二氧化碳，取决于肺泡通气量与血流量的比例。正常成人在静息状态下，肺泡每分钟通气量（V_A）为 4L，每分钟血流量（Q）约为 5L，两者比例（V_A/Q）约为 0.8。当肺部病变造成任何一方的减少或增加，均可引起肺泡通气与血流比例失调，导致换气功能障碍，发生呼吸衰竭。

（1）部分肺泡通气不足：支气管哮喘、慢性支气管炎、阻塞性肺气肿等引起的阻塞性通气不足及肺水肿、肺不张、肺实变、肺纤维化等引起的限制性通气障碍，病变处肺泡通气量明显减少，但肺泡血流量可正常，使 V_A/Q 明显降低，造成流经这部分肺泡的静脉血未经充分氧合就掺入动脉血内，类似动 - 静脉短路，称功能性分流，又称静脉血掺杂（图 11-8）。

（2）部分肺泡血流不足：肺动脉栓塞、肺动脉炎、弥散性血管内凝血等，可造成部分肺泡血流量减少，而通气无相应减少，V_A/Q 增高，吸入的气体很少参与气体交换，故称为无效腔样通气（图 11-9）。

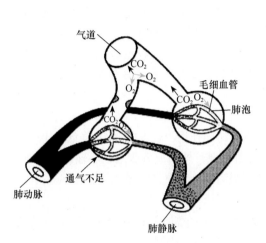

图 11-8　功能性分流

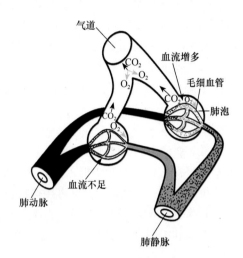

图 11-9　死腔样通气

肺泡通气与血流比例失调引起的呼吸衰竭通常是 I 型呼吸衰竭，严重时也可为 II 型呼吸衰竭。

（考点：无效腔样通气的概念及原因）

（3）解剖分流增加：生理情况下，肺内还存在解剖分流，即一部分静脉血直接经支气管静脉、动静脉交通支流入肺静脉，但其分流量仅占心排血量的 2%～3%。解剖分流的血液完全未经气体交换过程，称为真性分流。在严重创伤、休克等病理情况下，肺内动、静脉短路可大量开放，静脉血掺杂异常增多，PaO_2 明显降低，导致呼吸衰竭。

在呼吸衰竭的发病机制中，单一因素导致的呼吸衰竭并不多见，往往是几个因素同时存在或相继发生作用。

二、机体的主要功能和代谢变化

呼吸衰竭时发生低氧血症和高碳酸血症可影响全身各系统的代谢和功能。

（一）酸碱平衡及电解质紊乱

1. II 型呼吸衰竭　II 型呼吸衰竭时，大量二氧化碳潴留，可引起呼吸性酸中毒。同时组织严重缺氧使无氧代谢增强，乳酸等酸性产物增多，常并发代谢性酸中毒。酸中毒使细胞内钾离子外移及肾小管排钾减少，导致血钾升高。

2. I 型呼吸衰竭　I 型呼吸衰竭，缺氧可引起代谢性酸中毒，可因缺氧出现代偿性过度通气，CO_2 排出过多可导致呼吸性碱中毒。

（二）呼吸功能变化

呼吸衰竭的患者，呼吸系统功能发生改变，主要是由呼吸系统疾病本身导致的，如肺顺应性降低所致的限制性通气障碍，出现浅而快的呼吸；阻塞性通气障碍时，由于阻塞部位不同，表现为吸气性呼吸困难（上呼吸道阻塞）或呼气性呼吸困难（下呼吸道阻塞）；在中枢性呼吸衰竭时呼吸浅而慢，可出现潮式呼吸、间歇样呼吸、抽泣样呼吸、叹气样呼吸等呼吸节律紊乱。

当 $PaO_2<60mmHg$ 时，可通过刺激颈动脉体和主动脉体外周化学感受器（其中主要是颈动脉体化学感受器），反射性地兴奋呼吸中枢，使呼吸加深加快；但当 $PaO_2<30mmHg$ 时，可直接抑制呼吸中枢。$PaCO_2$ 升高主要作用于中枢化学感受器，使呼吸中枢兴奋，但严重的 CO_2 潴留，$PaCO_2>80mmHg$ 时，反而抑制呼吸中枢，此时呼吸中枢的兴奋主要依赖于低氧对外周化学感受器的刺激。如果此时给予高浓度氧吸入，缺氧完全纠正后反而导致呼吸进一步抑制，使病情恶化。因此，严重的 II 型呼吸衰竭患者，采取控制性氧疗，吸入较低浓度的氧（30%左右）。

（三）循环系统变化

低氧血症和高碳酸血症对心血管作用相似，两者具有协同作用。轻度的 PaO_2 降低和 $PaCO_2$ 升高可兴奋心血管运动中枢，使心率加快，心肌收缩力增强，外周血管收缩，心输出量增加。但严重缺氧和二氧化碳潴留可直接抑制心血管中枢和心脏活动，使血管扩张（肺血管除外），导致心肌收缩力减弱、血压下降、心律失常等严重后果。

缺氧和二氧化碳潴留可使肺小动脉收缩导致肺动脉高压，增加右心负荷，引起右侧心力衰竭。

（考点：呼吸衰竭对循环系统的影响及机制）

（四）中枢神经系统的变化

中枢神经系统对缺氧最敏感。当 PaO_2 降至 60mmHg 时，可出现智力和视力的减退；当 PaO_2 降至 40～50mmHg 时，就会引起一系列神经精神症状，如头痛、烦躁不安、精神错乱、嗜睡、惊厥甚至昏迷等。当 $PaCO_2>80mmHg$ 时，可出现头痛、头晕、烦躁不安、言语不清、扑翼样震颤、精神错乱、嗜睡、抽搐、昏迷等，称为二氧化碳麻醉。由呼吸衰竭引起脑功能障碍称为肺性脑病。

（五）肾功能变化

由于缺氧和高碳酸血症反射性通过交感神经使肾血管收缩，肾血流量减少，轻者尿中出现蛋白、红细胞及管型等，重者发生急性肾衰竭，出现少尿和代谢性酸中毒等。

三、防治原则

1. 防治原发病、去除诱因　针对引起呼吸衰竭的原发病进行治疗。呼吸系统感染是呼吸衰竭的常见诱因，应积极预防和控制感染。

2. 改善肺通气　清除呼吸道分泌物、解除支气管痉挛、控制呼吸道感染，必要时使用呼吸兴奋药、建立人工气道和给予机械通气等。

3. 合理给氧　呼吸衰竭时应及时纠正缺氧，提高 PaO_2 水平。I 型呼吸衰竭患者可吸入高浓度氧（一般不超过50%），II 型呼吸衰竭患者宜吸较低浓度的氧（30%左右），使 PaO_2 上升到 60mmHg 即可。

　　4. 改善内环境及重要器官功能　及时纠正水、电解质和酸碱平衡紊乱，预防并发症，维护心、脑、肾等重要器官的功能。

自 测 题

一、名词解释

1. 肺源性心脏病　2. 大叶性肺炎　3. 小叶性肺炎
4. 呼吸衰竭

二、填空题

1. 大叶性肺炎是以渗出为主的炎症，病变可分为 ＿＿＿＿＿＿＿＿、＿＿＿＿、＿＿＿＿＿＿、＿＿＿＿＿＿四期。

2. 大叶性肺炎致病菌是＿＿＿＿＿＿，常发生于＿＿＿＿＿＿＿＿，病变性质是＿＿＿＿＿＿。

3. 呼吸衰竭包括 Ⅰ 型即＿＿＿＿＿和 Ⅱ 型即＿＿＿＿＿和＿＿＿＿＿＿。

4. 小叶性肺炎的主要病变特征是＿＿＿＿以＿＿为单位，以＿＿＿＿＿＿＿为中心的＿＿＿＿＿＿炎症。

三、选择题

A_1/A_2 型题

1. 慢性支气管炎患者咳嗽、咳痰的病变基础是（　　）
   A. 支气管变性、坏死
   B. 支气管黏膜炎症，血管渗出增多
   C. 黏液腺增生、肥大，杯状细胞增多
   D. 支气管壁形成瘢痕
   E. 鳞状上皮化生

2. 在我国引起肺源性心脏病最常见的疾病是（　　）
   A. 支气管扩张症
   B. 肺结核病
   C. 小叶性肺炎
   D. 慢性支气管炎伴肺气肿
   E. 肺淤血

3. 与肺肉质变发生最相关的因素是（　　）
   A. 细菌毒力强
   B. 单核-巨噬细胞浸润过多
   C. 中性粒细胞渗出过少
   D. 成纤维细胞增生活跃

   E. 增生性炎

4. 大叶性肺炎时患者咳铁锈色是由于（　　）
   A. 渗出的纤维蛋白被溶解
   B. 渗出红细胞破裂，血红蛋白变性
   C. 肺泡腔内有浆液渗出
   D. 肺泡壁毛细血管扩张充血
   E. 中性粒细胞变性

5. 下列哪项描述不符合大叶性肺炎（　　）
   A. 多由肺炎双球菌引起
   B. 病变的肺叶常发生实变
   C. 肺泡壁损伤破坏
   D. 肺泡腔内渗出大量纤维素
   E. 巨噬细胞渗出

6. 肺切片中发现，许多细支气管腔内有大量脓细胞和脱落的上皮细胞，其周围的肺泡腔内充满中性粒细胞，该病变为（　　）
   A. 大叶性肺炎
   B. 小叶性肺炎
   C. 间质性肺炎
   D. 干酪样肺炎
   E. 坏死性肺炎

A_3/A_4 型题

（7～9 题共用题干）

　　患者，男性，60 岁。吸烟 20 支/天，咳嗽 30 余年，每年冬天咳嗽加剧，时有畏寒、发热，反复发作至今未愈。近年来，体力劳动后气促，1 个月前发现双足水肿，最近几天出现尿少。医师检查发现肝脾大，颈静脉怒张。

7. 该患者的最后诊断是（　　）
   A. 左侧心力衰竭
   B. 右侧心力衰竭
   C. 慢性肺源性心脏病
   D. 大叶性肺炎
   E. 肝硬化

8. 该病的病因是（　　）

A. 慢性支气管炎

B. 感冒

C. 吸烟

D. 肺气肿

E. 肺炎

9. 心脏的检查可见（　　）

A. 左心室肥大

B. 右心室肥大

C. 二尖瓣狭窄

D. 左心房肥大

E. 右心室缩小

四、简答题

1. 大叶性肺炎病理变化分几期？红色肝样变期的病理变化及病理临床联系有哪些？

2. 列表区别大叶性肺炎和小叶性肺炎。

（崔晓囡）

第12章

消化系统疾病

第1节 消化性溃疡

案例 12-1 患者，男性，39岁。因胀气、反酸，腹痛，饭后加重16小时来诊。体格检查：体温37.2℃，剑突下有压痛，腹肌稍紧张，余未发现异常。实验室检查：白细胞 $8.5×10^9$/L，中性粒细胞0.65，尿常规未见异常。

问题：
1. 患者可能患了什么疾病？
2. 建议做哪项检查可以确诊疾病？

消化性溃疡亦称溃疡病，是指以胃或十二指肠黏膜形成慢性溃疡为特征的常见病、多发病。临床上多见于青壮年，男性多于女性。十二指肠溃疡比胃溃疡多见，前者约占70%，后者约占25%，约5%的患者，胃和十二指肠溃疡同时存在，称为复合性溃疡。本病易反复发作，呈慢性经过，临床表现为周期性上腹疼痛、反酸、嗳气等。

一、病因及发病机制

消化性溃疡的病因及发病机制目前尚未完全清楚，一般认为与下列因素有关。

（一）幽门螺杆菌的感染

研究表明，幽门螺杆菌感染在溃疡病的发病机制中具有重要作用。幽门螺杆菌主要通过释放细菌型血小板激活因子、尿素酶、蛋白酶和磷酸酯酶等，导致黏膜防御屏障被破坏，引起胃酸直接接触上皮并进入黏膜内，从而破坏黏膜上皮细胞，诱发溃疡病发生。

（二）黏膜的抗消化能力减弱

正常胃和十二指肠黏膜通过黏膜分泌黏液形成黏液屏障，黏膜上皮细胞含有丰富的脂蛋白形成黏膜屏障，保护黏膜不被胃酸和胃蛋白酶消化。各种因素如吸烟，长期服用非固醇类药物如阿司匹林等，可破坏黏液或黏膜屏障，引起抗消化能力减弱，引发溃疡病。

（三）胃液的消化作用

胃酸、胃蛋白酶对胃壁或十二指肠壁组织的自我消化作用是溃疡病形成的主要原因。

（四）神经内分泌功能紊乱

发生溃疡病时常有精神过度紧张或忧虑等。研究表明，精神因素刺激可引起自主神经功能紊乱，迷走神经功能亢进，可促使胃酸分泌增多，这与十二指肠溃疡的发生有关；而迷走神经兴奋性降低，胃蠕动减弱，机体则通过胃泌素分泌的增加进而促使胃酸分泌增加，这与胃溃疡的发生有关。

（五）遗传

溃疡病有家族多发病史，提示其发生也可能与遗传因素有关。

（考点：消化性溃疡的病因）

二、病 理 变 化

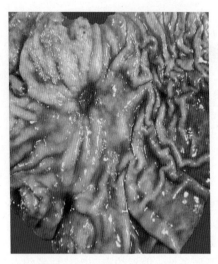

图 12-1 胃溃疡（肉眼观）

胃小弯近幽门处溃疡，直径 1cm，边缘整齐，周围黏膜皱襞呈放射状排列

胃溃疡病与十二指肠溃疡病变改变大致相同。

肉眼观察：①发生部位。胃溃疡多位于胃小弯近幽门侧，尤以胃窦部多见；十二指肠溃疡多发生于球部，以前壁或后壁多见；②形状。多为 1 个、圆形或椭圆形缺损，胃溃疡直径多在 2cm 以内，十二指肠溃疡直径多在 1cm 以内。③溃疡边缘整齐，状似刀切。④溃疡周围。黏膜皱襞呈放射状。⑤溃疡底部。平坦、洁净。⑥溃疡深度。胃溃疡通常可穿越黏膜下层深达肌层甚至浆膜层，十二指肠溃疡较浅且易愈合（图 12-1）。

镜下观察：溃疡底部由浅到深分四层结构：炎性渗出物层、坏死组织层、肉芽组织层、瘢痕组织层（图 12-2）。瘢痕底部小动脉常发生增殖性动脉内膜炎，引起管腔狭窄或血栓形成，造成局部缺血而妨碍修复使溃疡不易愈合。溃疡底部的神经节细胞和神经纤维可变性、断裂，发生小球状增生，与疼痛的产生有关。

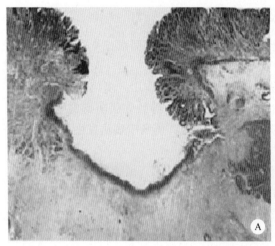
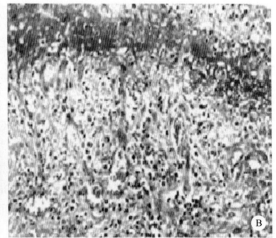

图 12-2 胃溃疡（镜下观）

A. 低倍镜；B. 高倍镜

（考点：消化性溃疡的病理变化）

三、病理临床联系

1. 周期性上腹部疼痛 与胃酸刺激溃疡局部的神经末梢及胃壁平滑肌痉挛有关。一般胃溃疡病表现为餐后 1～2 小时疼痛最明显的"饱痛"，十二指肠溃疡病表现为饭前疼痛（饥饿痛）

和夜间疼痛，与迷走神经兴奋性增高有关，进食后有所缓解。

2. 反酸、嗳气　与胃幽门括约肌痉挛，胃逆蠕动，胃内容物排空受阻，滞留在胃内的食物发酵等因素有关。

> **知识链接**
>
> **溃疡病的辅助检查**
>
> 　　溃疡病的诊断常需要借助一些辅助检查。若为胃溃疡，可做 X 线钡餐检查，钡剂进入胃后充填溃疡而呈现龛影征象。在十二指肠溃疡 X 线钡餐检查常常难以看到典型的龛影。无论是胃溃疡还是十二指肠溃疡，胃镜检查都是最有效和常用的检查方法，通过胃镜可直接观察到溃疡，并可取病变组织做活体检查，有助于溃疡病的最后确诊。

四、结局及并发症

（一）愈合

溃疡病经过积极治疗后，大多可愈合。渗出物及坏死组织逐渐被吸收和排出，已被破坏的肌层由肉芽组织增生并形成瘢痕组织修复，同时周围黏膜上皮再生覆盖溃疡面而愈合。

（二）并发症

消化性溃疡的常见并发症有出血、穿孔、幽门梗阻和癌变，出血是最常见的并发症。一般小于 1% 的长期胃溃疡可发生癌变，十二指肠溃疡几乎不癌变。

（考点：消化性溃疡病的并发症）

第 2 节　病毒性肝炎

> **案例 12-2**　患者，男性，18 岁。因发热、食欲减退、恶心 2 周，皮肤黄染 1 周来诊。体格检查：皮肤略黄，巩膜黄染，腹平软，肝肋下 2cm，质软，轻压痛，余未发现异常。实验室检查：尿胆红素（＋），尿胆原（＋），大便颜色加深。
>
> **问题：**
> 1. 患者可能患了什么疾病？
> 2. 建议做哪项检查可以确诊疾病？

病毒性肝炎是指由肝炎病毒引起的以肝细胞变性、坏死为主要病变的一种常见传染病。主要临床表现为不同程度的食欲缺乏、厌食油腻、乏力、肝大、肝区疼痛和肝功能障碍等。

（考点：病毒性肝炎的概念）

一、病因、发病机制及传染途径

目前已知的肝炎病毒有甲型（HAV）、乙型（HBV）、丙型（HCV）、丁型（HDV）、戊型（HEV）和庚型（HGV）六种，发病机制尚未完全阐明。一般认为是否引起发病及导致的病变程度，取决于感染的病毒种类和机体的免疫功能状态。病毒通过复制直接损伤肝细胞或通过细胞免疫机制导致肝细胞损伤。免疫功能正常者，多为普通型肝炎；免疫功能超强者，常引起重型肝炎；免疫功能低下或者缺乏者，往往只携带病毒而不发病。六种肝炎病毒的传播途径不尽相同，HAV 和 HEV 主要通过消化道感染；HBV、HDV 和 HGV 主要通过血液和密切接触感染；

HCV 主要通过血液感染。我国慢性肝炎的主要病因是感染 HBV。

二、基本病理变化

病毒性肝炎的病变特征是以肝细胞变性、坏死为主的变质性炎症，伴有不同程度的炎细胞浸润，肝细胞再生和纤维组织增生。

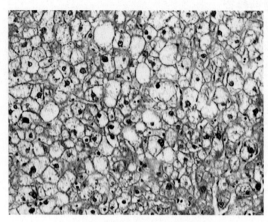

图 12-3 肝细胞水肿（镜下观）

肝细胞胞质疏松化和气球样变，肝窦受压变窄

（一）肝细胞变性

1. 细胞水肿 为最常见的病变。镜下观察：肝细胞体积增大、胞质疏松呈网状、半透明，称为胞质疏松化。病变进一步发展，肝细胞体积更大，呈圆形，胞质透明，称为气球样变（图 12-3）。

2. 嗜酸性变 一般仅累及单个或几个肝细胞，散在于肝小叶内。镜下观察：肝细胞因胞质脱水、浓缩，体积变小，HE 染色见胞质嗜酸性增强，呈均匀致密的深红色。

（二）肝细胞坏死

1. 溶解性坏死 由气球样变发展而来。因溶解性坏死的范围和分布不同，其可呈现不同的特点，具体如下。

（1）点状坏死：是指坏死仅累及单个或几个肝细胞，常见于急性普通型肝炎（图 12-4）。

（2）碎片状坏死：是指在肝小叶周边部界板处肝细胞的灶性坏死，常见于慢性肝炎（图 12-5）。

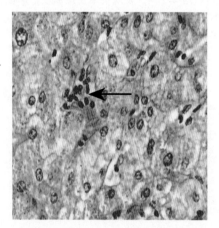

图 12-4 点状坏死（镜下观）

相邻的几个肝细胞溶解性坏死，局部炎细胞浸润（↑）

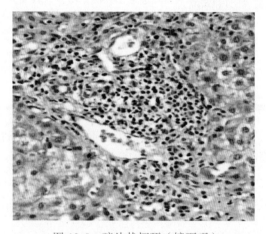

图 12-5 碎片状坏死（镜下观）

肝细胞呈小片状坏死，小叶界板破坏，汇管区有大量炎细胞浸润

（3）桥接坏死：是指在中央静脉与汇管区之间，两个小叶中央静脉之间及两个汇管区之间的互相连接呈带状坏死，常见于中、重度慢性肝炎（图 12-6）。

（4）大片坏死：是指几乎累及整个肝小叶的大范围肝细胞坏死，常见于重型肝炎（图 12-7）。

2. 嗜酸性坏死 由嗜酸性变发展而来。细胞质进一步浓缩，细胞核消失，最终形成均匀浓

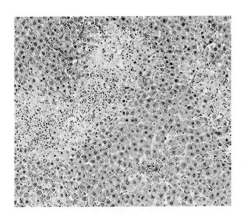

图 12-6 桥接坏死（镜下观）

坏死细胞呈带状融合，呈桥接样

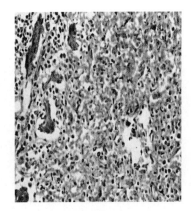

图 12-7 大片坏死（镜下观）

肝细胞弥漫性坏死，肝小叶大部分或全部受累，
坏死灶融合成大片

染成红色的圆形小体，称嗜酸性小体（图 12-8）。

（三）炎细胞浸润

主要是淋巴细胞和单核细胞散在性或灶状浸润于肝小叶内或汇管区。

（四）肝细胞再生

坏死的肝细胞由邻近的肝细胞通过再生而修复。再生的肝细胞体积较大，核大而染色较深，可见双核。再生的肝细胞可沿原有网状支架排列。如肝细胞坏死严重，原肝小叶内的网状支架塌陷，再生的肝细胞则呈团块状排列，称为结节状再生。

（五）间质反应性增生

1. 库普弗（Kupffer）细胞增生，并可脱入窦腔内变为游走的吞噬细胞，参与炎细胞浸润。

2. 间叶细胞及成纤维细胞增生并参与损伤的修复。

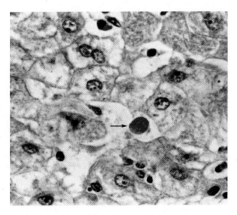

图 12-8 嗜酸性小体（镜下观）

游离于肝窦内的嗜酸性小体（↑），为深红色均一浓染的圆形小体

三、临床病理类型

病毒性肝炎的临床病理类型分为两型。

（一）普通型肝炎

普通型肝炎分为急性和慢性两种。

1. 急性（普通型）肝炎 最常见，又分黄疸型和无黄疸型。我国以无黄疸型居多，其中大部分为乙型肝炎。黄疸型肝炎的病变略重，多见于甲型、丁型和戊型肝炎。

（1）病理变化：肉眼观察：肝大，质较软，表面光滑。镜下观察：①肝细胞广泛变性，以胞质疏松化和气球样变为主；②坏死轻微，主要为点状坏死；③在汇管区及肝小叶内有轻度炎细胞浸润（图 12-9）。

［考点：急性（普通型）肝炎的病变特点］

（2）病理临床联系：因肝大引起肝区疼痛或压痛。肝细胞坏死造成肝细胞内的酶释放入血，

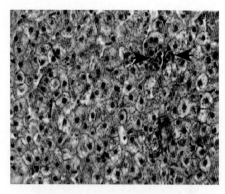

图 12-9　普通型肝炎
肝细胞广泛变性，坏死轻微，轻度炎细胞浸润

血清转氨酶升高，肝功能异常，严重者有黄疸。

（3）结局：大多在 6 个月内可治愈，但乙型、丙型肝炎往往恢复较慢，其中乙型肝炎有 5%～10%，丙型肝炎有 50%～70% 可转变成慢性肝炎。

2. 慢性（普通型）肝炎　病程持续在 6 个月以上者即为慢性肝炎。引起慢性肝炎发生的因素很多，如病毒感染的类型、机体免疫反应状态、治疗不当、营养不良、饮酒或服用对肝有损害的药物等。根据炎症，坏死及纤维化程度，将慢性肝炎分为三型。

（1）轻度慢性肝炎：肝细胞点状坏死，偶见轻度碎片状坏死，汇管区炎细胞浸润，周围有少量纤维组织增生，肝小叶结构完整。

（2）中度慢性肝炎：肝组胞变性、坏死较明显，有中度碎片坏死，出现特征性的桥接坏死；汇管区及肝小叶内有炎细胞浸润，肝小叶内有纤维间隔形成，小叶结构大部分保存。

（3）重度慢性肝炎：肝细胞坏死严重且广泛，有重度碎片坏死及大范围桥接坏死，坏死区肝细胞结节状再生，大量炎细胞浸润，纤维间隔增生明显并分割肝小叶结构，出现肝硬化倾向。

（考点：慢性肝炎的病变特点）

（二）重型肝炎

重型肝炎是最严重的病毒性肝炎，较少见。根据发病的缓急及病变程度的不同，可分为急性重型和亚急性重型两种。

1. 急性重型肝炎　少见。起病急，病程短，病变发展迅速，死亡率高。临床上称为暴发型肝炎。

（1）病理变化：肉眼观，肝脏体积明显缩小，以肝左叶为重，重量可减轻至 600～800g（正常约 1500g），被膜皱缩，质地柔软，切面呈黄色或红褐色，又称急性黄色肝萎缩或急性红色肝萎缩（图 12-10）。镜下观，肝细胞坏死严重而且广泛，呈弥漫性大片坏死，仅小叶周边残留少许变性的肝细胞，网状支架塌陷，残留肝细胞再生不明显。肝窦明显扩张，Kupffer 细胞增生肥大。小叶内及汇管区有大量淋巴细胞、巨噬细胞等炎细胞浸润（图 12-11）。

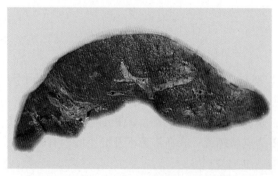

图 12-10　急性红色肝萎缩（肉眼观）
肝脏体积明显缩小，被膜皱缩，质地变软，呈红褐色

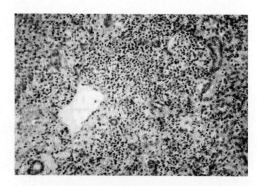

图 12-11　急性重型肝炎（镜下观）
肝细胞大片坏死消失，坏死区有大量炎细胞浸润

（2）病理临床联系：大量肝细胞的迅速溶解坏死，可导致：①胆红素大量入血，引起肝细胞性黄疸；②凝血因子合成障碍，引起明显的出血倾向；③肝功能衰竭，对各种代谢产物的解毒功能发生障碍引起肝性脑病；④由于胆红素代谢及血液循环障碍等，可诱发肾衰竭，称肝肾综合征。

（3）结局：大多数患者在短期内死亡，死亡原因主要为肝功能衰竭（肝性脑病），其次为消化道大出血、急性肾衰竭及 DIC 等。少数迁延转为亚急性重型肝炎。

2. 亚急性重型肝炎　多数是由急性重型肝炎迁延而来，少数病例可由普通型肝炎恶化而来，病程较长，可达数周至数月。

（1）病理变化：肉眼观，肝体积缩小，被膜皱缩不平，质地略硬，呈黄绿色。镜下观，既有肝细胞的大片坏死，又有肝细胞结节状再生。坏死区有明显的炎细胞浸润。肝小叶周边部小胆管增生、胆汁淤积，并形成胆栓。较陈旧的病变区有明显的结缔组织增生。

（2）结局：如能及时恰当地治疗，病变可停止发展并有治愈的可能。多数继续发展而转变为坏死后性肝硬化。

第 3 节　肝 硬 化

> **案例 12-3**　患者，男性，64 岁。因突然呕血 1 小时入院来诊。体格检查：巩膜不黄，有肝掌，腹隆软，肝肋下未及，脾肋下 3cm，腹部移动性浊音阳性。实验室检查：肝功能异常，胃镜检查食管中、下段静脉重度曲张。入院后因再次大出血抢救无效死亡。
>
> **问题：**
> 1. 患者可能患了什么疾病？
> 2. 该病常见的临床表现有哪些？

肝硬化是指由多种病因引起的肝细胞弥漫性变性、坏死，纤维组织增生和肝细胞结节状再生，这三种病变反复交错进行，导致肝小叶结构破坏和肝血液循环途径改建，最终导致肝脏变形变硬的慢性肝脏疾病。肝硬化类型复杂，国际上根据形态表现将其分为小结节型、大结节型、大小结节混合型和不全分割型四型。我国常结合病因、病变特点及临床表现，将其分为门脉性肝硬化、坏死后性肝硬化、胆汁性肝硬化、寄生虫性肝硬化和淤血性肝硬化等。本节主要介绍最常见的门脉性肝硬化，相当于国际分类的小结节型肝硬化。

（考点：我国最常见肝硬化的类型）

一、病因及发病机制

尚未完全清楚，目前研究表明，与门脉性肝硬化发生有关的因素如下。

（一）病毒性肝炎

这是我国肝硬化发生的主要原因，其中乙型肝炎和丙型肝炎与肝硬化的发生密切相关。

（二）慢性酒精中毒

长期酗酒是引起肝硬化的另外一个重要因素，在欧美一些国家更为突出。由于酒精在体内代谢过程中产生的乙醛对肝细胞有直接毒害作用，使肝细胞发生脂肪变性而逐渐发展为肝硬化。

（三）有毒物质的损伤作用

许多化学物质可以损伤肝细胞，如四氯化碳、辛可芬等，若长期作用则损伤肝细胞而引起肝硬化。

（四）营养不良

食物中长期缺乏甲硫氨酸或胆碱类物质时，使肝脏合成磷脂障碍而经过脂肪肝发展为肝硬化。

以上因素可引起肝细胞的变性、坏死，但肝细胞可以通过再生修复。如果病因没有消除，肝细胞反复发生变性、坏死及修复，纤维组织增生，分割肝小叶加之肝细胞不规则结节状再生，形成假小叶，导致肝正常的小叶结构被破坏，肝内血液循环改建，最终导致肝变形、变硬而形成肝硬化。

（考点：肝硬化的常见病因）

二、病理变化

肉眼观察：①早期，肝体积正常或略大，重量增加，质地正常或稍硬。②晚期，肝体积明显缩小，重量减轻，质地变硬，表面及切面可见弥漫性小结节，结节大小相仿，直径多为0.15～0.5cm，一般不超过1cm；切面见圆形或类圆形岛屿状结构，其周围有较窄的均匀一致的灰白色纤维组织条索或间隔包绕（图12-12）。

镜下观察：肝硬化的病变特征是正常肝小叶结构破坏，被假小叶取代。假小叶是指广泛增生的纤维组织将残存的和再生的肝细胞重新分割及包绕，形成大小不等的圆形或椭圆形的肝细胞团（图12-13）。假小叶特点：①假小叶内肝细胞索排列紊乱，肝细胞可出现不同程度变性、坏死，再生的肝细胞体积增大，核增大且染色深，并见双核细胞；②假小叶内中央静脉缺如、偏位或两个以上，有时可见汇管区被包绕在假小叶内；③包绕假小叶的纤维间隔宽窄较一致，内有少量淋巴细胞和单核细胞浸润，并可见小胆管增生。

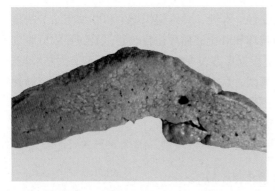

图12-12　门脉性肝硬化（大体观）
肝体积缩小，表面有大小近似、密集的小结节

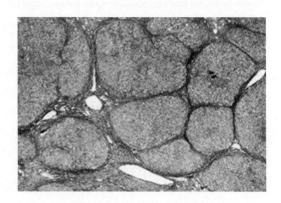

图12-13　假小叶（镜下观）

（考点：门脉性肝硬化的病理变化）

三、病理临床联系

肝硬化时，临床上主要出现一系列门脉高压症和肝功能障碍的表现。

（一）门脉高压症

肝硬化时导致门静脉高压症的主要原因：①广泛增生的纤维组织压迫肝血窦和小叶下静脉，

导致门静脉血液回流受阻；②肝内肝动脉小分支和门静脉小分支之间形成异常吻合。上述两个原因可造成肝血管系统的破坏和改建，从而引起门静脉压力增高。门脉高压症主要临床表现如下。

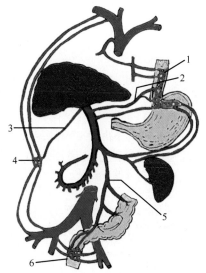

图 12-14　门脉高压症侧支循环形成模式图

1. 食管下段静脉丛；2. 胃冠状静脉；
3. 附脐静脉；4. 脐周静脉丛；
5. 肠系膜下静脉；6. 直肠静脉丛

1. **脾大**　因门静脉压力升高，脾静脉回流受阻所致，常引起贫血、出血倾向及白细胞减少等脾功能亢进的表现。

2. **腹水**　为淡黄色透明的漏出液。形成原因：①门静脉压力增高使门脉系统的毛细血管内流体静压升高，管壁通透性增大导致液体漏出；②肝合成蛋白质的功能降低，尤其是血浆白蛋白合成减少，加之消化不良引起低蛋白血症，导致血浆胶体渗透压降低，水分漏出增多；③肝对醛固酮和抗利尿激素灭活减少，引起钠、水潴留而促使腹水形成。

3. **侧支循环形成**　正常门静脉血液经肝静脉注入下腔静脉。门静脉压力增高时，门静脉与腔静脉之间的侧支循环开放，部分门静脉血液绕过肝，通过侧支循环直接回流到体循环静脉，后至右心。主要的侧支循环途径有（图 12-14）：①门静脉血液经胃冠状静脉、胃底和食管下段静脉丛、奇静脉进入上腔静脉，常引起胃底和食管下段静脉丛曲张，当发生腹压升高或受粗糙食物磨碰时，可导致其破裂引起致命性大出血，是肝硬化常见的死亡原因之一；②门静脉血液经肠系膜下静脉、直肠静脉丛、髂内静脉进入下腔静脉，可引起直肠静脉丛曲张，形成痔核，其破裂出现便血；③门静脉血液经脐静脉、脐周静脉丛，向上经胸腹壁静脉进入上腔静脉，向下经腹壁下静脉进入下腔静脉，引起脐周浅静脉高度扩张，形成"海蛇头"现象。

4. **胃肠道淤血**　因门静脉压力升高，胃肠道静脉血液回流受阻所致，表现为食欲缺乏、腹胀等。

（考点：肝硬化门脉高压症临床表现）

（二）肝功能障碍

因肝细胞长期反复受损伤引起，主要表现如下。

1. **蛋白质合成障碍**　因肝细胞受损，合成白蛋白功能降低，使白蛋白减少，因免疫系统受到病变刺激导致球蛋白合成增加，出现白蛋白／球蛋白比值下降或倒置。

2. **雌激素灭活减少**　肝对雌激素灭活减少，血中雌激素增加，引起患者颈、面、胸、臂等处皮肤小动脉及其分支蜘蛛网状扩张，称为蜘蛛痣；掌面大、小鱼际发红，称为肝掌；男性乳房发育，睾丸萎缩，女性月经不调等。

3. **出血倾向**　肝合成凝血因子减少及脾功能亢进，血小板破坏过多所致，表现为鼻出血、牙龈出血和皮下瘀斑等。

4. **黄疸**　主要与肝细胞坏死和毛细胆管淤胆有关。

5. **肝性脑病**　与肝脏解毒功能下降有关，是肝硬化最严重的后果，是导致死亡的又一重要原因。

（考点：肝功能障碍的表现）

自测题

一、名词解释

1. 消化性溃疡　2. 点状坏死　3. 桥接坏死

4. 肝硬化　5. 假小叶

二、填空题

1. 溃疡底部镜下由浅入深依次为 _____、_____、_____、_____四层。

2. 溃疡病的并发症包括 _____、_____、_____、_____。

3. 肝硬化的特征性病变是 _____。

4. 门脉高压症的主要表现有 _____、_____、_____、_____。

三、选择题

A_1/A_2 型题

1. 近年来，发现大多数溃疡病患者在胃窦部黏膜可检出（　　）
   A. 大肠埃希菌　　B. 幽门螺杆菌
   C. 沙门菌　　　　D. 痢疾杆菌
   E. 衣原体

2. 胃溃疡的好发部位是（　　）
   A. 贲门部　　　　B. 胃底
   C. 胃小弯近贲门部　D. 胃大弯
   E. 胃小弯近幽门部

3. 溃疡病主要的临床表现是（　　）
   A. 恶心、呕吐　　B. 反酸、嗳气
   C. 食欲缺乏　　　D. 腹胀不适
   E. 周期性上腹部疼痛

4. 溃疡病最常见的并发症是（　　）
   A. 出血　　　　　B. 穿孔
   C. 幽门梗阻　　　D. 癌变
   E. 以上均不是

5. 溃疡病患者出现柏油样大便，是因为（　　）
   A. 溃疡出血　　　B. 溃疡穿孔
   C. 幽门梗阻　　　D. 癌变
   E. 食管下段静脉丛曲张破裂

6. 十二指肠溃疡的好发部位是（　　）
   A. 十二指肠升部　B. 十二指肠降部
   C. 十二指肠球部　D. 十二指肠水平部
   E. 十二指肠下段

7. 病毒性肝炎是一种（　　）
   A. 变质性炎　　　B. 纤维蛋白性炎
   C. 化脓性炎　　　D. 出血性炎
   E. 增生性炎

8. 急性重型肝炎的坏死为（　　）
   A. 碎片状坏死　　B. 凝固性坏死
   C. 桥接坏死　　　D. 大片坏死
   E. 点状坏死

9. 我国最常见的肝硬化类型是（　　）
   A. 门脉性肝硬化　B. 坏死后性肝硬化
   C. 寄生虫性肝硬化　D. 胆汁性肝硬化
   E. 淤血性肝硬化

10. 门脉性肝硬化晚期，肝功能严重障碍可导致（　　）
    A. 脾大　　　　　B. 腹水
    C. 肝性脑病　　　D. 食管下段静脉曲张
    E. 胃肠淤血水肿

11. 我国门脉性肝硬化的常见原因是（　　）
    A. 慢性酒精中毒　B. 营养不良
    C. 毒物中毒　　　D. 病毒性肝炎
    E. 药物中毒

A_3/A_4 型题

（12～13 题共用备选答案）
    A. 常呈不规则形
    B. 常深达肌层甚至浆膜层
    C. 常小于 1.0cm
    D. 溃疡边缘呈火山口状
    E. 底部常见出血、坏死

12. 胃溃疡（　　）

13. 十二指肠溃疡（　　）

四、简答题

1. 溃疡病的病变特点有哪些？用所学病理知识解释其临床表现并说出其并发症。

2. 急性（普通型）肝炎有何病变特点？用所学病理知识解释其临床表现。

3. 简述门脉性肝硬化时门脉高压症和肝功能障碍的主要临床表现。

（黄嫦斌）

第13章

泌尿系统疾病

泌尿系统由肾、输尿管、膀胱和尿道组成。肾是人体的重要排泄器官，其主要功能是滤过形成尿液并排出体内代谢产物、药物和毒物；调节水、电解质和酸碱平衡；肾脏具有内分泌功能，通过产生肾素、促红细胞生成素、前列腺素、$1,25\text{-}(OH)_2D_3$ 等，参与调节血压、红细胞生成和钙的代谢。所以，肾的结构和功能异常，上述正常功能均可受到影响，出现一系列临床症状和体征。

肾单位是肾的基本结构和功能单位，由肾小球和肾小管构成。肾小球由血管球和肾小囊构成。血管球由盘曲的毛细血管袢组成。肾小囊内层为脏层上皮细胞（又称足细胞），外层为壁层上皮细胞。肾小球滤过膜由有孔的内皮细胞、基底膜和脏层上皮细胞组成。

本章主要介绍肾小球肾炎、肾盂肾炎和肾衰竭。

第1节　肾小球肾炎

> **案例 13-1**　　江某，男性，18岁。咽痛、发热2周，眼睑及下肢水肿2天入院。2周前，因受凉后出现咽痛、咳嗽并流鼻涕伴发热，服用感冒通、头孢拉定胶囊等药物后症状好转，仍有咽部不适伴乏力，纳差。入院前2天，病人晨起发现眼睑明显水肿并伴双下肢轻度水肿，未予重视，次日出现尿色深红，呈酱油色，尿量较平时也减少，约1000ml/d，到医院检查，发现血压升高（160/96mmHg），尿常规检查显示高倍镜红细胞满视野，蛋白质（＋＋＋），为进一步诊治收入院。患者发病以来，常感乏力，近2天感恶心、头晕、视物模糊，并伴有腰区酸胀，小便量减少，大便尚正常。实验室检查：咽拭子培养：溶血性链球菌阳性。
>
> **问题：**
> 1. 患者可能患了什么疾病？
> 2. 患者目前主要的护理诊断有哪些？
> 3. 作为护士，该患者入院后应做哪些护理工作？

肾小球肾炎是以肾小球损害为主的一组疾病，一般简称为肾炎，较为常见。主要临床表现为蛋白尿、血尿、水肿和高血压。肾小球肾炎可为原发性或继发性。原发性肾小球肾炎指原发于肾脏的独立性疾病，多数类型是抗原-抗体反应引起的免疫性疾病。继发性肾小球肾炎的肾脏病变或继发于其他疾病或作为全身性疾病的一部分，如红斑狼疮性肾炎、紫癜性肾炎、糖尿病肾病等。

一、病因及发病机制

肾小球肾炎的病因和发病机制尚未完全明了，但近年来大量临床和实验研究表明，大部分肾小球肾炎是免疫复合物沉积性变态反应引起的。

（一）循环免疫复合物沉积

免疫复合物（抗原-抗体复合物）在血液循环中形成，它们随血液循环流经肾时，在肾小球内沉积下来，引起肾小球损伤。循环免疫复合物的抗原可为外源性，也可为内源性，但均为非肾性（即不属于肾小球本身的组成成分）。外源性抗原（如细菌、病毒、异种蛋白、药物等）和内源性抗原（如 DNA、甲状腺球蛋白、肿瘤抗原等）均可刺激机体产生相应抗体，抗原和抗体在血液中结合而形成循环免疫复合物。

人体血液循环中的各种免疫复合物是否能在肾小球内沉积并引起肾小球损伤，取决于免疫复合物的大小、溶解度和携带电荷的种类等。通常认为，抗体明显多于抗原时，常形成大分子不溶性免疫复合物，这些免疫复合物常被吞噬细胞所清除，不引起肾小球损伤。相反，抗原明显多于抗体时，形成小分子可溶性免疫复合物，这些免疫复合物不能结合补体，且易通过肾小球滤出，也不引起肾小球损伤。只有当抗原稍多于抗体或抗原与抗体等量时，所形成的免疫复合物能在血液中保存较长时间，随血液循环流经肾小球时沉积下来，引起肾小球损伤。

（二）原位免疫复合物沉积

肾小球本身的固有成分，在某种情况下成为抗原，或非肾性抗原进入肾小球后与肾小球某一成分结合而形成植入性抗原，均可刺激机体产生相应抗体。抗原与抗体在肾小球局部结合，形成的免疫复合物称原位免疫复合物，可引起原位免疫复合物肾小球肾炎。

上述因素引起肾小球基底膜损伤，内皮细胞、系膜细胞和肾小囊壁层上皮细胞增生等，导致一系列异常临床表现。

二、常见肾小球肾炎类型

（一）弥漫性毛细血管内增生性肾小球肾炎

弥漫性毛细血管内增生性肾小球肾炎，临床简称急性肾炎，为临床常见类型。本病的病变特点是以肾小球内毛细血管内皮细胞和系膜细胞增生为主。患者大多数为儿童，成人少见，一般起病急，临床表现为急性肾炎综合征，预后良好。

本病大多数病例与感染有关，最常见的病原体为 A 组乙型溶血性链球菌感染，肾炎通常于咽部和皮肤链球菌感染 1~4 周后发生，发病后患者血清抗链球菌溶血素"O"滴度增加，血、尿、肾组织中无病原菌，说明是链球菌感染后引起的变态反应性炎性病变，故又称链球菌感染后肾小球肾炎，发病机制为循环免疫复合物沉积所致。

1. 病理变化

（1）肉眼观察：双侧肾轻中度肿大，包膜紧张，表面光滑、颜色较红，故称"大红肾"（图 13-1）。有的肾表面可见散在粟粒大小的出血点，似跳蚤咬过，称"蚤咬肾"。肾切面见皮髓质分界清楚，皮质增厚。

（2）镜下观察：病变累及双侧大多数肾小球。肾小球体积增大，细胞数目增多。增生的细胞主要是毛细血管内皮细胞和系膜细胞，有较多的中性粒细胞和少量的单核 – 巨噬细胞浸润（图 13-2）。增生细胞导致毛细血管受压或闭塞，从而导致肾小球缺血。严重时肾小球内毛细血管壁可发生纤维素样坏死及微血栓形成，血管破裂出血。因肾小球缺血，肾小管上皮细胞发生变性，管腔内可出现多种管型，肾间质常有充血、水肿，并伴有少量炎细胞浸润。

（考点：急性肾炎的病变特点）

2. 病理临床联系　本型肾炎在临床上主要表现为急性肾炎综合征。

（1）尿的变化：表现为血尿、蛋白尿、管型尿；少尿、无尿或氮质血症。肾小球毛细血管受损、通透性增加，出现血尿、蛋白尿、管型尿。轻者表现为镜下血尿，重者为肉眼血尿，呈洗肉水样。由于肾小球毛细血管内皮细胞和系膜细胞增生，使毛细血管受压或闭塞，肾小球滤

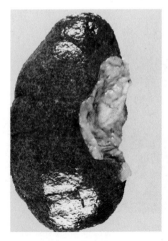

图 13-1　大红肾

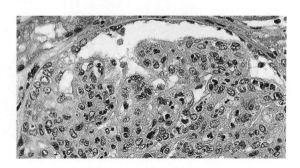

图 13-2　弥漫性毛细血管内增生性肾小球肾炎

过率下降，引起少尿（尿量<400ml/24h），导致钠水潴留，严重者无尿（尿量<100ml/24h），代谢产物潴留而发生氮质血症。

（2）水肿：一般为轻中度，常发生于眼睑部等组织疏松部位，晨起明显，重则波及全身。发生原因与钠水潴留及变态反应致全身毛细血管通透性增高有关。

（3）高血压：大部分患者出现高血压。其原因主要与钠水潴留、血容量增加有关，严重者可导致心力衰竭或高血压脑病。

3. 转归　儿童患者预后好，95% 以上的患儿可在数周或数月内痊愈。成人患者预后较差，转为慢性肾炎比例较高。

（考点：急性肾炎综合征的临床表现）

（二）弥漫性新月体性肾小球肾炎

弥漫性新月体性肾小球肾炎，比较少见。患者多见于成年人，临床上明显症状为血尿，迅速发展为少尿和无尿，肾功能发生进行性衰竭。如不能及时采取措施，常在数周或数月发生急性肾衰竭而死于尿毒症，故临床上称为快速进行性肾小球肾炎。本型肾炎主要病变特点是肾小囊壁层上皮细胞增生，形成新月体。病因和发病机制尚未明了，多数为原发性，部分为抗肾小球基底膜型肾炎或其他肾小球疾病转变而来。

1. 病理变化

（1）肉眼观：两肾弥漫性肿大，颜色苍白，皮质表面可有散在点状出血，切面皮质增厚（图 13-3）。

（2）镜下观：大部分（通常 50% 以上）肾小囊内有新月体形成。新月体主要由增生的肾小囊壁层上皮细胞和渗出的单核细胞构成，可有中性粒细胞和淋巴细胞浸润（图 13-4）。这些成分在肾小囊毛细血管球周围形成新月体或环状结构。早期新月体为细胞成分，称为细胞性新月体；以后纤维增生，形成纤维细胞性新月体；最终新月体纤维化，形成纤维性新月体。新月体形成后使肾小囊腔狭窄或闭塞，压迫毛细血管丛，影响肾小球滤过。严重者肾小球毛细血管壁发生纤维素样坏死、出血，肾小球萎缩，纤维化及玻璃样变，所属肾小管也萎缩消失，整个肾单位失去功能。

2. 病理临床联系　此型肾小球肾炎病变进展快，故临床表现为快速进行性肾炎综合

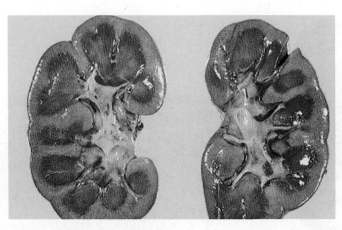

图 13-3　弥漫性新月体性肾小球肾炎

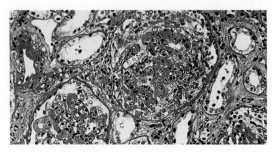

图 13-4　肾小球内由增生的壁层上皮细胞组成的
新月体

征。由于肾小球毛细血管壁坏死、基底膜断裂，故血尿明显。由于大量新月体形成，肾小囊闭塞，患者迅速出现少尿、无尿和氮质血症，并发展为尿毒症。随着病变进展，肾小球广泛纤维化，玻璃样变，肾小球缺血，通过肾素 - 血管紧张素系统作用可发生高血压。

3．转归　此种肾小球肾炎病变严重，预后极差，患者常于数周至数月死于尿毒症。一般认为预后与新月体出现的数量有关，有新月体的肾小球数量少于 70% 者，病变进展相对缓慢，预后略好。

（考点：弥漫性新月体性肾小球肾炎的病变特点）

（三）弥漫性硬化性肾小球肾炎

弥漫性硬化性肾小球肾炎是不同类型肾小球肾炎发展到晚期的终末阶段。临床上称为慢性肾小球肾炎。其病变特点是大量肾小球发生玻璃样变性和纤维化。本病多见于成年人，多数患者有肾炎病史，但也有部分患者起病隐匿，无肾炎病史，发现时已进入晚期。病程长，常引起慢性肾衰竭和尿毒症。

1．病理变化

（1）肉眼观：双侧肾脏对称性缩小、颜色苍白、质地变硬，表面呈弥漫性细颗粒状，故称为继发性颗粒性固缩肾（图 13-5）。切面皮质变薄，皮、髓质分界不清，纹理模糊，小动脉壁增厚变硬。肾盂周围脂肪组织增多。

（2）镜下观：病变呈弥漫性分布，大量肾小球纤维化及玻璃样变，所属肾小管萎缩、消失。残存的病变较轻的肾小球发生代偿性肥大，肾小管扩张，管腔可见各种管型。间质纤维组织增生，有淋巴细胞及浆细胞浸润。间质内小动脉硬化，管壁增厚、管腔狭窄（图 13-6）。

2．病理临床联系　表现为慢性肾炎综合征。

（1）尿的变化：多尿、夜尿、低比重尿，这是由于大量肾单位被破坏，血液快速流进残存肾单位时，肾小球滤过显著增加，肾小管重吸收功能受限，尿浓缩功能降低所致。由于残存肾

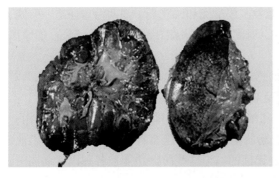

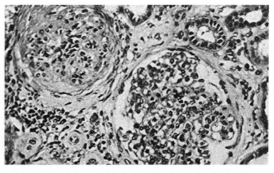

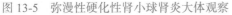

图 13-5　弥漫性硬化性肾小球肾炎大体观察　　　　图 13-6　慢性肾小球肾炎（高倍镜）

单位结构功能相对较正常，蛋白尿、血尿、管型尿反而不明显。

（2）贫血：由于大量肾组织的破坏，促红细胞生成素分泌减少；此外，体内代谢产物堆积可抑制骨髓造血功能，破坏红细胞，引起贫血。

（3）高血压：大量肾小球纤维化，导致肾组织严重缺血，肾素分泌增加，引起高血压。

（4）氮质血症：肾单位的大量破坏，导致体内代谢产物堆积，引起氮质血症，严重者，可出现尿毒症。

3. 转归　慢性肾小球肾炎患者病程长短不一，早期预防和治疗很重要。病变发展至晚期，预后极差，患者可死于尿毒症、严重感染或高血压所致的心力衰竭和脑出血等。

（考点：弥漫性硬化性肾小球肾炎的病变特点）

第 2 节　肾盂肾炎

案例 13-2　　患者，女性，41 岁，公交车司机。因尿频、尿急、尿痛 3 天就诊，左肾叩击痛（＋），体温 38.6℃。尿检：蛋白（＋），脓细胞（＋＋），红细胞（＋）。化验显示白细胞计数 22.0×10⁹/L。

问题：

1. 患者可能患了什么疾病？

2. 患者目前主要的护理诊断有哪些？

3. 作为护士，该患者入院后应做哪些护理工作？

肾盂肾炎是由细菌感染引起的，累及肾盂、肾间质和肾小管的化脓性炎症。属于常见病和多发病。本病可发生于任何年龄。因解剖生理特点，女性发病率高，为男性的 10 倍。按病程和病变特点将肾盂肾炎分为急性和慢性两类。临床主要表现为发热、腰部酸痛、菌尿、脓尿等。

一、病因及发病机制

肾盂肾炎通常由细菌感染引起，其中以大肠埃希菌最为常见，占 60%～80%。其次为变形杆菌、产气杆菌、副大肠埃希菌、肠球菌和葡萄球菌，也可由其他细菌和真菌引起。急性肾盂肾炎多由一种细菌感染引起。慢性肾盂肾炎多为两种或两种以上细菌混合感染。细菌可经以下两条途径引起感染。

1. 上行性感染 是最常见的感染途径，多继发于尿道炎和膀胱炎。细菌沿着尿道、膀胱、输尿管和输尿管周围的淋巴管上行至肾盂、肾盏、肾间质引起炎症，故又称尿路感染。病原菌以大肠埃希菌多见。病变可累及一侧或两侧肾。

2. 血源性感染 较少见。病原菌由体内某处感染灶入血，引起败血症或脓毒血症。细菌随血液到肾，栓塞于肾小球引起化脓性炎症。常累及双侧肾，致病菌多为金黄色葡萄球菌。

正常情况下，泌尿道具有一定的防御功能。尿液不断形成，其排出对尿道起到冲洗作用；膀胱黏膜能产生分泌型抗体 IgA，有抗菌作用；膀胱壁内的白细胞有吞噬和杀菌作用。因此，有少量细菌进入膀胱后不能生长，膀胱内尿液是无菌的。当这些防御功能被各种因素削弱时，病原菌可趁虚而入引起肾盂肾炎。常见的诱因有以下几种。

（1）尿路阻塞：尿路完全和不完全阻塞可导致尿液潴留。尿液潴留影响尿液的冲洗作用降低局部组织的防御功能，有利于细菌的生长繁殖。引起尿路阻塞的原因有泌尿系结石、前列腺增生、妊娠子宫、肿瘤压迫、瘢痕狭窄、先天畸形等。

（2）医源性因素：导尿术、膀胱镜检查、泌尿系统手术等引起的尿道黏膜损伤或带入病原菌感染，可诱发肾盂肾炎，尤其是长期留置导尿管更易诱发本病。

（3）女性尿道短：逆行感染机会较多。

（考点：肾盂肾炎的致病菌和感染途径）

二、类型

（一）急性肾盂肾炎

急性肾盂肾炎是细菌感染引起的肾盂和肾间质的急性化脓性炎症。

1. 病理变化

（1）肉眼观：肾体积增大、充血，表面可见散在隆起的黄色或黄白脓肿。周围有紫红色充血带。切面髓质内有黄色条纹向皮质延伸。肾盂黏膜充血、水肿，黏膜表面覆盖脓性渗出物。严重时肾盂、肾盏内脓液积聚。

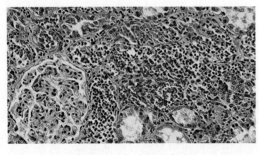

图 13-7　急性肾盂肾炎

（2）镜下观：上行性感染时，炎症始于肾盂，黏膜充血、水肿，并有大量中性粒细胞浸润（图 13-7）。以后炎症沿肾小管及周围组织扩散，形成化脓性炎症伴脓肿形成。肾小管腔内充满脓细胞和细菌菌落，病变严重时肾小管可遭到破坏。肾小球常无病变。

血源性感染时，炎症先累及肾皮质，病变始于肾小球及周围肾间质，之后炎症扩散，破坏邻近组织并向肾盂蔓延。

2. 病理临床联系 急性肾盂肾炎起病急，患者常有发热、寒战、血中白细胞增多等全身症状。肾大引起腰部酸痛和肾区叩击痛。膀胱和尿道炎症刺激可出现尿频、尿急、尿痛等症状。肾盂和肾间质的化脓性炎症，尿检查可示脓尿、菌尿、蛋白尿、管型尿，有时有血尿。

3. 转归 急性肾盂肾炎如能及时有效彻底治疗，大多数病例可获痊愈，如治疗不彻底或有诱因持续存在，则易反复发作而转为慢性。若有严重尿路阻塞或糖尿病，可引起肾盂积水、积脓及肾乳头坏死等合并症。

（二）慢性肾盂肾炎

慢性肾盂肾炎可由急性肾盂肾炎未及时彻底治愈转变而来。主要病变特点是慢性肾小管炎症，间质纤维化和瘢痕形成，常伴有肾盂和肾盏的变形。

1. 病理变化

（1）肉眼观：病变可累及一侧或两侧肾。肾体积缩小、质地变硬，表面高低不平，有不规则的凹陷性瘢痕。切面皮髓质界线不清，肾乳头萎缩，肾盂、肾盏因瘢痕收缩变形，肾盂黏膜增厚、粗糙。

（2）镜下观：肾内有不规则分布的片状病灶，夹杂在相对正常的肾组织之间。病变处可见肾间质纤维化并有淋巴细胞、浆细胞等炎细胞浸润。部分肾单位代偿性肥大，肾小管代偿性扩张，管腔内充满均质红染的蛋白管型，形似甲状腺滤泡。部分肾小管萎缩、坏死、纤维化。病灶内小血管内膜增厚，管腔狭窄。晚期肾小球多萎缩、纤维化或玻璃样变（图 13-8）。

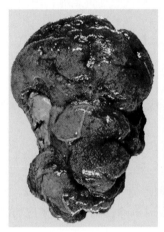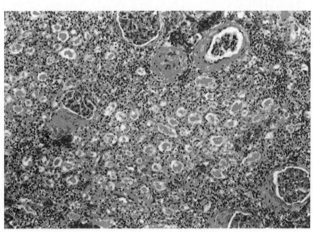

图 13-8　慢性肾盂肾炎

（考点：慢性肾盂肾炎的病变特征）

2. 病理临床联系　慢性肾盂肾炎常缓慢发病，临床表现为间歇性无症状性菌尿，有的患者可表现为急性肾盂肾炎的症状。由于肾小球病变发生较晚，肾小管病变发生较早且严重，重吸收功能下降，导致多尿、夜尿、低钠、低钾及代谢性酸中毒等。晚期因肾组织纤维化、小血管硬化、肾组织缺血、肾素分泌过多引发高血压。因大量肾单位破坏出现氮质血症和尿毒症。肾盂 X 线造影可见肾盂、肾盏瘢痕收缩而变形，有助于临床诊断。

3. 转归　慢性肾盂肾炎病程长，常反复发作。若能尽早治疗，可控制病变发展，肾功能可以得到代偿。若病变严重广泛，最终导致高血压和慢性肾衰竭等严重后果，故早期治疗和控制诱因尤为重要。

第 3 节　肾　衰　竭

肾衰竭是指各种原因引起肾脏泌尿功能严重障碍，体内代谢产物及毒性物质不能排出体外，水、电解质和酸碱平衡紊乱，肾脏内分泌功能障碍的全身性病理过程。

根据发病的急缓和病程长短，可将肾衰竭分为急性和慢性两类。急、慢性肾衰竭发展到严重阶段即出现尿毒症。

一、急性肾衰竭

急性肾衰竭是指各种原因引起肾脏泌尿功能急剧降低，以致机体内环境严重紊乱的病理过程。临床主要表现为少尿或无尿、氮质血症、高钾血症和代谢性酸中毒等。

（一）病因和分类

根据发病原因将急性肾衰竭分为肾前性、肾性和肾后性三种类型。

1. **肾前性急性肾衰竭**　见于各种休克的早期（如大失血、重度脱水、严重创伤、感染、急性心力衰竭等）引起机体有效循环血量减少，导致肾血流量急剧减少，肾小球滤过率急剧下降而发生的急性肾衰竭。由于这种情况无肾实质的损伤，如能及时有效恢复肾血流量，肾功能可以恢复正常，故又称功能性急性肾衰竭。

2. **肾性急性肾衰竭**　见于持续性肾缺血或肾毒物引起的急性肾小管坏死、肾小球肾炎或肾盂肾炎引起的肾实质病变。由此所发生的急性肾衰竭，又称为器质性急性肾衰竭。

知识链接

肾毒性物质

（1）重金属：汞、砷、铅等。
（2）药物：新霉素、庆大霉素、卡那霉素、多黏霉素、先锋霉素、甲氧西林、黄胺类、四环素等。
（3）生物毒素：蛇毒、毒菌、肌红蛋白等。
（4）有机毒物：有机磷、甲醇、氯仿、酚等。
（5）含碘的 X 线造影剂。

3. **肾后性急性肾衰竭**　从肾盏到尿道口任何部位的尿路梗阻均可引起急性肾衰竭。梗阻原因常见的有双侧尿路结石、前列腺增生、盆腔肿瘤等。若能及时解除梗阻，肾脏泌尿功能很快恢复。

（二）发病机制

不同原因引起的急性肾衰竭，其发病机制不尽相同。其中肾血流量减少，肾小球滤过率降低是导致肾衰竭的关键，而肾小管坏死导致的原尿反流又加剧肾缺血形成恶性循环。

1. **肾血流灌注减少（肾缺血）**　各种原因引起动脉血压下降，可到肾灌注压降低，肾小球滤过率减少；有效循环血量减少，肾缺血激活肾素-血管紧张素系统，交感-肾上腺髓质系统的兴奋，前列腺素合成减少，均可使肾血管收缩，肾缺血加重，发生急性肾衰竭。

2. **肾小管坏死与原尿回漏**　持续性的肾缺血、肾毒物，可引起肾小管上皮细胞广泛变性、坏死，基底膜断裂，原尿经断裂的基底膜返漏入周围肾间质，一方面直接使尿量减少，另一方面又引起肾间质水肿，压迫肾小管及周围小血管，使肾小囊内压升高，肾小球滤过率进一步减少，出现少尿或无尿。

3. **肾小管阻塞**　异型输血（血红蛋白）、严重挤压伤（肌红蛋白）、磺胺药物结晶、肾小管坏死脱落的细胞碎片，均可形成管型，引起肾小管阻塞，影响尿液排出，造成管内压力增加，肾小球滤过率减少而引发急性肾衰竭。

（三）机体的功能及代谢变化

根据急性肾衰竭发病时尿量减少的程度，临床上将急性肾衰竭分为少尿型和非少尿型两类。

1. **少尿型急性肾衰竭**　此型最常见，约占80%。按其发展过程分为少尿期、多尿期和恢复期。

（1）少尿期：是病程中最危险的阶段。此期持续时间越长，预后越差。主要表现为尿的变化，并伴有水、电解质和酸碱平衡紊乱。

① 尿的变化：迅速出现少尿、无尿，可伴有蛋白尿、血尿和管型尿。

② 水中毒：由于肾排尿严重减少，机体分解代谢的加强导致内生水增加，以及输液过多均可引起体内水潴留。水潴留使细胞外液呈低渗状态，出现稀释性低钠血症，水转向细胞内发生细胞水肿，严重时可引起肺水肿、脑水肿或心力衰竭，成为急性肾衰竭的重要死因之一。

③ 高钾血症：是急性肾衰竭最危险的并发症，是少尿期常见的死亡原因。引起高钾血症的原因：尿量的显著减少，使尿钾排出减少；组织损伤、细胞分解代谢增强、缺氧、酸中毒等因素均可促使钾从细胞内向细胞外转移；摄入含钾食物或大量输入含高浓度钾的库存血等。高钾血症可引起心肌兴奋性及收缩性降低，诱发心室颤动，甚至导致心搏骤停。

④ 代谢性酸中毒：由于肾小球滤过率降低，酸性代产物不能随尿排出，加之肾小管泌 H^+ 和泌 NH_4^+ 能力降低，引起代谢性酸中毒。酸中毒可引起心血管系统和中枢系统功能障碍，并促进高钾血症的发生。

⑤ 氮质血症：由于尿量迅速减少，肾不能充分排出体内蛋白质的代谢产物，使尿素、肌酐、尿酸等非蛋白氮物质（NPN）在血液中蓄积称为氮质血症。患者可出现厌食、恶心、呕吐、腹胀、腹泻；表情淡漠、嗜睡，甚至昏迷等症状，最终出现尿毒症。

（考点：少尿型急性肾衰竭少尿期的表现）

（2）多尿期：少尿期后，当尿量每日超过 400ml 时，即进入多尿期。多尿的出现预示病情好转，肾功能开始恢复。随后尿量开始增多，可达每日 3000ml 以上。产生多尿的机制为：①肾血流和肾小球滤过功能逐渐恢复；②肾间质水肿消退和肾小管阻塞被解除；③新生的肾小管上皮细胞重吸收功能尚未恢复；④少尿期潴留在体内的尿素等代谢产物在肾小管内形成高渗状态，产生渗透性利尿。

多尿期早期肾功能并未完全恢复，氮质血症、酸中毒和高钾血症仍可继续存在。后期由于水、电解质大量排出，如得不到及时补充易发生脱水、低钠血症和低钾血症，此期持续 1～2 周转入恢复期。

（3）恢复期：一般在病后第 5 周即进入恢复期。此期尿量逐渐恢复正常，氮质血症、水和电解质及酸碱平衡紊乱得到纠正，相应症状消失，但是肾小管功能完全恢复需 3 个月到 1 年。少数患者因病变迁延发展为慢性肾衰竭。

2. 非少尿型急性肾衰竭　患者临床表现一般较轻、病程短、预后较好，约占急性肾衰竭的 20%。主要表现为尿量无明显减少（400～1000ml/24h），尿比重低于 1.020，尿钠含量低，血肌酐、尿素氮升高，多无明显高钾血症。此型患者肾小球滤过率下降不如少尿型严重，主要是肾小管的浓缩功能障碍。若延误治疗可转为少尿型急性肾衰竭。非少尿型和少尿型急性肾衰竭可互为转化。

二、慢性肾衰竭

慢性肾衰竭是指各种慢性肾疾病造成肾单位进行性破坏，残存的肾单位不能充分排出代谢产物和维持内环境稳定，导致体内代谢产物潴留，水、电解质和酸碱平衡紊乱，肾内分泌功能障碍的病理过程。

（一）病因和发病机制

引起慢性肾衰竭的疾病，以慢性肾小球肾炎为最常见（占 50%～60%），其次是慢性肾盂肾炎、肾结核、红斑狼疮、肾血管病，如高血压性或者糖尿病性肾小动脉硬化；较少见尿路慢性梗阻，如尿路结石、肿瘤及前列腺增生等。

由于肾具有强大的储备代偿能力，其病变过程为缓慢进展，进行性加重，大约经过四个阶段：代偿期、失代偿期、衰竭期和尿毒症期。

知识链接

慢性肾衰竭的发病机制

慢性肾衰竭的发病机制尚未明确，有以下三种学说。

1. **健存肾单位学说**　慢性肾病时，随着病变发展，健存肾单位越来越少，无法代偿维持肾正常的泌尿功能，内环境紊乱，出现慢性肾衰竭的临床表现。

2. **矫枉失衡学说**　该学说指出，随着肾单位减少，肾小球滤过率降低，体内某些溶质增多，机体通过分泌某些体液因子，促进这些溶质排泄，维持内环境稳定，这就是所谓的矫枉过程。但矫枉过程又出现新的失衡，影响机体其他系统功能，最终加重内环境紊乱，如肾排磷增加，血磷不稳定；而溶骨活动加强，出现肾性骨营养不良症等。

3. **肾小球过度滤过学说**　肾脏疾病晚期由于大多数肾单位破坏，使健存肾单位滤过负荷加重，原尿形成过多，长此下去，导致肾小球硬化，促进肾衰竭。

（二）机体的功能和代谢变化

1. **尿的变化**　可出现夜尿、多尿，低渗或等渗尿，晚期出现少尿。

（1）夜尿：正常成人每日尿量约 1500ml，其中夜间尿量约占 1/3。慢性肾衰竭患者早期就有夜间尿量增多，甚至超过白天尿量，形成机制目前尚不清楚。

（2）多尿：每天尿量超过 2000ml 称为多尿。产生多尿的原因是健存肾单位代偿滤过，加之原尿中溶质增多，起到渗透性利尿作用，原尿通过肾小管流速快，肾小管重吸收减少，浓缩功能降低。

（3）低渗尿、等渗尿：慢性肾衰竭早期，由于肾浓缩功能下降而稀释功能正常，因而出现低比重尿和低渗尿（尿比重小于 1.020），随着病情发展，肾浓缩和稀释功能均下降，尿的渗透压接近血浆渗透压，尿比重固定在 1.008～1.012，称为等渗尿。

（4）少尿：晚期由于肾单位极度减少，每日尿量少于 400ml。

（5）尿液成分的变化：慢性肾衰竭患者，可出现轻、中度蛋白尿，尿中可见红细胞、白细胞和颗粒管型。

2. **氮质血症**　慢性肾衰竭患者，由于肾小球滤过率逐渐降低，使血中肌酐、尿素、尿酸等非蛋白氮物质增多，出现氮质血症。

3. **水、电解质和酸碱平衡紊乱**

（1）水代谢紊乱：慢性肾衰竭时，水代谢紊乱可表现为脱水、水潴留和水肿。由于肾浓缩和稀释功能发生障碍，对水的调节功能下降，如过度饮水或补水，易引起水潴留和水肿；多尿和利尿药使用不当如不及时补水则发生脱水。

（2）电解质代谢紊乱：慢性肾衰竭患者由于肾对电解质的调节功能减退导致钠、钾、钙、磷代谢的失调。如多尿期利尿药的反复使用、呕吐、腹泻引起钠、钾丢失，出现低钠血症和低钾血症。如补充钠盐或少尿、酸中毒、感染又造成钠水潴留及高钾血症。随着肾小球滤过率的进一步降低，又会产生高磷血症和低钙血症，从而导致肾性骨营养不良。

（3）酸碱平衡紊乱：慢性肾衰竭主要表现为代谢性酸中毒。其发生机制是由于肾小管泌 H^+ 和泌 NH_4^+ 减少和对 $NaHCO_3$ 的重吸收减少，以及其他酸性产物（如磷酸盐、硫酸盐、有机酸）排出减少所致。

4. **肾性高血压**　由肾脏病变所引起的高血压称为肾性高血压，是慢性肾衰竭患者常见的表现。其发生机制为钠水潴留导致血容量增多，心排血量增多，引起高血压，称为钠依赖性高血压；肾素 - 血管紧张素系统活性增强导致血压升高者称为肾素依赖性高血压；肾实质大量破坏，肾间质细胞合成的前列腺素、缓激肽等舒血管物质减少也可导致血压升高。

5. **贫血和出血倾向**　慢性肾衰竭的患者，97% 常伴有肾性贫血。其发生机制是：肾实质破坏，促红细胞生成素分泌减少；毒性物质在体内蓄积，抑制了骨髓的造血功能、破坏红细胞。此外约 20% 的患者可伴有出血倾向，其机制可能是由于体内蓄积毒物对血小板功能的抑制作用，主要表现为鼻出血、胃肠道出血、月经过多及皮下瘀斑等。

三、尿 毒 症

尿毒症是指急、慢性肾衰竭发展到的最严重阶段。代谢产物和内源性毒物在体内蓄积，水、电解质、酸碱平衡紊乱，内分泌功能失调，从而引起的一系列全身中毒症状。

（一）病因和发病机制

引起尿毒症的病因主要是肾脏本身疾病，包括急、慢性肾小球肾炎，急、慢性肾盂肾炎和肾小管中毒；高血压、糖尿病、系统性红斑狼疮累及肾均可引起尿毒症。

尿毒症发病机制尚未明了，一般认为与蛋白质终末代谢产物和内源性毒素在体内的蓄积有关。

（二）机体功能和代谢变化

1. **神经系统**　神经系统症状是尿毒症患者最突出的表现，早期可出现头痛、头晕、乏力、理解力和记忆力下降；进一步出现烦躁不安、谵妄、幻觉；严重时可出现抑郁、嗜睡、昏迷等中枢神经系统症状，称之为尿毒症脑病。周围神经病变则表现为下肢麻木疼痛、烧灼痛，重者出现运动障碍。

2. **消化系统**　消化系统症状是尿毒症患者最早出现的表现，常有厌食、恶心、呕吐、腹泻、口腔黏膜溃疡、消化道出血等临床表现。

3. **心血管系统**　由于患者有高血压、酸中毒、贫血、钠水潴留、高钾血症和毒性物质在体内蓄积的作用，可导致心肌损害，心脏负担加重，发生心力衰竭或心律失常，成为尿毒症患者的重要死因之一。此外，可并发形成尿毒症性心包炎。

4. **呼吸系统**　尿毒症患者可因尿素刺激引起纤维素性胸膜炎、支气管炎及肺炎；呼出气体有氨味，严重者因心力衰竭导致肺水肿。

5. **皮肤症状**　皮肤瘙痒是尿毒症患者常见症状，是毒性产物在体内蓄积对皮肤神经末梢刺激所致。尿素随汗液排出沉积于汗腺口形成白色结晶，称为尿素霜。

6. **免疫系统**　主要表现为细胞免疫功能低下，中性粒细胞吞噬和杀菌能力下降，导致严重感染成为尿毒症患者的主要死因之一。

（三）防治原则

积极防治原发病及并发症，防止肾实质的进行性破坏，减轻肾脏负担，消除诱发因素，如控制感染，纠正水、电解质、酸碱平衡紊乱，降低血压等，尽早采取透析治疗，有条件者进行肾移植。

自测题

一、名词解释

1. 继发性颗粒性固缩肾　2. 肾盂肾炎　3. 肾衰竭

二、填空题

1. 急性肾炎综合征包括 _____、_____ 和 _____。

2. 少尿型急性肾衰竭少尿期的表现包括 _____、_____、_____、_____ 和 _____。

3. 肾盂肾炎的感染途径有 _____、_____，其中最常见的是 _____。

三、选择题

A_1 型题

1. 急性弥漫性增生性肾小球肾炎的肉眼特点称（　　）
   - A. 大红肾或蚤咬肾　B. 瘢痕肾
   - C. 大白肾或蚤咬肾　D. 多囊肾
   - E. 继发性颗粒性固缩肾

2. 急性肾小球肾炎最主要的病变特点是（　　）
   - A. 肾小囊壁层上皮细胞增生
   - B. 肾小球毛细血管内皮细胞和系膜细胞增生
   - C. 肾小球毛细血管基底膜弥漫性增厚
   - D. 肾小囊脏层上皮细胞增生
   - E. 肾小球广泛的纤维化和玻璃样变性，所属的肾小管萎缩、消失

3. 急性肾小球肾炎尿的变化中下列哪项不会出现（　　）
   - A. 血尿　　　　　B. 菌尿
   - C. 蛋白尿　　　　D. 管型尿
   - E. 以上都不是

4. 慢性硬化性肾小球肾炎晚期尿的最主要改变是（　　）
   - A. 血尿、蛋白尿、管型尿
   - B. 脓尿
   - C. 少尿、无尿
   - D. 多尿、夜尿、尿比重降低
   - E. 菌尿

5. 慢性硬化性肾小球肾炎大体观察主要表现为（　　）
   - A. 大红肾
   - B. 大白肾

C. 原发性颗粒性固缩肾
   - D. 继发性颗粒性固缩肾
   - E. 蚤咬肾

6. 肾盂肾炎的病变性质属于（　　）
   - A. 纤维蛋白性炎　B. 卡他性炎
   - C. 出血性炎　　　D. 化脓性炎
   - E. 变质性炎

7. 急性肾盂肾炎时尿的变化具有诊断意义的是（　　）
   - A. 血尿　　　　　B. 蛋白尿
   - C. 菌尿、脓尿　　D. 管型尿
   - E. 无尿

8. 慢性肾衰竭最常见的病因是（　　）
   - A. 慢性肾盂肾炎
   - B. 肾结核
   - C. 慢性肾小球肾炎
   - D. 慢性尿路梗阻
   - E. 高血压肾小动脉硬化

A_2 型题

9. 患者，女性，32岁。因反复出现蛋白尿，镜下血尿、轻度水肿入院。查体，血压：180/105mmHg，肾功能检查血肌酐持续升高，可能的诊断是（　　）
   - A. 急性肾小球肾炎　B. 急进性肾小球肾炎
   - C. 慢性肾小球肾炎　D. 肾病综合征
   - E. 急性肾盂肾炎

10. 患者，女性，60岁。因车祸大出血入院，入院后患者突然尿量减少600ml/d，血压90/60mmHg，双肺湿啰音，查血肌酐402μmol/L，血钾轻度升高，可能的诊断是（　　）
    - A. 急性肾小球肾炎
    - B. 急进性肾小球肾炎
    - C. 慢性肾小球肾炎
    - D. 急性肾衰竭
    - E. 急性肾盂肾炎

A_3/A_4 型题

患者，女性，20岁。游泳后出现腰痛、尿频、尿急、尿痛，体温39℃，尿蛋白（＋），尿沉渣大于 $5×10^9$/L。

11. 此患者最可能的诊断是（　　）

A. 急性肾小球肾炎 B. 急进性肾小球肾炎
C. 慢性肾小球肾炎 D. 急性肾衰竭
E. 急性肾盂肾炎
12. 此患者的感染途径最可能是（　　）
A. 经外伤感染　　B. 条件感染
C. 上行性感染　　D. 下行性感染
E. 院内感染

13. 此病最常见的致病菌是（　　）
A. 大肠埃希菌　　B. 肺炎链球菌
C. 肺炎球菌　　　D. 痢疾杆菌
E. 伤寒杆菌

四、简答题
1. 简述急性肾小球肾炎的病理变化及病理临床联系。
2. 简述少尿型急性肾衰竭机体功能和代谢的变化。

（徐传磊）

第14章

女性生殖系统及乳腺疾病

案例 14-1　　患者，女性，47岁。8个月前无意发现右乳外上方有一肿块，近3周生长迅速。入院检查：右乳外上象限明显隆起。表面皮肤呈橘皮样，乳头略下陷。触之发现一个直径2cm的包块，较硬，边缘欠清楚，不活动。右侧腋窝可触及2个黄豆大结节。术后发现，肿瘤状如蟹足，质灰白。镜下，瘤细胞大小形态不一，核深染，可见病理性核分裂像，瘤细胞排列呈巢状，无腺腔形成，间质内大量纤维组织，可见新生小血管。

问题：
1. 请做出诊断并说出诊断依据。
2. 分析其病理临床联系。

一、慢性子宫颈炎

慢性子宫颈炎是最常见的妇科疾病，尤其是已婚妇女更为常见。临床上主要表现为白带增多，并伴有腰骶部酸痛、下腹部有下坠感等症状。

（一）病因

慢性子宫颈炎主要由链球菌、肠球菌、葡萄球菌等引起，特殊的病原体如沙眼衣原体、人类乳头状瘤病毒（HPV）、淋球菌及单纯疱疹病毒等感染引起慢性子宫颈炎也日益增多。分娩、流产或机械性损伤子宫颈，也易于诱发本病。

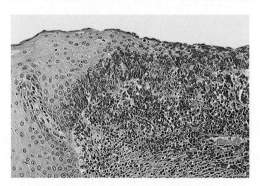

图 14-1　慢性子宫颈炎

（二）病理变化及类型

镜下观察：子宫颈黏膜充血、水肿，间质内淋巴细胞、浆细胞和单核细胞等慢性炎细胞浸润（图 14-1）。子宫颈上皮可伴有增生及鳞状上皮化生。

根据慢性子宫颈炎的临床病理特点分为以下几种类型。

1. 子宫颈糜烂　慢性子宫颈炎常见的病理改变。分为真性糜烂和假性糜烂两种。慢性子宫颈炎时，覆盖在子宫颈阴道部表面的鳞状上皮坏死脱落，形成的浅表缺损，称为真性糜烂，较少见。

而临床上常见的子宫颈糜烂，是子宫颈鳞状上皮坏死脱落后，由子宫颈管的柱状上皮增生并向子宫颈阴道部延伸，将缺损覆盖，由于柱状上皮较薄，使子宫颈上皮下血管显露，看上去无上皮覆盖一样，呈鲜红色的糜烂样区，称为假性糜烂，其实际上不是真正的糜烂。随后，由于炎症减弱，糜烂部位的柱状上皮下的储备细胞增生并化生为鳞状上皮，取代原有柱状上皮，称为糜烂愈合。子宫颈糜烂长期不愈，病变持续存在，化生的鳞状上皮可出现非典型增生，有癌变的潜在可能性，应提高警惕。

2. 子宫颈腺囊肿　又称纳博特囊肿。慢性子宫颈炎时，因腺体分泌亢进，加上腺体开口被增生的纤维组织压迫或被化生的鳞状上皮阻塞，分泌物潴留在腺腔中，腺体逐渐扩张成囊状，称为子宫颈腺囊肿。在子宫颈外口有单个或多个大小不等、青白色、半透明囊泡，囊内含无色透明黏液或黏液脓性渗出物。

3. 子宫颈息肉　在慢性子宫颈炎时，子宫颈黏膜上皮、腺体和间质纤维组织呈局限性增生，形成向黏膜表面突起、根部带蒂的肿物，称为子宫颈息肉。常为多发，亦可为单个，数毫米至数厘米不等，质地较软，红色，易出血。

4. 子宫颈肥大　因长期慢性炎症刺激，子宫颈腺体和纤维组织增生，整个子宫颈均匀性增大变硬，表面光滑、苍白。

（考点：慢性宫颈炎的病理学类型）

二、子宫颈癌

子宫颈癌是女性生殖系统常见的恶性肿瘤。多发生于 40～60 岁的女性，是目前女性肿瘤死亡的主要原因之一。近年来由于子宫颈脱落细胞学检查在子宫颈疾病普查中的广泛应用，使许多子宫颈癌得到早期防治，5 年生存率和治愈率显著提高。

（一）病因与发病机制

子宫颈癌病因和发病机制目前还不完全清楚，一般认为与早婚、多产、宫颈裂伤、局部卫生不良、包皮垢刺激等多种因素有关。流行病学调查显示性生活过早和性生活紊乱是子宫颈癌发病的重要原因。经性传播 HPV 感染可能是子宫颈癌致病主要因素之一，尤其是 HPV-16、18、31、33 等与子宫颈癌发生密切相关。

（二）病理变化

1. 肉眼类型　根据其肉眼形态特点分为四型。

（1）糜烂型：病变处黏膜潮红、呈颗粒状、质脆、触之易出血。在组织学上多属原位癌和早期浸润癌。

（2）外生菜花型：癌组织主要向子宫颈表面生长，形成乳头状或菜花状突起，表面常有坏死和浅表溃疡形成。

（3）内生浸润型：癌组织主要向子宫颈深部组织浸润生长，使子宫颈的前唇和后唇增厚变硬，但表面常较光滑。临床容易漏诊。

（4）溃疡型：癌组织除向深部浸润外，表面同时有大块坏死脱落，形成溃疡，似火山口状（图 14-2）。

2. 镜下观察

（1）子宫颈鳞状细胞癌：约占子宫颈癌的 90%。起源于子宫颈外口鳞状上皮与柱状上皮的交界处或其附近的黏膜上皮，多是通过该处鳞状上皮的非典型增生逐渐发生癌变，即上皮的非典型增生→原位癌→早期浸润癌→浸润癌。

① 子宫颈上皮非典型增生和原位癌：子宫颈上皮非典型增生属癌前病变，子宫颈上皮细胞呈现程度不等的异型

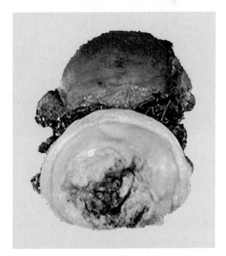

图 14-2　子宫颈癌（溃疡型）

性，依据其病变程度不同分为三级：Ⅰ级，异型细胞局限于上皮的下 1/3；Ⅱ级，异型细胞累及上皮层的下 1/3 至 2/3；Ⅲ级，增生的异型细胞超过全层的 2/3，但还未累及上皮全层。

　　子宫颈原位癌：异型增生的细胞累及子宫颈黏膜上皮全层，但病变局限于上皮层内，未突破基底膜。原位癌的癌细胞可由表面沿基底膜通过子宫颈腺口蔓延进入子宫颈腺体内，取代腺上皮的部分或全部，但仍未突破腺体的基底膜，称为原位癌累及腺体，仍然属于原位癌的范畴。

知识链接

子宫颈上皮内瘤变（CIN）

　　子宫颈鳞状上皮非典型增生到原位癌呈一逐渐演化的变化，重度非典型增生和原位癌两者生物学行为无显著差异，鉴别诊断困难。为此新近分类将子宫颈上皮非典型增生和原位癌称为子宫颈上皮内瘤变（CIN）。CIN Ⅰ 相当于Ⅰ级非典型增生；CIN Ⅱ 当于Ⅱ级非典型增生 CIN Ⅲ包括Ⅲ级非典型增生和原位癌。

　　② 早期浸润癌：癌细胞突破基底膜向固有层浸润，但浸润深度不超过基底膜下 3～5mm，在固有层中形成一些不规则的癌细胞条索或小团块，称为早期浸润癌。肉眼难以判断，只有在显微镜下才能证实。

　　③ 浸润癌：癌组织浸润深度超过基底膜下 5mm 的部位，甚至侵及子宫颈全层或子宫颈周围组织并伴有临床症状。按癌细胞分化程度可分为高分化、中分化和低分化鳞状细胞癌（图 14-3）。

　　（2）子宫颈腺癌：近年发病率有上升趋势，占子宫颈癌 10% 左右。肉眼观察和鳞癌无明显区别。依据其组织结构和细胞分化程度可分为高分化、中分化和低分化三型（图 14-4）。子宫颈腺癌对放疗和化疗均不敏感，预后差。

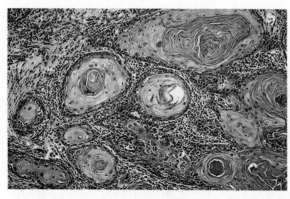

图 14-3　子宫颈鳞状细胞癌（高分化）

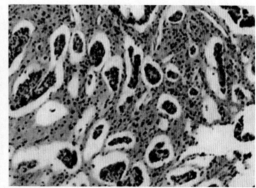

图 14-4　子宫颈腺癌

（三）扩散

　　1. 直接蔓延　癌组织向上浸润可破坏整段子宫颈，但很少侵犯子宫体；向下可侵犯阴道穹窿和阴道壁；向两侧可累及宫旁和盆壁组织。晚期向前可侵及膀胱，向后可累及直肠。

　　2. 转移　淋巴道转移是子宫颈癌最常见和最重要的转移途径。癌组织首先转移至子宫旁淋巴结，然后依次至闭孔、髂内、髂外、髂总、腹股沟及骶前淋巴结，晚期可转移至锁骨上淋巴结。血道转移少见。

（四）临床病理联系

早期子宫颈癌常无自觉症状，不易与子宫颈糜烂区别。随着病变进展，因癌组织破坏血管，患者可出现阴道不规则出血及接触性出血。癌组织刺激宫颈腺体分泌亢进，导致白带增多；因癌组织坏死继发感染，白带常伴有特殊腥臭味。晚期癌组织侵犯盆腔神经，可出现下腹部与腰骶部疼痛。当癌组织侵犯膀胱及直肠，可引起尿路梗阻、子宫膀胱瘘或子宫直肠瘘。

（考点：子宫颈癌临床症状）

三、乳　腺　癌

乳腺癌是来自乳腺导管上皮及腺上皮发生的恶性肿瘤，目前已跃居女性生殖系统恶性肿瘤第一位。常发生于 40～60 岁妇女。男性乳腺癌罕见，仅占 1% 左右。癌肿半数以上发生于乳腺外上象限，其次为乳腺中央区，其他部位少见。

（考点：乳腺癌好发部位）

（一）病因与发病机制

乳腺癌的病因和发病机制尚未完全阐明。雌激素长期作用、家族遗传倾向、环境因素和长时间大剂量接触放射线等与其发病有关。

（二）类型

乳腺癌组织形态复杂，类型较多，根据组织结构大致分为非浸润型癌和浸润型癌两大类（图 14-5）。

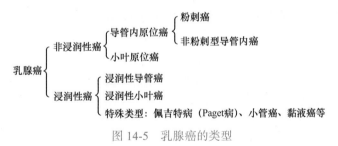

图 14-5　乳腺癌的类型

（三）病理变化

1. 非浸润性癌　又称原位癌，分为导管内原位癌和小叶原位癌。

（1）导管内原位癌：占乳腺癌总数的 15%～30%。发生于乳腺小叶终末导管上皮。病变导管明显扩张，癌细胞局限于扩张的导管内，未突破基底膜。根据组织学改变分为粉刺癌和非粉刺型导管内癌。

① 粉刺癌：半数位于乳腺中央部位。肉眼观：癌肿质地较硬，切面可见扩张的导管内含黄色软膏样坏死物质，挤压时可由导管内溢出，状如皮肤粉刺，故称为粉刺癌。由于粉刺癌间质纤维化和坏死区钙化，肿块明显，容易被临床和乳腺摄片查见。镜下观：癌细胞体积较大，胞质嗜酸，大小不一，核仁明显，有丰富的核分裂像。癌细胞在导管内排列成实性团块，中央多有坏死，是其特征性的改变。坏死区常可见钙化。导管周围可见间质纤维组织增生和慢性炎细胞浸润（图 14-6）。

② 非粉刺型导管内癌：癌细胞呈不同程度异型性，但不如粉刺癌明显。细胞体积较小，形

态较规则，一般无坏死或仅有轻微坏死。癌细胞在导管内排列成实性细胞团、乳头状或筛状等。导管周围间质纤维组织增生不如粉刺癌明显。

（2）小叶原位癌：发生于乳腺小叶终末导管上皮和腺上皮。因肿块小，临床上一般扪不到明显肿块。扩张的乳腺小叶末梢导管和腺泡内充满呈实体排列的癌细胞。癌细胞体积较导管内癌的癌细胞小，形状大小较一致，核圆形或卵圆形，核分裂像罕见。增生的癌细胞未突破基底膜。乳腺小叶结构尚存。一般无癌细胞坏死。导管周围无间质纤维组织增生（图14-7）。

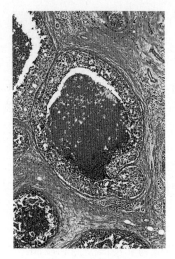

图 14-6　粉刺癌

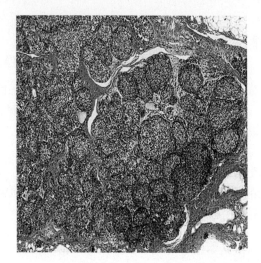

图 14-7　小叶原位癌

2. 浸润性癌　乳腺浸润性癌由原位癌穿破基底膜向间质浸润所致，分为浸润性导管癌、浸润性小叶癌及特殊类型浸润癌。

（1）浸润性导管癌：是最常见的乳腺癌类型，占乳腺癌的70%左右。肉眼观：肿瘤呈不规则块状，灰白色，质硬，切面有砂粒感，无包膜，与周围组织分界不清，活动度差。如癌肿侵及乳头又伴有大量纤维组织增生时，因癌周增生的纤维组织收缩，可导致乳头下陷。如癌组织侵入并阻塞真皮内淋巴管，可导致皮肤水肿，而毛囊、汗腺处皮肤相对下陷，呈橘皮样外观。晚期乳腺癌形成巨大肿块，向周围浸润蔓延，可形成多个卫星结节。如癌组织穿破皮肤，可形成溃疡。镜下观：组织学形态多种多样，癌细胞排列成巢状、条索状，常无明显腺样结构，异型性明显。癌细胞大小形态各异，核分裂像多见，常见局部肿瘤细胞坏死。肿瘤间质有致密的纤维组织增生，癌细胞在纤维间质内浸润生长（图14-8）。根据其实质与间质比例不同，又分为单纯癌（实质与间质比例大致相等）、硬癌（实质少、间质多）及不典型髓样癌（实质多、间质少，间质内无明显淋巴细胞浸润）。

（2）浸润性小叶癌：占乳腺癌的5%～10%。大约20%的浸润性小叶癌累及双侧乳腺，在同一乳腺中呈弥漫性、多灶性分布，因此不易被临床和影像学检查发现。肉眼观：肿块边界不清，切面呈橡皮样，灰白，质韧。镜下观：癌细胞呈单行串珠状或细条索状浸润于纤维间质之间，或环形排列在正常导管周围。癌细胞小，大小一致，核分裂像少见（图14-9）。浸润性小叶癌的扩散和转移亦有其特殊性，常转移到脑脊液、浆膜表面、卵巢、子宫和骨髓等。

（3）特殊类型：佩吉特病（Paget病）是指导管内癌的癌细胞沿乳腺导管向上扩散，累及乳头和乳晕。临床表现湿疹样皮损，又称湿疹样癌。

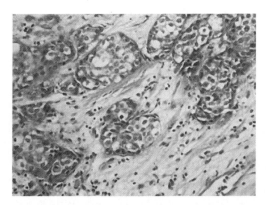

图 14-8 浸润性导管癌

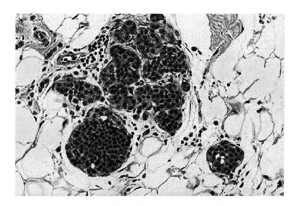

图 14-9 浸润性小叶癌

知识链接

ER、PR、HER2 在乳腺癌临床治疗及预后上的应用

正常乳腺上皮细胞胞核内含有雌二醇受体（ER）和孕酮受体（PR），其与乳腺癌原癌基因 HER2 的表达密切相关。近年来，通过应用基因芯片技术和免疫组化方法开展 ER、PR 及 HER2 检测，对于指导乳腺癌临床治疗和判断预后具有重要意义。ER 与 PR 均为阳性者更适合内分泌治疗，转移率低，无瘤存活时间长，HER2 过度表达者预后差。

（四）扩散和转移

1. **直接蔓延** 癌细胞可沿着乳腺导管侵犯相应的乳腺小叶腺泡或沿着导管周围间隙向周围浸润到脂肪组织。随着癌组织的扩大，甚至可侵犯胸大肌和胸壁。

2. **转移** 淋巴道转移是乳腺癌最常见的转移途径，首先转移到同侧腋窝淋巴结，晚期可相继至锁骨下淋巴结和锁骨上淋巴结。位于乳腺内上象限的乳腺癌常转移至乳内动脉旁淋巴结，进一步至纵隔淋巴结，偶尔可转移到对侧腋淋巴结。晚期，癌细胞可经血道转移至肺、脑、肝、肾等组织和器官。

自 测 题

一、名词解释

1. 原位癌　2. 早期浸润癌

二、填空题

1. 慢性子宫颈炎的病理类型有 _____、_____、_____ 和 _____。

2. 子宫颈癌常见的肉眼类型有 _____、_____、_____ 和 _____。

3. 乳腺癌常见的类型是 _____ 和 _____。

三、选择题

A_1/A_2 型题

1. 子宫颈癌好发的部位是（　　）
   A. 子宫颈前　　　B. 子宫颈内口
   C. 子宫颈外口　　D. 子宫颈前唇
   E. 子宫颈后唇

2. 乳腺癌局部皮肤橘皮样外观主要是由于癌组织（　　）
   A. 阻塞淋巴管，皮肤水肿，毛囊、汗腺处皮肤相对下陷

B. 局部压迫静脉，造成淤血水肿

C. 引起局部组织炎性渗出、水肿

D. 阻塞乳腺导管，造成乳汁淤积

E. 生长迅速，向皮肤表面突出形成结节

3. 乳腺癌最多见的组织学类型是（　　）

A. 小叶癌 　　B. 粉刺癌

C. Paget 病 　　D. 浸润性小叶癌

E. 浸润性导管癌

4. 早期浸润性子宫颈癌是指宫颈上皮癌变组织（　　）

A. 达肌层

B. 已延伸至宫颈腺体

C. 累计宫体内膜腺体

D. 穿透基底膜，深达 5mm

E. 累计腺体穿透基底膜至浅肌层

5. 子宫颈原位癌累及腺体是指（　　）

A. 子宫颈腺体充满癌细胞

B. 子宫颈表面发生的原位癌影响腺体分泌排出

C. 子宫颈表面和腺体先后发生了原位癌，并侵及腺体周围间质

D. 子宫颈原位癌突破基底膜侵及腺体

E. 子宫颈原位癌沿基底膜伸入腺体内，致腺管上皮为癌细胞所取代，腺体基底膜完整

6. 一般不出现乳房内包块的乳腺癌是（　　）

A. 导管内癌 　　B. 浸润性导管癌

C. 小叶原位癌 　　D. 浸润小叶癌

E. 髓样癌

7. 患者，女性，54 岁。闭经已 5 年，近来阴道分泌物增多，呈高粱米汤样。阴道镜检查：子宫颈外口周围溃疡呈火山口状，子宫颈肥大，质地硬。可能的诊断为（　　）

A. 子宫颈糜烂 　　B. 子宫颈肥大

C. 子宫颈结核 　　D. 子宫颈癌

E. 子宫颈溃疡

A_3/A_4 型题

（8～9 题共用题干）

患者，女性，47 岁。6 个月前发现左乳外上象限有一无痛性肿块，近期生长快，直径约 5cm。术后病理检查：肿物色灰白，质脆，界线不清。镜下瘤细胞排列成实性团片状，瘤细胞量与间质量大致相等，瘤细胞异型性明显，呈浸润性生长。

8. 病理诊断应为（　　）

A. 恶性淋巴瘤 　　B. 乳腺粉刺样癌

C. 乳腺硬癌 　　D. 乳腺不典型髓样癌

E. 乳腺单纯癌

9. 乳腺癌以淋巴道转移最常见，临床上首先被累及的常为（　　）

A. 同侧锁骨上淋巴结

B. 同侧锁骨下淋巴结

C. 同侧腋淋巴结

D. 乳内动脉旁淋巴结

E. 纵隔淋巴结

四、简答题

1. 简述慢性子宫颈炎的病理变化。

2. 简述子宫颈癌的病理变化和病理临床联系及其扩散途径。

3. 简述乳腺癌的病理变化、病理临床联系及其扩散途径。

（李 萌）

第15章

传染病与性传播疾病

第1节 结 核 病

案例 15-1 患儿，男，11岁。呕吐、发热9天，嗜睡4天入院。其父亲患结核病多年，近3年常有咳嗽及头痛。X线胸片显示：双肺弥漫性粟粒大小结节，右上肺下部近胸膜处有一直径1.5cm灰白色圆形结节病灶，纵隔增宽，肺门淋巴结增大，可见肺原发灶和肺门呈哑铃状阴影。

问题：
1. 什么是结核病？
2. 结核病的基本病变及病变特点是什么？
3. 什么是原发综合征？

一、概　　述

结核病是由结核杆菌引起的一种慢性特异性传染病。全身各器官均可发生，但以肺结核最为多见。其典型病变为结核结节形成伴有不同程度的干酪样坏死。临床上主要表现为疲乏无力、午后低热、盗汗、食欲缺乏及进行性消瘦等。

> **知识链接**
>
> **世界范围影响重大的传染病**
>
> ①黑死病（鼠疫）；②霍乱；③流感；④天花；⑤结核病；⑥疟疾；⑦肝炎；⑧出血热；⑨血吸虫病；⑩艾滋病（AIDS）；⑪严重急性呼吸道综合征（SARS）。

（一）病因及发病机制

结核病的病原菌是结核杆菌，主要致病菌是人型、牛型，以人型结核杆菌为主。结核杆菌无侵袭性酶，不产生内、外毒素，其致病性主要与菌体成分有关。结核杆菌含有脂质、蛋白质和多糖类三种成分。①脂质：与结核杆菌的毒力有关。特别是脂质中的糖脂更为重要。糖脂的衍生物之一索状因子，对组织细胞有强烈的损害作用。另一种糖肽脂为蜡质D，与结核菌体蛋白一起，能引起强烈的变态反应，造成机体组织的损伤。此外，磷脂还能使炎症灶中的巨噬细胞转变为类上皮细胞，从而形成结核结节。脂质除可能与毒力有关外，还可保护菌体不易被巨噬细胞消化。②蛋白质：具有抗原性，与蜡质D结合后能使机体发生变态反应，引起组织坏死和全身中毒症状，并在形成结核结节中发挥一定的作用。③多糖类：可引起局部中性粒细胞浸润，并可作为半抗原参与免疫反应。

呼吸道是最常见和最重要的传播途径，亦可以经消化道感染（食入含有带菌的食物），少数经皮肤伤口感染。

（考点：结核病的主要传染途径）

结核病的发生和发展主要取决于感染结核杆菌的数量及其毒力的大小以及机体的的反应性（免疫反应和变态反应）。在发病过程中，免疫反应和变态反应常相伴出现，贯穿疾病始终，并决定结核病的转归。

1. 免疫反应　以细胞免疫为主，即T淋巴细胞受到结核杆菌的抗原（索状因子、蜡质D）刺激后转化为致敏的T淋巴细胞，当与结核杆菌再次相遇时，致敏的淋巴细胞可分裂增殖，并释放出各种淋巴因子，激活巨噬细胞，使其吞噬的结核杆菌易被水解、消化和杀灭。在感染局部由巨噬细胞聚集而形成肉芽肿——结核结节，是机体杀灭结核杆菌的主要形式，使病情好转。

2. 变态反应　结核病发生的变态反应属于迟发型变态反应（Ⅳ型）。当机体感染结核杆菌的数量较多，毒力较强，被杀灭后释放出大量菌体蛋白，致敏的T淋巴细胞释放大量淋巴毒素和巨噬细胞释放过多的溶酶体酶，造成局部组织细胞严重坏死和破坏，削弱了局部的抵抗力，有利于细菌繁殖，病情恶化。

（二）基本病理变化

1. 以渗出为主的病变　出现在结核病的早期或机体免疫力低下，菌量多、毒力强或变态反应较强时，主要表现为浆液性或浆液纤维素性炎。早期病灶内有中性粒细胞浸润，很快被巨噬细胞取代。在渗出液和巨噬细胞内可查见结核杆菌。此型变化好发于肺、浆膜、滑膜和脑膜等处。渗出物可完全吸收不留痕迹，或转变为以增生为主的或以坏死为主的病变。

2. 以增生为主的病变　当菌量较少，毒力较低或人体免疫力反应较强时，则以增生为主，形成具有病理诊断价值的结核结节（结核性肉芽肿）。

肉眼观察：单个结核结节很小，肉眼不易看见，3～4个结节融合成较大结节时才能见到，约粟粒大小，呈灰白透明状，有干酪样坏死时则略呈黄色，边界清楚，微隆起于脏器表面。镜下观察：典型结核结节的中央为干酪样坏死，周围是类上皮细胞和朗汉斯巨细胞，外周有多少

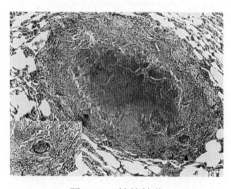

图15-1　结核结节

不等的淋巴细胞和成纤维细胞。结核结节是在细胞免疫的基础上形成的。类上皮细胞由巨噬细胞转变而来，呈梭形或多角形，胞质丰富，淡红色，边界不清，细胞核呈圆形或卵圆形，染色质少，呈空泡状，核内可见1～2个核仁。多个类上皮细胞互相融合或一个类上皮细胞核分裂胞质不分裂形成朗汉斯巨细胞，是一种多核巨细胞，体积大，胞质丰富，核数目多，可达十几个到几十个不等，排列在细胞质的周围，呈马蹄形、花环状或密集在胞体的一端（图15-1）。

（考点：结核结节的病变特点）

3. 以坏死为主的病变　当结核菌数量多、毒力强、机体抵抗力低或变态反应强烈的情况下，以渗出为主或以增生为主的病变均可发展为干酪样坏死。肉眼观察：由于坏死组织含脂质较多而呈淡黄色，均匀细腻，质地较实，状似奶酪，故称为干酪样坏死。镜下观察：为红染无结构的颗粒状物，坏死物中可有一定量的结核杆菌。干酪样坏死对于结核病病理诊断具有一定意义。

结核病基本病变与机体的免疫状态的关系，见表15-1。

表 15-1　结核病基本病变与机体的免疫状态的关系

病变	机体状态		结核杆菌		病理特征
	免疫力	变态反应	菌量	毒力	
渗出为主	低	较强	多	强	浆液性炎
					浆液纤维素性炎
增生为主	较强	较弱	少	较低	结核结节
坏死为主	低	强	多	强	干酪样坏死

（三）结核病基本病变的转归

结核病的发展和结局取决于机体抵抗力和结核菌致病力之间的矛盾关系。机体抵抗力增强时，结核杆菌逐渐被控制，病变转向愈复；反之，则转向恶化。

1. 转向愈合

（1）吸收和消散：为渗出性病变的主要愈合方式，渗出物经淋巴管或血管逐渐吸收，使病灶缩小或完全吸收。X 线检查：可见边缘模糊、密度不均匀的云絮状阴影。随着渗出物被吸收，阴影缩小，甚至完全消失，临床上称为吸收好转期。

（2）纤维化、纤维包裹及钙化：没有被吸收的渗出性病变、结核结节和小的干酪样坏死灶，逐渐纤维化形成瘢痕而愈合。较大的干酪样坏死灶难以完全纤维化，则由周围增生的纤维组织将其包裹，其中的干酪样坏死物逐渐干燥浓缩，钙盐沉积而发生钙化。包裹和钙化的结核病灶内仍由少量的结核杆菌存活，故机体抵抗力下降时病变可能复发。X 线检查：可见纤维化病灶呈密度增高的条索状阴影；钙化灶为密度高、边缘清晰的点状或结节状阴影。临床上称为硬结钙化期。

2. 转向恶化

（1）浸润进展：病变恶化时，原有的病灶周围出现渗出性病变，范围不断扩大，并继发干酪样坏死。X 线检查：原病灶周围出现絮状阴影，边缘模糊，临床上称为浸润进展期。

（2）溶解播散：当病情恶化时，干酪样坏死物发生溶解、液化后，可通过体内的自然管道（如支气管、输尿管等）排出，致局部形成空洞，坏死物中含有大量结核杆菌，可经自然管道播散至其他部位，形成新的病灶；也可经血道和淋巴道播散到全身其他脏器。临床上称为溶解播散期。

二、肺　结　核

呼吸道是结核杆菌的主要传播途径，故结核病中最常见的是肺结核病。由于初次和再次感染结核杆菌时机体的反应性不同，分为原发性肺结核病和继发性肺结核病两大类。

（一）原发性肺结核病

原发性肺结核病是指机体第一次感染结核杆菌所引起的肺结核病，多发生于儿童，故又称为儿童型肺结核病，偶见于未感染过结核杆菌的青少年或成人，临床上多数无明显表现。

1. 病变特点　原发性肺结核病的病理特征是原发综合征形成。结核杆菌经呼吸道吸入肺内，最先引起的结核病灶，称为肺原发病灶，通常只有 1 个，多位于通气较好的肺上叶下部或下叶上部近胸膜处，病灶呈圆形，直径多为 1～1.5cm，色灰黄。病变开始为渗出性变化，继而发生干酪样坏死。因初次结核杆菌，机体缺乏特殊免疫力，原发灶的病菌很快侵入淋巴管，随淋巴液引流到肺门淋巴结，引起结核性淋巴管炎及肺门淋巴结结核。肺的原发灶、结核性淋巴

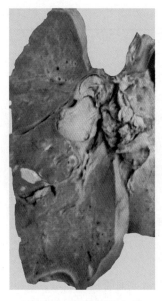

图 15-2　肺原发综合征

管炎及肺门淋巴结结核三者统称为原发综合征（图 15-2）。X 线检查：呈哑铃状阴影。

2. 转归　绝大多数（约 95%）原发性肺结核病患者随机体对结核杆菌免疫力增强而自然痊愈。小的病灶可完全吸收或纤维化，较大的干酪样坏死灶则通过纤维包裹或钙化而愈合。少数因营养不良或患有其他传染病的患儿，由于机体抵抗力下降，病情发生恶化，病灶不断扩大，甚至发生淋巴道，血道播散至整个肺组织及全身其他器官，形成全身粟粒性结核病或肺粟粒性结核病。

（二）继发性肺结核病

继发性肺结核病是指机体再次感染结核菌所引起的肺结核病，多见于成年人，故又称成人型肺结核病。关于继发性肺结核病的再次感染有两种说法，一是外源性再感染，细菌由外界再次侵入肺内而发病，较少见；二是内源性再感染，即结核杆菌来自体内原有的结核病灶，在机体免疫力下降时，潜伏的病灶可发展为继发性肺结核病。

继发性肺结核病由于机体对结核杆菌已产生一定的免疫力，病变易局限肺内，不易经血道、淋巴道播散，以支气管播散为主；病变复杂，新旧病变并存，病情时好时坏，病程较长。根据其病变特点和临床经过可分为以下几种类型。

1. 局灶型肺结核　为继发性肺结核病的早期病变。病变多位于右肺尖，直径 0.5～1cm，多数以增生性病变为主，中央可发生干酪样坏死。如患者免疫力较强，病灶常发生纤维化、钙化而愈合。临床上患者常无明显自觉症状，多在体检时发现，属无活动性肺结核。

2. 浸润型肺结核　是临床上最常见的一种类型，属于活动性肺结核。大多数由局灶型肺结核发展而来，少数也可一开始即为浸润型肺结核。病变大多位于锁骨下肺组织（临床上称为锁骨下浸润），主要以渗出为主，中央有干酪样坏死，病灶周围有炎症包绕，与周围肺组织边界不清。多见于青年，临床上患者常有低热、盗汗、食欲减退、乏力、咳嗽和咯血等症状，痰中可查出结核杆菌。X 线检查，肺部锁骨下区域可见边缘模糊的云絮状阴影。及早发现，合理治疗，病变可完全或部分吸收，或通过纤维化、包裹、钙化而愈合（硬结钙化期）。若病人免疫力低或未经及时治疗，坏死物液化后经支气管排出，局部形成急性空洞；若急性空洞经久不愈，则可以发展为慢性纤维空洞型肺结核。

3. 慢性纤维空洞型肺结核　多数在浸润型肺结核形成急性空洞的基础上发展而来。该型病理改变有两个特征，一是厚壁空洞形成（图 15-3），多位于右肺上叶，形态不规则，大小不一，有时可形成巨大空洞，壁厚 1cm 以上。镜下观察：洞壁有三层结构：内层为干酪样坏死物，其中含有大量结核杆菌；中层为结核性肉芽组织；外层为纤维结缔组织。二是空洞内的干酪样坏死物不断经与其相连的支气管在肺内播散，在同侧甚至对侧肺形成许多新旧不一、大小不等、病变类型不同的病灶，部位愈靠下病变愈新鲜。如空洞较小，病变趋向静止，经适当治疗后亦可通过纤维组织增生、瘢痕形成而愈合。严重的慢性纤维空洞型肺结核由于肺组织大量破坏，肺组织的广泛纤维化，可使肺体积缩小、变形、变硬、胸膜广泛增厚并与胸壁粘连最终演变为硬化型肺结核，可严重影响肺功能。如空洞壁的干酪样坏死侵蚀较大血管，可引起大咯血，患者可因吸入大量血液而窒息死亡。由于病变空洞与支气管相通，空洞内结核杆菌向外排放，成为结核病的主要传染源，故本型又称为开放性肺结核。

4. 干酪样肺炎　可由浸润型肺结核恶化进展而来，或由急、慢性空洞内的结核杆菌经支气管播散所致。一般发生在机体免疫力极低，对结核菌产生强烈变态反应的患者。肉眼观察：病变肺叶肿大实变，切面呈黄色干酪样，坏死物排出后可形成急性空洞。镜下观察：可见广泛的干酪样坏死，肺泡腔内有大量浆液纤维素性渗出物。临床上患者中毒症状明显，病情危重，病死率高。

5. 结核球　又称结核瘤，是由纤维组织包裹、边界清楚的球形干酪样坏死灶，直径 2～5cm，一般为单个，大多位于肺上叶（图 15-4）。结核球是相对静止的病灶，常无临床症状。结核球可机化和钙化转向愈合；当机体抵抗力降低时，病灶还可恶化进展。由于病灶周围有纤维组织包裹，药物不易透入，因此临床上以手术切除为宜。

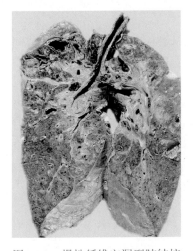
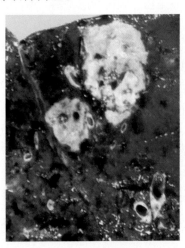

图 15-3　慢性纤维空洞型肺结核　　　　图 15-4　结核球

6. 结核性胸膜炎　根据病变性质分为干性和湿性两种，其中以湿性多见。湿性结核性胸膜炎又称渗出性结核性胸膜炎，多见于年轻人。病变主要为浆液纤维素性炎。经适当治疗渗出物可吸收，如吸收物中纤维素较多，可发生机化而使胸膜增厚和粘连。干性结核性胸膜炎又称为增生性结核性胸膜炎，常发生于肺尖，呈局部增生性病变，很少有浆液渗出，一般通过纤维化而愈合，因而使局部胸膜增厚、粘连。

（考点：继发性肺结核病的类型）

原发性肺结核病与继发性肺结核病在诸多方面都有所不同，见表 15-2。

表 15-2　原发性肺结核病与继发性肺结核病的比较

	原发性肺结核病	继发性肺结核病
感染	初次（外源性）	再次（内源性为主）
好发年龄	儿童	成人
特异免疫力	低下	一般较高
起始部位	上叶下部或下叶上部接近胸膜处	肺尖或锁骨下
病程	较短	较长
病变特点	原发综合征，不易局限	新旧交替、趋向增生，易局限
播散途径	淋巴道、血道为主	支气管为主

第 2 节　细菌性痢疾

细菌性痢疾是由痢疾杆菌引起的一种常见肠道传染病，简称菌痢。全年均可发生，多发生于夏秋季节，多为散发性，也可引起流行。儿童发病率较高，成年人较少见。临床主要表现为腹痛、腹泻、里急后重、黏液脓血便等。

一、病因及发病机制

细菌性痢疾的病原体是痢疾杆菌，为革兰阴性杆菌。根据抗原结构和生化反应不同可分为四个群：福氏、宋内、鲍氏和志贺菌。所有痢疾杆菌均能产生内毒素，志贺菌还可以产生外毒素。我国以福氏菌和宋内菌感染最多见。

菌痢患者和带菌者是本病的传染源。痢疾杆菌从粪便中排出后，可直接或间接（通过苍蝇等）污染食物、饮水、食具、日常生活用具和手等，再经口传染给健康人。食物和饮水的污染有时可引起菌痢的暴发流行。

痢疾杆菌经口进入消化道后，是否发病取决于多种因素。抵抗力较强的健康人大部分病菌可被胃酸杀灭，少量未被杀灭的病菌进入肠道后也可通过肠道正常菌群的拮抗作用将其排斥，使其不能侵袭肠黏膜引起发病。当肠道防御功能及全身抵抗力降低时，进入肠道的病原菌就可以侵入肠黏膜上皮细胞，在其中繁殖，而后穿过基底膜侵入黏膜固有层进一步繁殖，释放毒素，引起肠黏膜炎症反应。毒素入血，引起全身中毒症状。

二、病理变化及病理临床联系

细菌性痢疾的病变主要发生于大肠，尤以乙状结肠和直肠为主。病变严重者，整个结肠甚至回肠下段也可受累。病变特征是大量纤维素渗出形成假膜，即细菌性痢疾的病变本质是假膜性炎。根据肠道病变特征、全身变化和临床经过的不同，细菌性痢疾可分为以下三种。

（考点：细菌性痢疾的病变特点）

（一）急性细菌性痢疾

1. 病理变化　病变初期呈急性卡他性炎，表现为黏液分泌亢进，黏膜充血、水肿、点状出血、中性粒细胞浸润。病变进一步发展，黏膜表层坏死，形成本病特征性的假膜性炎（图 15-5）。

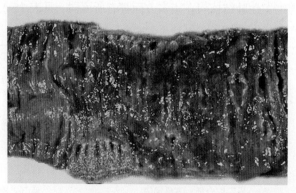

图 15-5　细菌性痢疾
肠黏膜表面有纤维素渗出形成假膜

假膜由坏死的黏膜上皮与渗出的纤维素、中性粒细胞和细菌组成，呈糠皮样，灰白色。发病一周后，假膜溶解、脱落，形成大小不等、形状不一的地图状浅表溃疡。炎症消退后，溃疡愈合，一般不留瘢痕。

2. 病理临床联系　临床上患者可出现发热、头痛、乏力、食欲减退及白细胞增多等全身中毒症状。炎症刺激肠蠕动亢进及肠痉挛引起阵发性腹痛及腹泻。早期为黏液稀便，后为黏液脓血便。炎症刺激直肠壁神经末梢及肛门括约肌引起排便反射，出现排便次数增多和里急后重。严重者，由于腹泻、大便次数频繁、呕吐引起明显脱水、电解质紊乱，甚至休克。急性细菌性痢疾自然病程一般为 1～2 周，经适当治疗大多数痊愈，少数可转为慢性。

（二）慢性细菌性痢疾

细菌性痢疾病程超过 2 个月以上者称为慢性细菌性痢疾。多由急性细菌性痢疾发展而来，其中以福氏菌感染转为慢性者为多，有时病程可长达数年。

1. 病理变化　肠道新旧病变并存，慢性溃疡较急性溃疡深，可达肌层，其边缘的黏膜常过度增生并形成息肉。最后肉芽组织增生、纤维瘢痕形成，使肠壁不规则增厚、变硬，严重者可引起肠腔狭窄。

2. 病理临床联系　临床上可出现不同程度的肠道症状，如腹痛、腹胀、腹泻或便秘与腹泻交替出现，经常带有黏液或少量脓血。在急性发作时，可出现急性菌痢的症状。少数可无明显症状和体征，但大便痢疾杆菌培养持续阳性，成为慢性带菌者及传染源。

（三）中毒性细菌性痢疾

多见于 2～7 岁儿童，致病菌为毒力较低的福氏菌或宋内菌。本型菌痢特征是起病急骤，肠道病变和症状不明显，出现严重的全身症状。发病数小时内出现中毒性休克或呼吸衰竭，预后差。

第 3 节　流行性脑脊髓膜炎

案例 15-2　　患儿，女，9 岁。急起发热 3 天，体温 39～40℃，伴有剧烈头痛、呕吐。查体：脉搏 100 次 / 分，乏力，皮肤散在瘀斑，神志模糊，谵妄，脑膜刺激征阳性。临床诊断：流行性脑脊髓膜炎。

问题：

1. 什么是流行性脑脊髓膜炎？

2. 本病的临床表现有哪些？

流行性脑脊髓膜炎是由脑膜炎双球菌引起的脑脊髓膜的急性化脓性炎症，简称流脑。好发于儿童及青少年。发病急，传播迅速，冬、春季多见。临床表现为寒战、高热、头痛、呕吐、颈强直及皮肤瘀点等。少数患者起病急骤，病情凶险，称为暴发型流脑，常危及生命。

一、病因及发病机制

脑膜炎双球菌存在于患者或带菌者鼻咽部，借飞沫经呼吸道传播。细菌进入上呼吸道后，大多数只引起局部炎症，成为带菌者；只有少数人因机体抵抗力低下或侵入的菌量多、毒力强，细菌从上呼吸道黏膜侵入血液并生长繁殖，引起菌血症或败血症，再随血流到达脑脊髓膜引起化脓性脑脊髓膜炎。

二、病理变化及病理临床联系

（一）病理变化

肉眼观察：脑脊髓血管高度扩张充血；蛛网膜下腔充满大量灰黄色脓性渗出物，覆盖脑沟、脑回表面，以致脑沟、脑回模糊不清，以大脑额叶、顶叶最为明显。由于炎性渗出物的阻塞，使脑脊液循环发生障碍，可引起不同程度的脑室扩张（图15-6）。

镜下观察：蛛网膜血管高度扩张充血，蛛网膜下腔增宽，其中含有大量中性粒细胞、少量单核细胞、淋巴细胞和纤维素（图15-7）。脑实质一般无明显病变，仅有轻度水肿。严重的病例邻近脑膜的脑实质也可出现炎症，使神经细胞变性，称为脑膜脑炎。

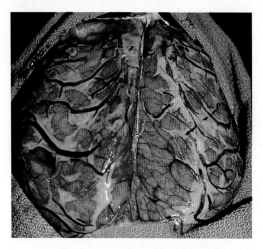

图15-6 流行性脑脊髓膜炎（肉眼观）

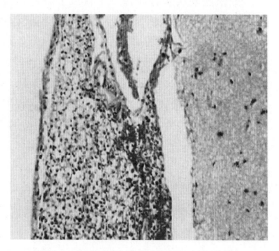

图15-7 流行性脑脊髓膜炎（镜下观）

（二）病理临床联系

1. 颅内压升高症状 表现为头痛、喷射性呕吐、小儿前囟饱满等。这是由于脑膜血管充血，蛛网膜下腔渗出物堆积，蛛网膜颗粒因脓性渗出物阻塞而影响脑脊液吸收所致，如伴有脑水肿，则颅内压升高更明显。

2. 脑膜刺激症状 由于炎症累及脊神经根周围的蛛网膜、软脑膜及软脊膜，致使神经根在通过椎间孔处受压，当颈部或腰背部肌肉运动时可引起疼痛及保护性痉挛，表现为颈后疼痛、颈强直、曲髋伸膝征阳性等，在婴幼儿还可出现角弓反张。

3. 脑脊液的变化 脑脊液压力上升，浑浊不清，含大量脓细胞，蛋白含量增多，糖含量减少。经涂片和培养检查可找到脑膜炎双球菌。脑脊液检查是本病诊断的一个重要依据。

4. 败血症 患者临床表现为寒战、高热、头痛及外周血中性粒细胞增高。皮肤、黏膜瘀点、瘀斑，经瘀点采血涂片可查到脑膜炎双球菌。这主要是由于皮肤小血管被细菌栓塞、毒素刺激所致。

（考点：流行性脑脊髓膜炎的病理临床联系）

三、结局和并发症

经及时有效的治疗，大多数患者可痊愈。如治疗不当，病变可由急性转为慢性，并可出现以下并发症：①脑积水，因脑膜粘连，脑脊液循环障碍所致；②脑神经受损麻痹，如耳聋、视力障碍、斜视、面瘫等；③脑底血管炎致管腔阻塞，引起脑缺血及脑梗死。

第 4 节　流行性乙型脑炎

流行性乙型脑炎简称乙脑，是由乙型脑炎病毒引起的，以神经细胞变性、坏死为主的中枢神经系统急性变质性炎症。儿童发病率高于成年人，尤其是 10 岁以下儿童多见，常于夏、秋季流行。本病起病急骤、病情重、预后差、病死率高。主要表现为高热、头痛、嗜睡、抽搐及昏迷等。

一、病因及发病机制

乙型脑炎病毒为嗜神经性 RNA 病毒，传染源为乙型脑炎患者和中间宿主家畜（牛、马、猪等隐性感染率最高）、家禽，传播媒介为库蚊、伊蚊和按蚊（在我国主要是三节吻库蚊）。当带病毒的蚊子叮咬人吸血时，病毒可侵入人体，在局部组织细胞、淋巴结及血管内皮细胞内繁殖，并不断入血形成短暂病毒血症。病毒是否进入中枢神经系统，取决于机体的免疫力和血脑屏障功能状态。成年人因免疫力较强，血脑屏障健全，多为隐性感染；儿童因免疫力较低，血脑屏障功能不健全，病毒易侵入中枢神经系统，在神经细胞内繁殖，引起病变。

二、病理变化及病理临床联系

（一）病理变化

病变广泛累及整个中枢神经系统灰质，以大脑皮质、基底核及视丘最为严重，其次是小脑皮质、延髓及脑桥，脊髓的病变最轻，常仅限于颈段脊髓。

1. 肉眼观察　病变软脑膜充血、水肿明显，脑回变宽，脑沟变窄；切面脑皮质见粟粒或针尖大小、半透明软化灶，其边界清楚，弥散分布或聚集成片。

2. 镜下观察　可出现以下病变。

（1）血管变化和炎症反应：脑血管高度扩张充血，脑组织水肿，血管周围间隙增宽，以淋巴细胞为主的炎细胞围绕血管呈袖套状浸润（图 15-8）。

（2）神经细胞变性、坏死：乙型脑炎病毒在神经细胞内生长增殖，导致神经细胞损伤。轻者神经细胞变性肿胀，尼氏小体消失，细胞质内出现空泡，核偏位；重者神经细胞发生核固缩、碎裂、溶解、消失。在变性、坏死的神经细胞周围，常有增生的少突胶质细胞围绕，称为神经细胞卫星现象。小胶质细胞和中性粒细胞侵入变性、坏死的神经细胞内，称为噬神经细胞现象（图 15-9）。

（3）筛状软化灶形成：局灶性神经组织坏死或液化，形成染色较浅、质地疏松、边界清楚的筛网状软化灶（图 15-10），是本病的特征性病变。

（4）胶质细胞增生：在损伤的刺激下，小胶质细胞增生明显，可聚集成团，形成小胶质细胞结节，多位于小血管或坏死的神经细胞附近。

（二）病理临床联系

患者可有高热、全身不适等毒血症的表现。由于神经细胞广泛的变性、坏死，引起中枢神经系统功能障碍，可导致患者出现嗜睡、抽搐甚至昏迷。脑内血管扩张充血、血流淤滞，血管内皮细胞受损，血管壁通透性增高，导致脑水肿，引起颅内压升高，表现为头痛、呕吐，严重

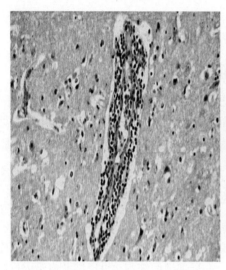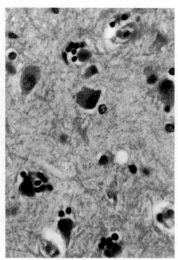

图 15-8　淋巴细胞呈套袖状浸润　　　图 15-9　噬神经细胞现象

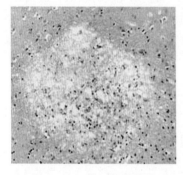

图 15-10　筛网状软化灶

者出现脑疝，其中小脑扁桃体疝可致延髓呼吸中枢受压而致死。由于脑膜有不同程度的反应性炎症，故临床上有脑膜刺激症状和脑脊液中细胞数增多的现象。

三、结局和并发症

多数患者经及时有效的治疗而痊愈。部分病变严重者可出现痴呆、言语障碍、肢体瘫痪、吞咽困难、中枢神经系统性面瘫、眼球运动障碍等后遗症。

流行性脑脊髓膜炎与流行性乙型脑炎的比较见表 15-3。

表 15-3　流行性脑脊髓膜炎与流行性乙型脑炎的比较

	流行性脑脊髓膜炎	流行性乙型脑炎
病原体	脑膜炎双球菌	乙型脑炎病毒
传染源	患者或带菌者	患者和中间宿主
传染途径	呼吸道飞沫传播	蚊虫叮咬
流行季节	冬、春季	夏、秋季
病变性质	脑、脊髓膜的急性化脓性炎	脑、脊髓实质的急性变质性炎
临床特点	颅内压升高和脑膜刺激征为主	嗜睡、抽搐和昏迷等脑实质损害症状为主

第 5 节　常见性传播疾病

一、淋　病

淋病是最常见的性传播疾病，是由淋球菌引起的主要累及泌尿生殖系统的急性化脓性炎。男女均可发生，多发生在 15～30 岁年龄段，以 20～24 岁最常见。淋病传染性强，可引起多种并发症和后遗症。主要通过性接触而直接传染；也可通过接触患者用过的衣物、毛巾、被褥、浴盆等用具而间接传染。

男性的病变从前尿道开始，可逆行蔓延到后尿道和尿道旁腺体。女性的病变除尿道外，还累及外阴、前庭大腺、子宫颈内膜、输卵管。临床上患者常有尿道口溢脓、红肿及尿频、尿急、尿痛等尿路刺激征，女性可有脓性白带，女童淋病可见弥漫性阴道炎和外阴炎，还可累及肛门和直肠。

二、梅　　毒

梅毒是由梅毒螺旋体引起的慢性性传播疾病。流行于世界各地，新中国成立后经积极防治基本消灭了梅毒，但近年又有新的病例发现，尤其在沿海城市有流行的趋势。早期主要累及皮肤和黏膜，晚期则累及全身各器官，特别是心血管和中枢神经系统，其危害仅次于艾滋病。

（一）病因及发病机制

梅毒螺旋体是梅毒的病原体，体外活力低，不易生存，对四环素、青霉素、汞、砷、铋剂敏感。而梅毒患者为唯一的传染源。其传染途径95%以上通过性交传播，少数可因输血、接吻、医源性不慎受染等直接传播（后天性梅毒）。梅毒螺旋体还可经胎盘使胎儿感染（先天性梅毒）。

（二）病理变化

1. 闭塞性动脉内膜炎和小动脉周围炎　闭塞性动脉内膜炎表现为小动脉内皮细胞及纤维细胞增生，血管壁增厚，管腔狭窄闭塞；小动脉周围炎表现为小动脉周围可见单核细胞、淋巴细胞和浆细胞浸润，浆细胞恒定出现是本病的病变特点之一。血管炎症性病变可见于各期梅毒。

2. 树胶样肿　即梅毒肉芽肿，又称梅毒瘤，为梅毒的特征性病变。病灶大小从肉眼不可见至数厘米不等。该肉芽肿质韧而富有弹性，如树胶，故而得名。其镜下结构与结核结节非常相似，中央为凝固性坏死物，似干酪样坏死，坏死组织周围有较多的淋巴细胞和浆细胞，上皮样细胞和朗汉斯巨细胞较少。后期树胶样肿可被吸收、纤维化，形成瘢痕致组织器官变形，极少发生钙化。梅毒树胶样肿可发生于任何器官，最常见于皮肤、黏膜、肝、骨、睾丸，仅见于第三期梅毒。

（三）类型和病变特点

1. 后天性梅毒　后天性梅毒分一、二、三期。其中一、二期梅毒称早期梅毒，有传染性，三期梅毒称晚期梅毒，因常累及内脏，故又称内脏梅毒。

（1）第一期梅毒：梅毒螺旋体入侵机体3周左右，侵入部位发生炎症反应，形成下疳。下疳常为单个，直径约1cm，表面可发生糜烂或溃疡，溃疡底部及边缘质硬，因其质硬故称硬下疳，病变多见于阴茎冠状沟、阴茎头、子宫颈、阴唇，亦可发生于口唇、舌、肛周等处。镜下可见溃疡底部有闭塞性动脉内膜炎和小血管周围炎。硬下疳出现1～2周后局部淋巴结肿大，硬而无痛感，及时治疗可阻止病变向第二期梅毒发展。如没经过治疗，患者产生免疫反应，1个月左右硬下疳自然消退，肿大的局部淋巴结也消退。临床上患者处于无症状潜伏状态，但体内病原体仍继续繁殖。

（考点：第一期梅毒的病变特点）

（2）第二期梅毒：出现梅毒疹。硬下疳发生后7～8周，潜伏在体内的梅毒螺旋体大量繁殖，有免疫复合物沉积引起全身皮肤、黏膜广泛梅毒疹和全身性非特异性淋巴结肿大，好发于躯干与四肢，常对称分布，呈斑疹和丘疹。镜下呈典型的血管周围炎改变，病灶内可找到螺旋体。此期梅毒传染性大，梅毒疹可自然消退或发展为第三期梅毒。

（3）第三期梅毒：病变特点是树胶样肿形成。常发生于感染后 4～5 年，病变累及内脏，特别是心血管和中枢神经系统，如梅毒性主动脉瘤、主动脉瓣关闭不全、麻痹性痴呆和脊髓痨等。

2. 先天性梅毒　先天性梅毒又称胎传梅毒，即由患病孕妇经过胎盘传染给胎儿的梅毒。根据被感染胎儿发病的早晚分为早发性和晚发性。早发性是指胎儿或 2 岁前的婴幼儿期发病的先天性梅毒；晚发性是指 2 岁以后发病的先天性梅毒，一般在 5～7 岁至青春期发病，表现为患儿发育不良，智力低下。可引发间质性角膜炎、神经性耳聋及哈钦森齿，并有骨膜炎及马鞍鼻等体征。

三、尖 锐 湿 疣

尖锐湿疣是由人类乳头状病毒（HPV）感染引起的性传播疾病。最常发生于 20～40 岁年龄段，是全球范围内最常见的性传播疾病之一。临床上主要表现为粉红色或淡白色表面粗糙的丘疹或菜花状团块，并伴局部瘙痒和烧灼痛。研究表明子宫颈癌、外阴癌、阴茎癌与尖锐湿疣有关。

病原体是人类乳头状病毒（HPV），属 DNA 病毒，其中 HPV 6、11、16 和 18 型与尖锐湿疣有关。主要通过性接触传染，少数病例有污染的浴巾、浴盆等接触传染。本病潜伏期通常为 3 个月。尖锐湿疣好发于潮湿温暖的外生殖器及肛门皮肤黏膜区，男性常见于阴茎冠状沟、阴茎头、系带、尿道口等处，同性恋者多见于肛门及直肠内。女性常见于大小阴唇、阴道口、阴蒂、阴道、子宫颈、会阴及肛门等处，亦可发生于口腔、腋窝、乳房等处。

四、艾 滋 病

艾滋病即获得性免疫缺陷综合征（AIDS），是由人类免疫缺陷病毒（HIV）感染引起的、以严重免疫缺陷为主要特征的一类慢性传染病。HIV 主要侵犯辅助 T 淋巴细胞，使机体细胞免疫功能部分或完全丧失，继而发生条件致病菌感染、恶性肿瘤等。AIDS 传播速度快、病死率高，是人类主要的致死性传染病之一。

艾滋病的临床症状多种多样，一般初期症状似流感，出现咽痛、发热和肌肉酸痛等。随着病情加重，症状日渐增多，不断出现原因不明的持续性发热、乏力、消瘦和腹泻，明显的机会性感染及恶性肿瘤。血液化验可见淋巴细胞明显减少，$CD4^+T$ 细胞较少尤为显著。

本病的预后差，目前尚无确切的疗法，病死率高。因此，预防至关重要。

自 测 题

一、名词解释

1. 结核结节　　　　2. 原发综合征
3. 细菌性痢疾　　　4. 流行性脑脊髓膜炎
5. 流行性乙型脑炎　6. 噬神经细胞现象
7. 梅毒瘤　　　　　8. 艾滋病

二、填空题

1. 结核病的播散方式有 ＿＿＿＿＿＿＿＿、＿＿＿＿＿＿＿ 和 ＿＿＿＿＿＿ 三种。

2. 继发性肺结核的类型有 ＿＿＿＿＿＿＿、＿＿＿＿＿＿＿、＿＿＿＿＿＿＿、＿＿＿＿＿＿＿

_____ 和 _____

3. 细菌性痢疾根据肠道病变特征、全身变化和临床经过的不同分为 _____、_____ 和 _____ 三种类型。

4. 流行性脑脊髓膜炎是一种 _____ 炎症；流行性乙型脑炎是一种 _____ 炎症。

5. 后天性梅毒可分 _____、_____ 和 _____ 三种类型。

三、选择题

1. 结核病的坏死属于（　　）
   - A. 凝固性坏死
   - B. 干酪样坏死
   - C. 液化性坏死
   - D. 脂肪坏死
   - E. 溶解坏死

2. 结核病的特征性病变是（　　）
   - A. 浆液渗出
   - B. 纤维蛋白渗出
   - C. 结核结节
   - D. 坏死
   - E. 慢性炎细胞浸润

3. 继发性肺结核结核杆菌在肺内播散的主要途径是（　　）
   - A. 直接播散
   - B. 血行吸收
   - C. 血道播散
   - D. 淋巴道播散
   - E. 支气管播散

4. 在下列哪型肺结核患者中易查见结核菌（　　）
   - A. 局灶型肺结核
   - B. 原发性肺结核
   - C. 浸润性肺结核
   - D. 结核球
   - E. 结核性胸膜炎

5. X 线检查原发综合征时阴影为（　　）
   - A. 云絮状阴影
   - B. 斑点状阴影
   - C. 哑铃状阴影
   - D. 大片致密阴影
   - E. 以上都不是

6. 结核病的基本病变发展和转归，下列哪种改变不易发生（　　）
   - A. 种植性播散
   - B. 纤维化、包裹、钙化
   - C. 吸收消散
   - D. 原有病灶扩大
   - E. 溶解播散

7. 假设患儿出现高热、血压下降、呼吸困难等全身中毒症状时，肠道病变反而不典型，此时的病理类型应该为（　　）
   - A. 急性菌痢
   - B. 慢性菌痢
   - C. 慢性菌痢急性发作
   - D. 急性阿米巴痢疾
   - E. 中毒性菌痢

8. 细菌性痢疾的病变特点是（　　）
   - A. 卡他性炎
   - B. 浆液性炎
   - C. 化脓性炎
   - D. 假膜性炎
   - E. 出血性化脓性炎

9. 流行性脑脊髓膜炎时，蛛网膜下腔内的主要炎细胞是（　　）
   - A. 中性粒细胞
   - B. 嗜酸性粒细胞
   - C. 单核细胞
   - D. 淋巴细胞
   - E. 浆细胞

10. 流行性乙型脑炎基本病理变化不包括（　　）
    - A. 脑实质细胞变性、坏死
    - B. 脑实质内血管袖套样改变
    - C. 脑脊髓膜化脓性炎
    - D. 病变组织内筛网状病灶形成
    - E. 胶质细胞结节形成

11. 淋病是由淋球菌引起的（　　）
    - A. 慢性化脓性炎
    - B. 急性化脓性炎
    - C. 出血性炎
    - D. 急性增生性炎
    - E. 浆液纤维蛋白性炎

12. 晚期梅毒最常侵犯（　　）
    - A. 周围神经系统
    - B. 骨骼系统
    - C. 消化系统
    - D. 中枢神经系统
    - E. 心血管系统

四、简答题

1. 简述结核病的基本病变及转归。
2. 试列表比较原发性肺结核与继发性肺结核的区别。
3. 简述急性细菌性痢疾的病理临床联系。
4. 试列表比较流行性脑脊髓膜炎与流行性乙型脑炎的区别。

（沈卫锋）

实 验 指 导

实验一 细胞和组织的适应、损伤与修复

[实验目的与要求]

1. 掌握萎缩、变性、坏死大体标本的形态变化。
2. 熟悉肝脂肪变性、肉芽组织的镜下病变特点。

[实验内容]

大体标本   病理切片

1. 肾压迫性萎缩   1. 肝脂肪变性
2. 肾代偿性肥大   2. 肉芽组织
3. 肾细胞水肿
4. 肝脂肪变性
5. 脾包膜玻璃样变性
6. 干酪样坏死
7. 足干性坏疽
8. 脾凝固性坏死

（一）大体标本

1. 肾压迫性萎缩 肾体积较正常大，切面见肾盂、肾盏高度扩张，肾实质因受压而萎缩变薄。

2. 肾代偿性肥大（与正常肾对比观察） 肾体积明显增大。

3. 肾细胞水肿 肾体积增大，重量增加，包膜紧张，切面膨出，边缘外翻，浑浊无光泽，似开水烫过。

4. 肝脂肪变性 肝体积增大，重量增加，表面光滑，呈淡黄色，质软，触之有油腻感。

5. 脾包膜玻璃样变性 脾包膜增厚，呈灰白色、半透明，质地致密、坚韧、无弹性。

6. 干酪样坏死（肾结核） 切面见空洞形成，空洞内残留有较多的淡黄色、质地松软的坏死物，状如奶酪，故称为干酪样坏死，属于凝固性坏死。

7. 足干性坏疽 足趾端见坏死组织呈黑色，干燥、皱缩，质地较硬，与周围正常组织分界清楚。

8. 脾凝固性坏死 切面被膜下见一呈扇形、灰白色、干燥，质地较硬的坏死灶，坏死灶周围有明显的充血出血带，与正常组织分界清楚。

（二）病理切片

1. 肝脂肪变性 低倍镜观察：全面观察肝组织，可见部分肝细胞质内有大小不一的圆形空泡（制片过程中脂滴被酒精、二甲苯溶解而留下空泡）。高倍镜观察：可见肝细胞质内较大的空泡将肝细胞核挤向一边，脂肪变性明显处因肝细胞肿胀，肝窦明显受压而变窄。

2. 肉芽组织　低倍镜观察：见大量新生的毛细血管和成纤维细胞，毛细血管排列方向与表面垂直，近表面处形成弓状突起。深层为致密纤维结缔组织，与表面平行，系瘢痕组织。高倍镜观察：新生毛细血管管壁由单层内皮细胞构成，细胞肥大，向腔内突出。毛细血管间可见多数增生的成纤维细胞，其胞体较大，呈椭圆形、棱形或星芒状，核大深染，呈椭圆形或梭形，有 1~2 个核仁。部分成纤维细胞逐渐成熟，变为长梭形，胞质减少，核也呈长梭形，深染，变为成熟的纤维细胞。在毛细血管之间还可见到各种炎细胞，如巨噬细胞、中性粒细胞、淋巴细胞等。

［案例讨论］

病例一：男性，70 岁，5 年前确诊为脑动脉粥样硬化，出现脑供血不足，去年开始出现记忆力和智力下降，今年上半年出现痴呆，四肢活动尚可。

病例二：男性，20 岁，脊髓灰质炎后遗症患者，左下肢肌肉麻痹、萎缩，行走困难，患肢感觉正常。

病例三：女性，50 岁，右输尿管结石患者，B 超发现右肾体积增大，肾实质变薄，内有液平段（说明肾盂有积水）。

讨论题：

上述三位患者共同的病变是什么？属于何种类型？上述病变会对机体产生何种影响？

［实验作业］

1. 何谓萎缩？病理性萎缩分为哪些类型？

2. 描述肝脂肪变性的病理变化。

3. 何谓肉芽组织？描述肉芽组织的形态结构和功能。

4. 绘出肝脂肪变性的显微镜下图。

实验二　局部血液循环障碍

［实验目的与要求］

1. 掌握肺淤血、槟榔肝、血栓、脾或肾贫血性梗死、肺或肠出血性梗死大体标本的形态变化。

2. 熟悉肺淤血、肝淤血的镜下病变特点。

［实验内容］

大体标本	病理切片
1. 肺淤血	1. 肺淤血
2. 槟榔肝	2. 肝淤血
3. 血栓	
4. 脾或肾贫血性梗死	
5. 肺或肠出血性梗死	

（一）大体标本

1. 肺淤血　肺体积增大，重量增加（正常为 375~550g），包膜紧张，颜色暗红，质地较实。长期的慢性肺淤血标本呈肺褐色硬化改变，肺质地变硬，肉眼呈棕褐色。

2. 慢性肝淤血（槟榔肝）　肝体积增大，包膜紧张，褐红或暗红色，切面可见呈红黄相间形似槟榔切面的条纹。红黄为两种病变特征：暗红是淤血区，黄色是脂肪变性区。

3. 静脉血栓　剪开的静脉腔内可见圆柱形固体物紧密附着于血管内膜面，该物体较粗糙干燥，呈黑白相间（交替）的结构（新鲜时红白相间）。

4. 脾贫血性梗死　梗死灶呈似三角形，其尖端指向脾门，底部靠近包膜，灰白色、干燥、质实，边界清楚，周围可见明显的充血出血带。

5. 肠出血性梗死　肠管呈节段形坏死。病变肠壁肿胀，颜色暗红，浆膜面失去光泽。

（二）病理切片

1. 慢性肺淤血　低倍镜：肺泡壁毛细血管和小静脉高度扩张充满红细胞，多数肺泡腔内充满淡红色水肿液（为粉红染均质状物）。高倍镜：部分肺泡腔内见红细胞和含有棕黄色含铁血黄素颗粒的心衰细胞。

2. 慢性肝淤血　低倍镜：肝小叶中央静脉及其周围肝窦扩张充满红细胞。高倍镜：肝小叶中央的部分肝细胞萎缩甚至消失，周边的部分肝细胞内出现大小不等的圆形空泡（为脂肪变性的肝细胞 HE 染色镜下所见）。

［案例讨论］

病例一：女性，56 岁。因患肺癌入院。住院近半个多月来，安静卧床休息，做各种化验及各项术前准备。一日在去厕所的途中突然晕倒，经多方抢救无效死亡。

尸体解剖检查阳性所见：

（1）左肺上叶近胸膜处可见 6cm×6cm 大小的肿物，切面灰白色，干燥，有轻度出血坏死。

（2）剖开肺动脉系统，见一大的血栓阻塞于肺动脉主干。

讨论题：

（1）什么原因引起患者的死亡?

（2）请根据学过的病理学知识试分析解释本例死亡原因。

病例二：男性，20 岁。腹痛 18 小时入院。体检：板状腹、压痛、反跳痛明显。手术探查：见距小肠屈氏韧带 4.5m 处肠扭转，肠管坏死发黑。临床诊断：肠扭转。

手术切除肠管观察：肠壁增厚呈暗红色出血坏死，肠黏膜皱襞消失，肠腔内充满圆柱型血凝块，浆膜失去正常光泽。病理诊断：小肠出血性梗死。

讨论题：

（1）解释肠出血性梗死的原因。

（2）不积极手术治疗可能有什么后果?

［实验作业］

1. 何谓淤血，淤血的后果是什么?

2. 肺淤血的病理变化

3. 梗死的类型及特点

4. 绘制肺淤血镜下图。

实验三　炎　症

［实验目的与要求］

1. 掌握纤维素性炎、化脓性炎、炎性息肉大体标本的形态变化。

2. 熟悉各类炎细胞及化脓性阑尾炎的镜下病变特点。

［实验内容］

大体标本　　　　　　　　　　　　　病理切片

1. 化脓性阑尾炎　　　　　　　　　1. 各种炎症细胞（血涂片）

2. 化脓性脑膜炎　　　　　　　　　2. 急性蜂窝织炎性阑尾炎

3. 肝脓肿或脑脓肿　　　　　　　　3. 炎性息肉

4. 纤维素性心包炎（绒毛心）

5. 白喉

6. 炎性息肉

（一）大体标本

1. 化脓性阑尾炎　整个阑尾肿胀变粗，浆膜面失去光泽，附有黄白色脓性渗出物，血管扩张充血。切面阑尾壁增厚，阑尾腔内亦见脓性渗出物。

2. 化脓性脑膜炎　脑沟内与脑表面（蛛网膜下腔）有一层黄白色脓性渗出物附着，以额叶、顶叶为重。此处可见脑膜血管扩张充血。

3. 肝脓肿或脑脓肿　切面上有较大脓腔，腔内组织液化坏死，但仍附有大量的脓性物质，外周可见纤维包裹，边界清楚。

4. 纤维素性心包炎（绒毛心）　心包壁层已剪去，心外膜（脏层）表面粗糙，覆以一层灰黄色的渗出物呈绒毛状。

5. 白喉　咽喉部、气管及支气管表面有灰白色或灰黄色膜状渗出物，即假膜。

6. 炎性息肉　观察宫颈或鼻、肠息肉标本。因慢性炎症，黏膜增生，向表面突起，形成根部带蒂的肿块状息肉。

（二）病理切片

1. 各种炎细胞（血涂片）

（1）中性粒细胞：胞质染成红色，HE染色中中性粒细胞颗粒不明显，胞核紫蓝色、分叶状（2~3叶居多）。

（2）浆细胞、淋巴细胞：浆细胞呈椭圆形，胞质丰富，偏嗜碱性染色，核偏位一侧，核染色质呈车轮状排列。淋巴细胞体积较小，核呈圆形、浓染，胞质极少。

（3）嗜酸性粒细胞：质内有粗大的嗜酸性颗粒，染成鲜明的伊红色，细胞核常为二叶。

（4）单核细胞：胞体积较大，胞质丰富，核呈椭圆形或肾形，常偏位于细胞的一侧。

2. 急性蜂窝织炎性阑尾炎　为阑尾的横切面。各层均有充血、水肿并有大量中性粒细胞浸润。黏膜部分坏死脱落，阑尾腔内有大量脓细胞、纤维蛋白和坏死脱落的黏膜上皮。浆膜表面附有少量纤维素及脓细胞。

3. 炎性息肉（宫颈息肉或鼻息肉）　息肉表面被覆上皮，结缔组织间质充血、水肿并伴有腺体增生，较多的淋巴细胞和浆细胞及少量的中性粒细胞润。

［案例讨论］

患者，男性，20岁。因转移性右下腹疼痛3小时入院。体温39℃，血常规示白细胞计数12×10^9/L。临床诊断为急性化脓性阑尾炎。

讨论题：该患者的病理学诊断应属于哪一类炎症？如进一步病理活检会发现哪些病理变化？

［实验作业］

1. 炎症有哪些病理类型？各有何特点？

2. 绘图：各种炎细胞。

实验四　肿　瘤

[实验目的与要求]

1. 掌握乳头状瘤、腺瘤、鳞癌、腺癌的病变特点。
2. 学会识别常见肿瘤的病理变化。

[实验内容]

大体标本	病理切片
1. 乳头状瘤	1. 乳头状瘤
2. 腺瘤	2. 腺瘤
3. 鳞癌	3. 腺癌
4. 腺癌	4. 鳞癌
5. 纤维瘤	
6. 脂肪瘤	
7. 纤维肉瘤	

（一）大体标本

1. 皮肤乳头状瘤　此肿瘤标本呈乳头状突出于皮肤表面，其根部狭窄形成蒂与基底部正常皮肤相连。

2. 甲状腺腺瘤　在甲状腺中可见一灰黄色约核桃大小，结节状的肿块，挤压周围正常组织，并因肿瘤周围的纤维组织增生而形成包膜，包膜完整，与周围正常组织分界清楚。

3. 鳞癌（食管）　癌肿突入食管腔，表面坏死、溃疡形成，切面灰白色，浸润生长。

4. 乳腺癌　乳头下陷，乳头周围皮肤呈橘皮样外观，肿块呈单发性，灰白色，与周围组织及皮肤相连。

5. 纤维瘤　肿瘤呈球形，有包膜，质硬，切面呈编织状，灰白色。

6. 脂肪瘤　黄色脂肪样分叶状肿块，质软，有包膜。

7. 纤维肉瘤　肿瘤呈结节状或不规则形，切面如鱼肉状，伴有出血、坏死。

（二）病理切片

1. 乳头状瘤　低倍镜观察：见多个乳头突起。乳头表面由增生的鳞状上皮覆盖，乳头中心为纤维组织、血管。高倍镜观察：瘤细胞分化成熟，呈多边形，层次清楚，可有细胞间桥，异型性小。

2. 腺瘤　低倍镜观察：由结肠黏膜层向表面长出息肉状腺瘤，有蒂与黏膜相连，其腺体与正常结肠黏膜腺体很相似，异型性小。高倍镜观察：腺体的细胞多呈单层排列，未见核分裂像，异型性小。

3. 鳞状细胞癌　低倍镜观察：癌细胞呈大小不等的团块状和条索状癌巢，癌巢中央有同心圆状的角化珠。高倍镜观察：癌细胞大小不等、形态多样、核大深染，可见病理性核分裂像，间质较少。

4. 腺癌　低倍镜观察：癌细胞排列成大小不等、形状不一、不规则腺管状结构。高倍镜观察：癌细胞层次多，核大深染，核膜厚，可见病理性核分裂像。

［案例讨论］

患者，男性，62 岁。主诉：咳嗽、胸痛 2 个月，痰中带血 1 周入院。

患者 2 个月前因"感冒"开始咳嗽、胸痛，自服感冒药，效果不佳，咳嗽时好时坏。1 周前咳嗽时发现痰中带血。自述有吸烟史 45 余年。

检查：一般情况好，X 线胸片显示右肺近肺门处有一 3.2cm×3.7cm 密度增高阴影，边界不清。

讨论：

1. 患者有可能是什么病？如要确诊还需做什么检查？

2. 需要和哪些疾病相鉴别？

［实验作业］

绘出鳞癌的显微镜下图。

实验五　心血管系统疾病

［实验目的与要求］

1. 掌握动脉粥样硬化大体标本的形态学变化及镜下病变特点。

2. 掌握高血压心脏病、原发性颗粒性固缩肾大体标本的形态学变化。

3. 掌握风湿性心肌炎镜下的病变特点。

［实验内容］

大体标本　　　　　　　　　病理切片

1. 高血压心脏病　　　　　　1. 动脉粥样硬化

2. 原发性颗粒性固缩肾　　　2. 风湿性心肌炎

3. 脑动脉粥样硬化

4. 主动脉粥样硬化

5. 心肌梗死

（一）大体标本

1. 高血压心脏病　心脏体积明显增大，重量增加，左心室壁明显增厚，乳头肌及肉柱变粗大，但心腔扩张不明显。

2. 原发性颗粒性固缩肾　肾体积明显缩小，表面凹凸不平，呈细颗粒状，切面皮质变薄，在皮、髓质交界处，有许多哆开的弓形动脉切口，这是由于动脉壁硬化，导致切口不能收缩所致。

3. 脑动脉粥样硬化　脑基底动脉粗细不一，厚薄不均，通过血管外膜可见到深部的灰黄色粥样斑块。切面斑块向腔内突出致动脉管腔变窄。

4. 主动脉粥样硬化　在动脉内膜表面见有许多大小不等、形状不整、隆起的斑块，呈黄白色或灰白色，隆起于内膜的表面。

5. 心肌梗死　冠状动脉左前降支粥样硬化，管壁增厚，腔内有血栓形成，使管腔完全阻塞。左心室内前壁近心尖区有一不规则的灰白色梗死区，无光泽。心内膜面常可见红褐色附壁血栓。

（二）病理切片

1. 动脉粥样硬化　病变主要在内膜有脂类沉着及纤维化，动脉脉内膜表面纤维组织增生，并有玻璃样变性，内膜深层可见有梭形和针形空隙（胆固醇结晶），这些胆固醇结晶，被乙醇、二甲苯等溶解，仅在局部留下梭形针形空隙。

2. 风湿性心肌炎　在心肌纤维间质内、小血管旁见到成簇细胞聚成的病灶，此即风湿小体。典型的风湿小体的中央有纤维素样坏死物，周围散在有风湿细胞。该细胞体积较大，呈圆形或多边形，胞质丰富，单核或双核，核膜清楚，染色质浓集于中心，呈枭眼状或毛虫状。病灶内尚有淋巴细胞、单核细胞浸润。

［案例讨论］

病史：男性，60岁。32年吸烟史，2年前因阵发性胸闷、胸骨后疼痛确诊为心绞痛。近日胸闷、胸痛、心悸频发且持续时间延长，最长可达半小时以上。30min前因受到刺激而导致病情加剧，入院抢救无效死亡。肉眼形态：冠状动脉内膜面可见灰黄色斑块向内膜表面突起，深部为粥样淡黄色坏死物。镜下改变：纤维帽层下见大量不定形红染的坏死、崩解产物、胆固醇结晶和钙化，边缘和底部有增生肉芽组织和泡沫细胞，伴少量淋巴细胞。

讨论题：

该案例中患者诊断为什么病，该病的病理变化有哪些？

［实验作业］

1. 简述冠状动脉粥样硬化与心肌梗死之间的联系。

2. 通过对高血压心脏病的大体标本观察，心脏体积、心室壁、心腔有何改变？

3. 绘出风湿小体的显微镜下图。

实验六　呼吸系统疾病

［实验目的与要求］

1. 掌握大叶性肺炎、小叶性肺炎、肺气肿大体标本的形态变化。

2. 熟悉大叶性肺炎、小叶性肺炎的镜下病变特点。

［实验内容］

大体标本　　　　　　　　　　病理切片

1. 大叶性肺炎（灰色肝样变期）　　1. 大叶性肺炎

2. 小叶性肺炎　　　　　　　　2. 小叶性肺炎

3. 支气管扩张

4. 肺气肿

（一）大体标本

1. 大叶性肺炎（灰色肝样变期）　病变肺叶肿大，重量增加，胸膜表面有一层纤维素性渗出物附着，切面实变区肺叶灰白色，略呈颗粒状。

2. 小叶性肺炎　肺切面见大小不一，多数直径1cm左右，形状不规则，灰黄色实变病灶。病变区多含有细小支气管，管腔中常有脓性物质。

3. 支气管扩张　扩张的支气管数目不等，囊状和圆柱状扩张并存，甚至使肺呈蜂窝状，扩张的支气管内含有黏液脓性渗出物。

4. 肺气肿　肺体积显著增大，边缘钝圆，灰白色，柔软缺乏弹性。切面可见扩大的肺泡囊腔，大者可超过1cm。

（二）病理切片

　　1. 大叶性肺炎

　　（1）红色肝样变期：低倍镜观察示肺普遍实变，肺泡腔内充满大量渗出物。高倍镜观察示肺泡壁的血管扩张充血，肺泡腔内有大量的红细胞和纤维素。纤维素穿过肺泡间孔与邻近肺泡内的纤维素网相连。

　　（2）灰色肝样变期：高倍镜观察示肺泡腔内渗出大量的纤维素和中性粒细胞，肺泡壁的毛细血管受压闭塞。

　　2. 小叶性肺炎　低倍镜观察：病变呈灶状分布，多数实变区内有细支气管。高倍镜观察：病灶中细支气管管壁充血、中性粒细胞浸润，纤毛柱状上皮变性坏死或脱落，管腔内及周围肺泡腔内充满大量中性粒细胞，脱落的上皮细胞或浆液，少量的红细胞和纤维素，病灶附近肺组织充血、水肿，肺泡呈代偿性肺气肿。

［案例讨论］

　　病例一：男性，29 岁，酗酒后遭淋雨而出现高热，咳嗽，咳出铁锈色痰，他的诊断最有可能是什么？病理变化怎样？

　　病例二：男性，3 岁，因咳嗽、咳痰、气喘 9 天、加重 3 天入院。X 线胸片：左、右肺下叶可见灶状阴影。他的诊断最有可能是什么？病理变化怎样？

［实验作业］

　　1. 描述大叶性肺炎灰色肝样变期的病理变化。

　　2. 描述小叶性肺炎的病理变化。

实验七　消化系统疾病

［实验目的与要求］

　　1. 掌握胃溃疡、病毒性肝炎和肝硬化大体标本的形态变化。

　　2. 熟悉胃溃疡、病毒性肝炎和肝硬化的镜下病变特点。

［实验内容］

大体标本	病理切片
1. 胃溃疡	1. 胃溃疡
2. 病毒性肝炎	2. 病毒性肝炎
3. 肝硬化	3. 肝硬化

（一）大体标本

　　1. 胃溃疡病　溃疡位于胃小弯近幽门处，呈圆形，直径为 1.5cm，边缘整齐，底部平坦较深，伴有出血。溃疡周围的黏膜皱襞向溃疡集中呈放射状。

　　2. 急性重型性肝炎　肝脏体积明显缩小，重量减轻，被膜皱缩，边缘薄而锐。切面呈土黄色或红褐色。

　　3. 门脉性肝硬化　肝脏体积缩小，重量减轻，质地硬，表面呈结节状，多数结节为绿豆大小。切面也可见大量圆形或小圆形的小结节，大小相仿，小结节的周围有细窄的灰白色结缔组织包绕，有的结节呈浅褐黄色，系为胆色素着色。

（二）病理切片

　　1. 胃溃疡病　肉眼观察：切片中央有一缺损即溃疡。低倍镜观察：溃疡两侧边缘为正常的胃黏膜组织，溃疡底部由浅到深分为四层：炎性渗出层、坏死组织层、肉芽组织层、瘢痕组织层。高倍镜观察：主要观察溃疡底部的四层组织。①溃疡表面为红染的纤维素和中性粒细胞构成的渗出物层。②渗出层下面一层红染，颗粒状无结构的物质即坏死组织。③紧接坏死组织，有较多的新生毛细血管、成纤维细胞及炎细胞构成肉芽组织层。④最下层为大量胶原纤维构成瘢痕组织层。

2. 急性普通型肝炎　肝细胞广泛变性，多数肝细胞胞质疏松化呈网状，半透明，严重处肝细胞呈气球样变，胞浆几乎完全透明，坏死少见。小叶间汇管区见少量淋巴细胞及单核细胞浸润。

3. 门脉性肝硬化　低倍镜观察：正常肝小叶结构消失，代之为大小不一的圆形或不规则形的肝细胞团，周围有纤维组织包绕即为假小叶。镜下假小叶大小不等，假小叶内肝细胞排列紊乱不呈放射状，中央静脉缺如或偏位，或有两个以上。假小叶周围的结缔组织中可见小胆管增生和炎细胞浸润。高倍镜观察：假小叶内的肝细胞发生脂肪变性，有的肝细胞体积较大，深染可有双核，为再生的肝细胞。

［案例讨论］

患者，男性，64岁，因突然呕血1小时入院。入院后又呕鲜血约500ml，头晕、乏力，次晨共解柏油样大便2次，每次约150g。患者有肝炎病史多年，确诊"肝硬化"1年余。查体：左侧颈部见两处蜘蛛痣，巩膜不黄，有肝掌，腹膨软，肝肋下未及，脾肋下3cm，腹部移动性浊音阳性。实验室检查：肝功能异常。乙肝标志物测定：HBsAg阳性、HBcAg阳性、抗HBc阳性。胃镜检查：食管中、下段静脉中至重度曲张。住院后因再次大出血抢救无效死亡。尸检：食管中、下段静脉曲张破裂，腹腔内清亮液体2000ml，肝灰红色，重量585g，表面布满大小近似的结节，直径小于1cm，镜下见假小叶形成，包绕假小叶的纤维间隔宽窄较一致，有少量慢性炎细胞浸润。

病理诊断：门脉性肝硬化合并食管中下段静脉丛曲张破裂。

讨论题：1. 何谓肝硬化？

2. 门脉性肝硬化有哪些病变特点？门脉高压症表现有哪些？

3. 门脉性肝硬化患者的腹水是如何形成的？

［实验作业］

1. 简述消化性溃疡的病理变化及并发症。

2. 描述各种类型肝炎的病变特点。

3. 绘出门脉性肝硬化的显微镜下图。

实验八　泌尿系统疾病

［实验目的与要求］

1. 掌握急性肾小球肾炎、慢性肾小球肾炎大体标本的形态变化。

2. 熟悉急性肾小球肾炎、慢性肾小球肾炎的镜下病变特点。

［实验内容］

大体标本	病理切片
1. 急性肾小球肾炎	1. 急性肾小球肾炎
2. 慢性肾小球肾炎	2. 新月体性肾小球肾炎

3. 急性肾盂肾炎   3. 慢性肾小球肾炎

4. 慢性肾盂肾炎   4. 慢性肾盂肾炎

（一）大体标本

1. 急性肾小球肾炎 肾体积增大，表面光滑，颜色较红，故称"大红肾"，也可因肾表面和切面有散在的出血点（经福尔马林固定，出血点呈黑褐色小斑点），如蚤咬，称"蚤咬肾"。切面肾皮质增厚，超过 0.5cm（正常皮质厚 0.5cm），皮髓质分界尚清楚。

2. 慢性肾小球肾炎（继发性颗粒性固缩肾） 肾体积明显缩小，重量减轻，质地变硬，颜色苍白，表面呈弥漫性细颗粒状。切面：肾皮质萎缩变薄，皮、髓质分界不清。

3. 急性肾盂肾炎 肾体积增大、充血，表面有脓性渗出物附着，并可见大小不等的、稍隆起的黄白色的脓肿。切面见肾盂黏膜充血水肿，表面有脓性渗出物覆盖，肾髓质内有黄色条纹向皮质延伸，肾皮质切面见大小不等脓肿。

4. 慢性肾盂肾炎 肾体积缩小，质硬，表面高低不平，有大小不等的凹陷性瘢痕。肾被膜增厚且与瘢痕粘连，难以剥离。切面可见皮髓质界线不清，肾乳头萎缩，肾盂黏膜增厚、粗糙、肾盂、肾盏因瘢痕收缩而变形。

（二）病理切片

1. 急性肾小球肾炎 低倍镜观察：认识肾组织，区别肾皮质（有肾小球）、肾髓质（无肾小球，主要为集合管），重点观察皮质部分。见大部分肾小球体积增大，肾小球内细胞数目增多，肾小管上皮细胞肿胀，管腔内可见各种管型。间质充血、水肿，有少量炎细胞浸润。高倍镜观察：增生肿大的肾小球细胞数目增多（光镜下难以分清毛细血管内皮细胞、系膜细胞），毛细血管管腔变窄或闭塞，部分肾小囊内有中性粒细胞和浆液渗出。肾小管上皮细胞发生细胞水肿，胞质内充满大量粉红色颗粒。间质内有少量中性粒细胞、淋巴细胞及单核细胞浸润。

2. 新月体性肾小球肾炎 低倍镜观察：肾小囊内毛细血管丛周围有环形体或新月体形成。高倍镜观察：肾小囊壁层上皮细胞增生，细胞层次增多（正常为单层扁平上皮），增生的肾小囊壁层上皮细胞和渗出的单核细胞等组成新月体。

3. 慢性肾小球肾炎 首先观看全片，然后着重观察肾皮质的各种变化。可见大部分肾小球纤维化（肾小球体积缩小），伴有玻璃样变性，严重者整个肾小球成为红染的无结构玻璃样小团（玻璃球），周围所属肾小管萎缩。部分肾小球体积增大，相应肾小管扩张。间质纤维组织增生，淋巴细胞浸润，部分细小动脉管壁增厚、管腔狭窄。

4. 慢性肾盂肾炎 部分肾小球纤维化、玻璃样变性，相应肾小管萎缩；部分肾小球呈代偿性肥大，肾小管呈代偿性扩张，上皮细胞变扁平，管腔内见均匀红染的蛋白管型；间质内有淋巴细胞、单核细胞和浆细胞浸润，纤维组织增生明显。

［案例讨论］

患者，男性，37 岁。因夜间多尿 6 年，头晕、头痛 3 年，头痛加剧伴恶心、呕吐 7 天，于 2014 年 9 月 17 日入院。6 年前无诱因出现夜间多尿，每晚 7～9 次，尿量中等，无尿急、尿频、尿痛及水肿。3 年后出现头晕，两颞部跳痛，经检查血压 240/142mmHg。7 天前头痛加重，伴恶心、呕吐、乏力、尿少而入院。

体格检查：体温 37.2℃，脉搏 100 次 / 分，血压 240/142mmHg，呼吸 18 次 / 分。慢性病容，呼吸深慢，无发绀，呼气有氨臭味。右上臂皮肤有出血点。心肺无异常，无心包摩擦音。

肝在右肋下 1.5cm。两下肢无水肿。

实验室检查：血红蛋白 65～85g/L，红细胞（3～3.2）×10⁹/L，白细胞 12.7×10⁹/L，中性粒细胞 0.85，淋巴细胞 0.11，单核细胞 0.2，嗜酸性粒细胞 0.2。尿比重 1.008～1.012，尿蛋白（＋＋～＋＋＋），红细胞（＋＋），颗粒管型 0～3，透明管型 0～1。导尿培养无细菌生长。非蛋白氮 95～123mmol/L，二氧化碳结合为 10.5～13.45mmol/L。

诊断：1. 慢性肾小球肾炎；2. 尿毒症；

经过：入院后血压较高，有肾衰竭，尿毒症，给予抗高血压药物及纠正酸中毒治疗，未能控制病情，住院 7 天抢救无效死于尿毒症。

讨论：

根据病例回答下列问题：本例诊断你是否同意？根据是什么？

［实验作业］

1. 根据急性肾小球肾炎的病变特点，试推想可能发生哪些相应的临床表现？

2. 试述慢性肾小球肾炎的病变及对机体的影响。

实验九　女性生殖系统及乳腺疾病

［实验目的与要求］

1. 掌握子宫颈癌、乳腺癌大体标本的形态特点。

2. 熟悉子宫颈癌、乳腺癌的镜下病变特点。

［实验内容］

大体标本	病理切片
1. 子宫颈菜花型鳞癌	1. 子宫颈鳞状细胞癌
2. 子宫颈溃疡型鳞癌	2. 乳腺浸润性导管癌
3. 子宫颈浸润性鳞癌	
4. 乳腺癌	

（一）大体标本

1. 子宫颈菜花状鳞癌　子宫颈外口突出以菜花状肿物，灰白色，表面有坏死脱落。

2. 子宫颈溃疡状鳞癌　子宫颈口黏膜凹陷性缺损，似火山口状，边缘不清。

3. 子宫颈浸润型鳞癌　子宫颈外口前后唇肥厚，表面较光滑。

4. 乳腺癌　乳腺外上象限处凸起肿块，乳头稍下陷，肿块周围皮肤橘皮样外观。切面癌组织灰白色，蟹足状向周围深部组织浸润。

（二）病理切片

1. 子宫颈鳞状细胞癌　低倍镜观察：癌细胞聚集形成巢状结构，巢内较多同心圆状结构。高倍镜观察：癌细胞大小、形状不一，核分裂像明显。

2. 乳腺浸润性导管癌　低倍镜观察：癌细胞排列成巢状、条索状，无明显腺样结构。间质致密纤维组织增生。高倍镜观察：癌细胞大小形态各异，核分裂像多见，局部见瘤细胞坏死。

［案例讨论］

病史摘要　患者，女性，40 岁。9 个月前一直阴道不规则出血，白带多而臭，伴下腹部及解大便时疼痛，人渐消瘦。

体格检查：全身明显消瘦。宫颈凹凸不平、变硬，表面坏死，阴道穹窿消失，双附件（－）。

入院用镭治疗，但病情进行性恶化，于入院后 5 个多月死亡。

尸检摘要：恶病质。子宫颈全部坏死腐烂，向下侵及阴道穹隆，向上侵及整个子宫，向前侵及膀胱后壁，双输尿管受压，向后侵及直肠，向两侧侵及阔韧带，并与子宫穿通。子宫、直肠、膀胱、输尿管紧密粘连成团并固定于盆腔壁，左髂及主动脉淋巴结肿大，质硬呈灰白色。肝及双肺表面和切面均见大小不等、边界清楚的灰白色球形结节。

取子宫颈、肝、肺病灶镜检，见肿瘤细胞呈条索状或小团块状排列，大小不等，核大、深染、易见病理性核分裂像，未见角化珠，间质多，有淋巴细胞浸润。肿大淋巴结亦见上述肿瘤。

讨论

1. 试分析该患者可能的诊断和诊断依据，疾病的发生发展过程及其相互关系是什么？

2. 解释患者出现的症状和体征。

[实验作业]

以乳腺癌为例，阐述恶性肿瘤的生长与扩散。

实验十 传 染 病

[实验目的与要求]

1. 掌握肺结核病、流脑、菌痢的大体标本形态特点。

2. 熟悉结核结节、菌痢、流脑、乙脑的镜下病变特点。

[实验内容]

大体标本	病理切片
1. 原发型肺结核病	1. 结核结节
2. 局灶型肺结核	2. 细菌性痢疾
3. 浸润型肺结核	3. 流行性脑脊髓膜炎
4. 慢性纤维空洞型肺结核	4. 流行性乙型脑炎
5. 干酪样肺炎	
6. 肺结核球	
7. 结核性胸膜炎	
8. 细菌性痢疾	
9. 流行性脑脊髓膜炎	
10. 流行性乙型脑炎	

（一）大体标本

1. 原发型肺结核病（原发综合征） 标本为肺上叶下部（或下叶上部）近胸膜处，有一圆形干酪样坏死病灶，直径 1cm 左右。切面灰黄色，质致密。同侧肺门支气管周围淋巴结明显肿大，切面呈干酪样坏死（结核性淋巴管炎，肉眼一般不易辨认）。

2. 局灶型肺结核 位于右肺尖，单个或几个，直径 0.5～1cm 大小，一般约黄豆大小，边界清楚的以增生为主的结核病灶。

3. 浸润型肺结核 病变位于右锁骨下相应肺组织，可见边缘不清的渗出性病变，病灶中央为干酪样坏死，这是局灶性肺结核发展而来的。

4. 慢性纤维空洞型肺结核 这是浸润型肺结核在形成空洞的基础上发展而来的。右肺上叶有陈旧性厚壁空洞，空洞大小不等，形状不规则，空洞内有干酪样坏死物质。肺部各叶均有数量不等的，大小不一，新旧不一的结核病灶，病变处胸膜增厚。

5. 干酪样肺炎　右肺下叶肿大实变，切面呈黄色干酪样，肺炎部可见急性空洞形成。

6. 肺结核球　位于肺上叶，有一个纤维包裹，边界清楚的球形病灶，直径约3cm，病灶中央为干酪样坏死。

7. 结核性胸膜炎　在胸膜腔内可见大量纤维素渗出，纤维素不能完全吸收，发生机化，导致胸膜粘连。

8. 细菌性痢疾　标本为纵切开的结肠一段，黏膜表面部分区域有灰黄色糠皮样假膜覆盖。部分区域，由于假膜小块或成片地脱落，形成大小不一、形状不规则的浅表性溃疡。

9. 流行性脑脊髓膜炎　标本上脑膜血管扩张充血、蛛网膜下腔充满浑浊的脓性渗出物。渗出物分布广泛，覆盖脑沟、脑回，使沟回结构模糊不清。脑室显示不同程度的扩张。

10. 流行性乙型脑炎　大脑皮质及软脑膜充血、水肿，可见点状出血及粟粒大小、灰白色的软化灶。

（二）病理切片

1. 结核结节　镜下肺组织中可见散在的大量大小相似的结核结节。结节中央无明显的干酪样坏死，但可见多量放射状排列的类上皮细胞及多个体积巨大的朗汉斯巨细胞，外围可见薄层纤维组织围绕，其中有大量淋巴细胞和少量成纤维细胞。

2. 细菌性痢疾　镜下结肠黏膜层坏死，并与大量渗出的纤维素、中性粒细胞等混合在一起形成假膜，覆盖于肠壁表面。黏膜下层血管充血、水肿及中性粒细胞浸润。

3. 流行性脑脊髓膜炎　镜下蛛网膜血管高度扩张充血，蛛网膜下腔增宽，其中含有大量中性粒细胞、少量单核细胞、淋巴细胞和纤维素。脑实质一般无明显病变。

4. 流行性乙型脑炎　镜下脑组织内血管高度扩张充血，血管周围间隙增宽，淋巴细胞围绕血管呈袖套状浸润。神经细胞变性、坏死，可见神经细胞卫星现象、噬神经细胞现象，脑组织中可见筛网状坏死灶即软化灶，也可见胶质细胞增生形成的胶质结节。

［案例讨论］

病例一：男性，26岁，潮热、盗汗、无力、食欲减退2个月，咳嗽1个月，咯血1天入院。X线检查见右锁骨下有边缘清晰的增生结节及边缘模糊、中心密度较高的片状致密阴影。痰液结核菌培养阳性。

病例二：男性，6岁，发热、腹泻2天。每天10余次，量少，有里急后重感，大便中有黏液及脓血。粪便痢疾杆菌培养阳性。

病例三：男性，7岁，突起发热2天，伴全身不适和精神萎靡。查体：全身皮肤有散在的瘀点、瘀斑，脑膜刺激征阳性。血常规：WBC 20×10^9/L，N 0.85，L 0.15。

讨论题：

上述三位患者可诊断为什么疾病？诊断依据是什么？

［实验作业］

绘制结核结节的的显微镜下图。

参 考 文 献

陈道初. 病理生理学. 北京：人民卫生出版社，2005.

贺平泽，靳晓丽. 病理学基础（案例版）北京：科学出版社，2010.

贺平泽. 病理学基础. 第4版. 北京：科学出版社，2016.

李玉林. 病理学. 第8版. 北京：人民卫生出版社，2013.

刘红，钟学仪. 病理学（案例版）. 北京：科学出版社，2010.

刘红. 病理学. 北京：科学出版社，2010.

孙景洲. 病理学基础. 南京：东南大学出版社，2009.

汤晴，黄春. 病理学与病理生理学. 北京：中国中医药出版社，2016.

唐建武. 病理学（案例版）. 北京：科学出版社，2011.

王建中，贺平泽. 病理学基础. 北京：科学出版社，2007.

王建中，黄光明. 病理学基础. 第3版. 北京：科学出版社，2012.

王健枝，殷莲华. 病理生理学. 第8版. 北京：人民卫生出版社，2014.

王志敏. 病理学基础. 第2版. 北京：人民卫生出版社，2008.

许湘南. 病理学基础. 北京：科学出版社，2015.

张军荣，杨怀宝. 病理学基础. 第3版. 北京：人民卫生出版社，2015.

周洁. 病理学与病理生理学. 北京：科学出版社，2015.

周溢彪，刘起颖. 病理学基础（修订版）. 北京：科学出版社，2016.

教学基本要求

一、课程性质和课程任务

病理学是研究人体疾病发生发展规律、阐明疾病本质的科学，也是医学教学中连接基础医学和临床医学的桥梁学科。本课程的主要任务是通过理论讲授、实验实习，阐明人体疾病的病因、发生机制及病变器官组织的形态结构和功能代谢的变化规律。其总任务是使学生掌握疾病过程中的共同规律；使学生能运用病理学的基本知识，为学习临床课程奠定理论基础。编写原则则体现"实用为本，够用为度，难度适宜"的特点，注重思想性、科学性、先进性、启发性和适用性相结合，形成"理论－实践－测试"三位一体的中等卫生职业教育教材体系。

二、课程教学目标

（一）知识教学目标

1. 掌握基本病理变化、常见病的病变特点和概念。

2. 理解健康与疾病的概念及两者间的动态连续性。理解常见疾病的基本病理变化及其病理临床联系

3. 了解病因与疾病、局部与整体、形态结构与功能代谢及相关专业知识的联系。

（二）能力培养目标

1. 能初步认识总论和各论的典型病变特点。

2. 能应用理论知识理解和分析常见病的临床表现。

3. 初步掌握病理与临床的联系。

（三）思想教育目标

1. 初步具备辩证思维的能力。

2. 具有预防为主的观念，培养良好的职业素质和理论联系实际的科学态度。

3. 具有良好的职业道德修养、人际沟通能力和团结协作精神。

4. 具有严谨的学习态度、科学的思维能力和敢于创新的精神。

三、教学内容和要求

教学内容	教学要求			教学活动参考
	了解	理解	掌握	
绪论				理论讲授
（一）病理学的任务和内容			√	多媒体演示

续表

教学内容	教学要求			教学活动参考
	了解	理解	掌握	
（二）病理学在医学中的地位		√		理论讲授
（三）病理学的常用研究方法	√			多媒体演示
一、疾病概论				理论讲授
（一）健康与疾病			√	多媒体演示
（二）病因学概论	√			
（三）疾病的经过与转归		√		
二、细胞和组织的适应、损伤与修复				理论讲授
（一）细胞和组织的适应				多媒体演示 标本、模型观察
1. 萎缩			√	显微镜观察
2. 肥大		√		案例分析讨论
3. 增生		√		
4. 化生			√	
（二）细胞和组织的损伤				
1. 变性				
（1）变性的概念			√	
（2）常见变性的原因和机制	√			
（3）常见变性的病理变化		√		
（4）变性的结局及影响		√		
2. 坏死				
坏死的概念、基本病变、类型和结局			√	
（三）损伤的修复				
1. 再生的概念		√		
2. 各种组织的再生能力及再生过程		√		
3. 肉芽组织的概念、形态结构特点功能			√	
4. 创伤愈合			√	
（1）创伤愈合的基本过程				
（2）创伤愈合的类型				
（3）影响创伤愈合的因素				
实验一：大体标本：肾压迫性萎缩、肾代偿性肥大、肾细胞水肿、肝脂肪变性、脾凝固性坏死、干酪样坏死、足干性坏疽、脾包膜玻璃样变性 　　病理切片：肝脂肪变性、肉芽组织			√	技能实践

续表

教学内容	教学要求			教学活动参考
	了解	理解	掌握	
三、局部血液循环障碍				理论讲授
（一）充血和淤血				多媒体演示
1. 动脉性充血的概念、原因及病理变化	√			实物演示
2. 静脉性淤血的概念、原因、病理变化和结局			√	标本、模型观察
3. 肝淤血、肺淤血的病理变化			√	显微镜观察
（二）血栓形成				案例分析讨论
1. 血栓和血栓形成的概念			√	
2. 血栓形成的条件和机制		√		
3. 血栓形成的过程和类型	√			
4. 血栓的结局及对机体的影响		√		
（三）栓塞				
1. 栓塞的概念			√	
2. 栓子的运行途径			√	
3. 栓塞的类型和对机体的影响		√		
（四）梗死				
1. 梗死的概念			√	
2. 梗死的原因、类型及病理变化			√	
3. 梗死对机体的影响	√			
实验二：大体标本：肺淤血、槟榔肝、血栓、脾或肾贫血性梗死、肺或肠出血性梗死			√	技能实践
病理切片：肺淤血、肝淤血				
四、炎症				理论讲授
（一）炎症的概念、原因		√		多媒体演示
（二）炎症的基本病理变化：变质、渗出、增生			√	活体触摸、观察
（三）炎症的局部表现和全身反应		√		标本、模型观察
（四）炎症的类型及病理类型			√	案例分析讨论
（五）炎症的结局	√			显微镜观察
实验三：大体标本：化脓性脑膜炎、纤维素性心包炎、肝脓肿或脑脓肿、白喉、化脓性脑膜炎、炎性息肉			√	
病理切片：各种炎症细胞、急性蜂窝织炎性阑尾炎、炎性息肉				技能实践
五、肿瘤				理论讲授
（一）肿瘤的概念				多媒体演示
1. 肿瘤的概念			√	活体观察
2. 肿瘤性增生与非肿瘤性增生的区别		√		实物演示
（二）肿瘤的特征				标本、模型观察
1. 肿瘤的大体形态和组织结构			√	案例分析讨论
				显微镜观察

续表

教学内容	教学要求			教学活动参考
	了解	理解	掌握	
2. 肿瘤的异型性		√		理论讲授
3. 肿瘤的生长与扩散			√	多媒体演示
（三）肿瘤对机体的影响			√	活体观察
（四）良性肿瘤与恶性肿瘤的区别			√	实物演示
（五）肿瘤的命名与分类、癌与肉瘤的区别			√	标本、模型观察
（六）癌前病变、原位癌与早期浸润癌		√		案例分析讨论
（七）常见肿瘤举例（以表的形式编写）	√			显微镜观察
（八）肿瘤的病因与发病学	√			
实验四：大体标本：乳头状瘤、腺瘤、鳞癌、腺癌、纤维瘤、脂肪瘤、纤维肉瘤			√	
病理切片：乳头状瘤、腺瘤、腺癌、鳞癌				技能实践
六、水、电解质代谢紊乱				理论讲授
（一）水、钠代谢紊乱				多媒体演示
1. 高渗性脱水的概念、原因及对机体的影响		√		案例分析讨论
2. 低渗性脱水的概念、原因及对机体的影响		√		
3. 等渗性脱水的概念、原因及对机体的影响		√		
（二）水肿				
1. 水肿的概念及发病机制			√	
2. 水肿的常见类型及临床特点		√		
3. 水肿对机体的影响	√			
（三）钾代谢紊乱				
1. 低钾血症的概念、原因及对机体的影响		√		
2. 高钾血症的概念、原因及对机体的影响		√		
七、发热				理论讲授
（一）概述		√		多媒体演示
（二）发热的原因与发生机制		√		案例分析讨论
（三）发热的时相（热型放在链接）			√	
（四）发热时机体功能与代谢变化			√	
（五）发热的治疗原则与护理		√		
八、休克				理论讲授
（一）休克的概念、原因及类型			√	多媒体演示
（二）休克的发生机制（休克发生过程微循环变化 数字化资源点）		√		案例分析讨论
（三）休克时机体代谢和器官功能的变化		√		
（四）休克的防治原则	√			

教学内容	教学要求			教学活动参考
	了解	理解	掌握	
九、缺氧				
（一）缺氧的概念			√	理论讲授
（二）常用的血氧指标	√			多媒体演示
（三）缺氧的类型		√		案例分析讨论
（四）缺氧时机体功能与代谢的变化		√		
（五）缺氧的防护原则	√			
十、心血管系统疾病				
（一）原发性高血压				理论讲授
1. 病因及发病机制、类型	√			多媒体演示
2. 分期及各期的病理变化			√	显微镜观察
（二）动脉粥样硬化				实物演示
1. 病因及发病机制	√			标本、模型观察
2. 基本病理变化			√	案例分析讨论
3. 冠状动脉粥样硬化及冠状动脉性心脏病			√	
（三）风湿病				
1. 病因及发病机制				
2. 基本病理变化	√			
3. 心脏的病理变化			√	
4. 其他组织器官的病理变化		√		
（四）心力衰竭				
1. 概念	√			
2. 原因、诱因及分类			√	
3. 代偿反应		√		
4. 机体的功能和代谢变化		√		
5. 防治原则	√			
实验五：大体标本：高血压心脏病、原发性颗粒性固缩肾、脑动脉粥样硬化、主动脉粥样硬化、心肌梗死			√	技能实践
病理切片：动脉粥样硬化、风湿性心肌炎				
十一、呼吸系统疾病				理论讲授
（一）慢性支气管炎				多媒体演示
1. 病因及发病机制	√			显微镜观察
2. 病理变化及病理临床联系		√		标本、模型观察
3. 结局及并发症		√		案例分析讨论
（1）慢性阻塞性肺气肿				
（2）慢性肺源性心脏病				
（3）支气管扩张症				

续表

教学内容	教学要求			教学活动参考
	了解	理解	掌握	
（二）肺炎				理论讲授
1. 肺炎的分类	√			多媒体演示
2. 大叶性肺炎的病因及发病机制		√		显微镜观察
3. 大叶性肺炎的病理变化及病理临床联系、并发症		√		标本、模型观察
4. 小叶性肺炎的病因及发病机制		√		案例分析讨论
5. 小叶性肺炎的病理变化及病理临床联系、并发症		√		
（三）呼吸衰竭				
1. 概念和分类			√	
2. 病因和发病机制		√		
3. 机体的主要功能和代谢变化		√		
实验六：大体标本：大叶性肺炎、小叶性肺炎、支气管扩张、肺气肿			√	
病理切片：大叶性肺炎、小叶性肺炎				技能实践
十二、消化系统疾病				理论讲授
（一）消化性溃疡				多媒体演示
1. 病因及发病机制	√			标本、模型观察
2. 病理变化及病理临床联系			√	显微镜观察
3. 结局及并发症		√		案例分析讨论
（二）病毒性肝炎				
1. 病因及发病机制	√			
2. 基本病理变化		√		
3. 各型肝炎的病变特点及病理临床联系			√	
（三）肝硬化				
1. 肝硬化的病因及发病机制		√		
2. 肝硬化的病理变化及病理临床联系			√	
实验七：大体标本：胃溃疡、病毒性肝炎、肝硬化			√	
病理切本：胃溃疡、病毒性肝炎、肝硬化				技能实践
十三、泌尿系统疾病				理论讲授
（一）肾小球肾炎				多媒体演示
1. 病因及发病机制	√			标本、模型观察
2. 常见肾小球肾炎类型及病变特点			√	显微镜观察
（二）肾盂肾炎				案例分析讨论
1. 概念、病因及发病机制		√		
2. 急、慢性肾盂肾炎的病理变化，病理临床联系		√		
（三）肾衰竭				
1. 急性肾衰竭			√	

教学内容	教学要求			教学活动参考
	了解	理解	掌握	
2. 慢性肾衰竭	√			理论讲授
3. 尿毒症	√			多媒体演示 标本、模型观察
实验八：大体标本：弥漫性毛细血管内增生性肾小球肾炎、弥漫性硬化性肾小球肾炎				显微镜观察 案例分析讨论
病理切片：弥漫性毛细血管内增生性肾小球肾炎、弥漫性硬化性肾小球肾炎	熟练掌握学会			技能实践
十四、女性生殖系统及乳腺疾病				理论讲授
（一）慢性子宫颈炎的病因及病理变化		√		多媒体演示 标本、模型观察
（二）子宫颈癌的病因、病理变化及病理临床联系		√		显微镜观察
（三）乳腺癌的病因、类型、病理变化、扩散和转移		√		案例分析讨论
实验九：大体标本：子宫颈癌、乳腺癌		√		
病理切片：子宫颈癌、乳腺癌				技能实践
十五、传染病与性传播疾病				理论讲授
（一）结核病				多媒体演示 标本、模型观察
1. 病因与发病机制	√			显微镜观察
2. 基本病理变化			√	案例分析讨论
3. 结核病基本病变的转归		√		
4. 肺结核的类型及病变特点		√		
（二）细菌性痢疾				
1. 病因及发病机制	√			
2. 病理变化及病理临床联系		√		
（三）流行脑脊髓膜炎				
1. 病因及发病机制	√			
2. 病理变化及病理临床联系		√		
（四）流行性乙型脑炎	√			
1. 病因及发病机制		√		
2. 病理变化及病理临床联系	√			
（五）常见性传播疾病				
1. 淋病				
2. 梅毒				
3. 尖锐湿疣				
4. 艾滋病				
实验十：大体标本：肺结核病、流脑、菌痢			√	
病理切片：结核结节、菌痢、流脑、乙脑				技能实践

四、学时分配建议（54学时）

章　节	理论学时	实验学时	总学时
绪论	0.5		0.5
第1章　疾病概论	1.5		1.5
第2章　细胞和组织的适应、损伤与修复	4	1	5
第3章　局部血液循环障碍	4	1	5
第4章　炎症	3	1	4
第5章　肿瘤	4	1	4
第6章　水、电解质代谢紊乱	3		3
第7章　发热	2		2
第8章　休克	2		2
第9章　缺氧	2		2
第10章　心血管系统疾病	4	1	5
第11章　呼吸系统疾病	3	1	4
第12章　消化系统疾病	3	1	5
第13章　泌尿系统疾病	3	1	4
第14章　女性生殖系统及乳腺疾病	2		2
第15章　传染病与性传播疾病	4	1	5
合　计	45	9	54

五、教学基本要求说明

（一）适用对象与参考学时

　　本教学大纲可供护理、助产、药剂、医学检验、医学影像技术等专业使用，总学时为54学时，其中理论教学45学时，实践教学9学时。

（二）教学要求

　　1. 本课程对理论教学部分要求有掌握、理解、了解三个层次。掌握是指对病理学中所学的基本知识、基本理论具有深刻的认识，并能灵活地应用所学知识分析、解释生活现象和临床问题。理解是指能够解释、领会概念的基本含义并会应用所学知识。了解是指能够简单理解、记忆所学知识。

　　2. 本课程在实践教学方面分为熟练掌握和学会两个层次。熟练掌握是指能够独立娴熟地进行正确的实践技能操作；学会是指能够在教师指导下进行实践技能操作。

（三）教学建议

　　1. 在教学过程中，要结合课程特点，积极采用现代化教学手段，用好标本、模型、活体、挂图等，加强直观教学，充分发挥教师的主导作用和学生的主体作用。注重理论联系实际，并组织学生开展必要的临床案例分析讨论，以培养学生的分析问题和解决问题的能力，使学生加深对教学内容的理解和掌握。

2. 实践教学要充分利用教学资源，结合挂图、标本、模型、活体、多媒体等，采用理论讲授、多媒体演示、标本模型观察、活体触摸、案例分析讨论等教学形式，充分调动学生学习的积极性和主观能动性，强化学生的动手能力和专业实践技能操作。

3. 教学评价应通过课堂提问、布置作业、单元目标测试、案例分析讨论、实践考核、期末考试等多种形式，对学生进行学习能力、实践能力和应用新知识能力的综合考核，以期达到教学目标提出的各项任务。

自测题参考答案

绪论

1. C　　2. D　　3. D

第 1 章

1. E　　2. D　　3. B　　4. B

第 2 章

1. B　　2. D　　3. C　　4. A　　5. A　　6. E　　7. E　　8. C　　9. D　　10. D

11. A　　12. C　　13. C　　14. B　　15. A　　16. D

第 3 章

1. B　　2. B　　3. D　　4. A　　5. E　　6. A　　7. A　　8. C　　9. E　　10. C

11. E　　12. C　　13. A　　14. C　　15. C　　16. C

第 4 章

1. C　　2. D　　3. D　　4. B　　5. A　　6. B　　7. C　　8. D　　9. B　　10. E

11. D　　12. E

第 5 章

1. B　　2. D　　3. A　　4. B　　5. E　　6. C　　7. A　　8. A　　9. D　　10. B

11. C　　12. D　　13. C　　14. E

第 6 章

1. B　　2. B　　3. A　　4. C　　5. C　　6. B　　7. C　　8. C

第 7 章

1. B　　2. A　　3. C　　4. B　　5. D　　6. E　　7. B　　8. C　　9. C　　10. B

第 8 章

1. C　　2. B　　3. B　　4. D　　5. A　　6. C　　7. B

第 9 章

1. A　　2. D　　3. C　　4. D　　5. C　　6. C　　7. B　　8. B　　9. C　　10. E

11. D　　12. B　　13. C

第 10 章

1. E　　2. A　　3. C　　4. B　　5. D　　6. D　　7. C　　8. A　　9. B　　10. A

11. B　　12. C

第 11 章

1. C　　2. D　　3. C　　4. B　　5. C　　6. B　　7. C　　8. A　　9. B

第 12 章

1. B　　2. E　　3. E　　4. A　　5. A　　6. C　　7. A　　8. D　　9. A　　10. C

11. D   12. B   13. C

第 13 章

1. A   2. B   3. B   4. D   5. D   6. D   7. C   8. C   9. B   10. D
11. E   12. C   13. A

第 14 章

1. C   2. A   3. E   4. D   5. E   6. C   7. D   8. E   9. C

第 15 章

1. B   2. C   3. E   4. C   5. C   6. A   7. E   8. D   9. A   10. C
11. B   12. E

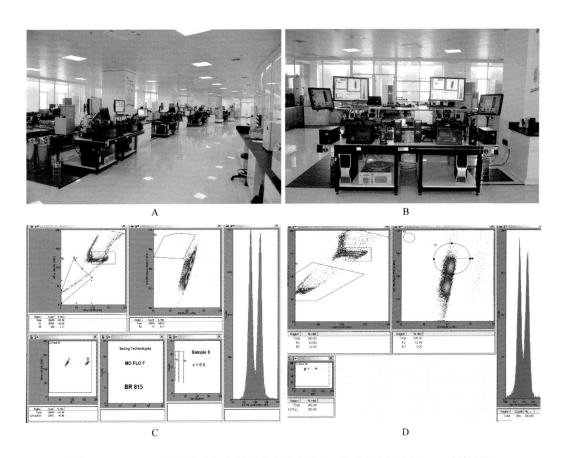

图 4-6　SX-MoFlo 精子分离机和精子分离状态显示（赛科星集团公司 2018 年拍摄）
A：精子分离 - 性控技术车间；B：SX-MoFlo 精子分离机；C：分离前细胞核分离效果调试；D：精子样品分离状态显示

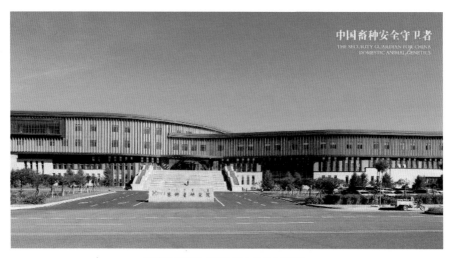

赛科星研究院（2017年1月投入使用）

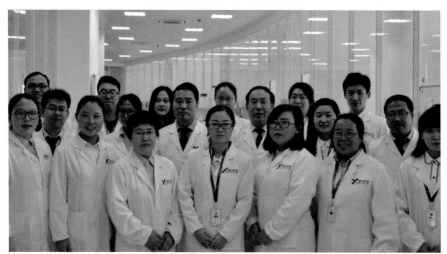

研发团队成员（2017年）

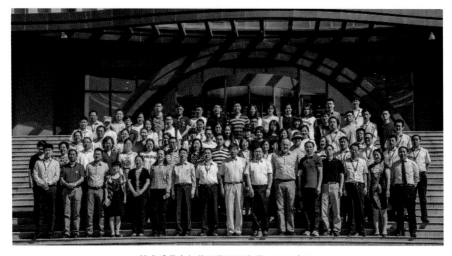

技术委员会与兼职资深研究员（2017年）

图4-12　赛科星研究院及研发团队

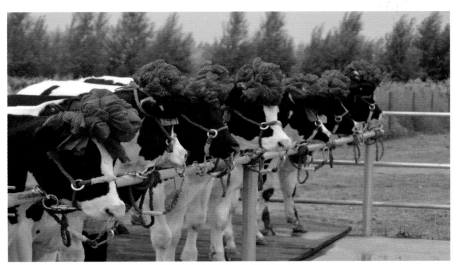

赛科星集团公司优秀种公牛命名

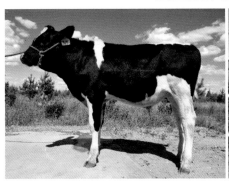

排名第一种公牛(GTPI 2756)

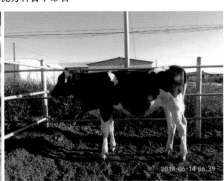

排名第一种母牛(GTPI 2811)

图 4-16　赛科星集团公司优秀奶牛种公牛（2017 年）

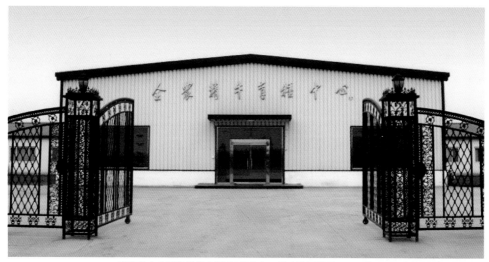

秦皇岛全农精牛繁育有限公司(肉牛、乳肉兼用品种，2012年)

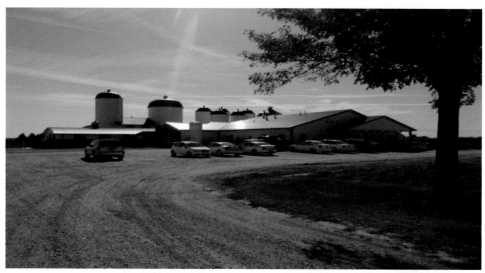

美国威斯康星SKX-ST合资种牛站(以高端奶牛为主，2014年)

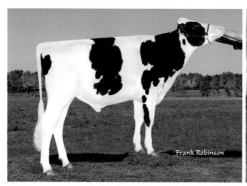

牛号: 151HO00693的荷斯坦种公牛DESIGN综合育种值
TPI高达2552、世界排名第31

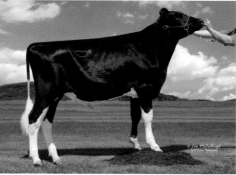

牛号: 151HO00656的荷斯坦种公牛DOC综合育种值
TPI达2476、世界排名第75

图 4-17　秦皇岛种牛站、美国威斯康星 SKX-ST 合资种牛站及进入世界排名 100 以内的
两头奶牛种公牛（赛科星集团公司 2018 年收集整理）